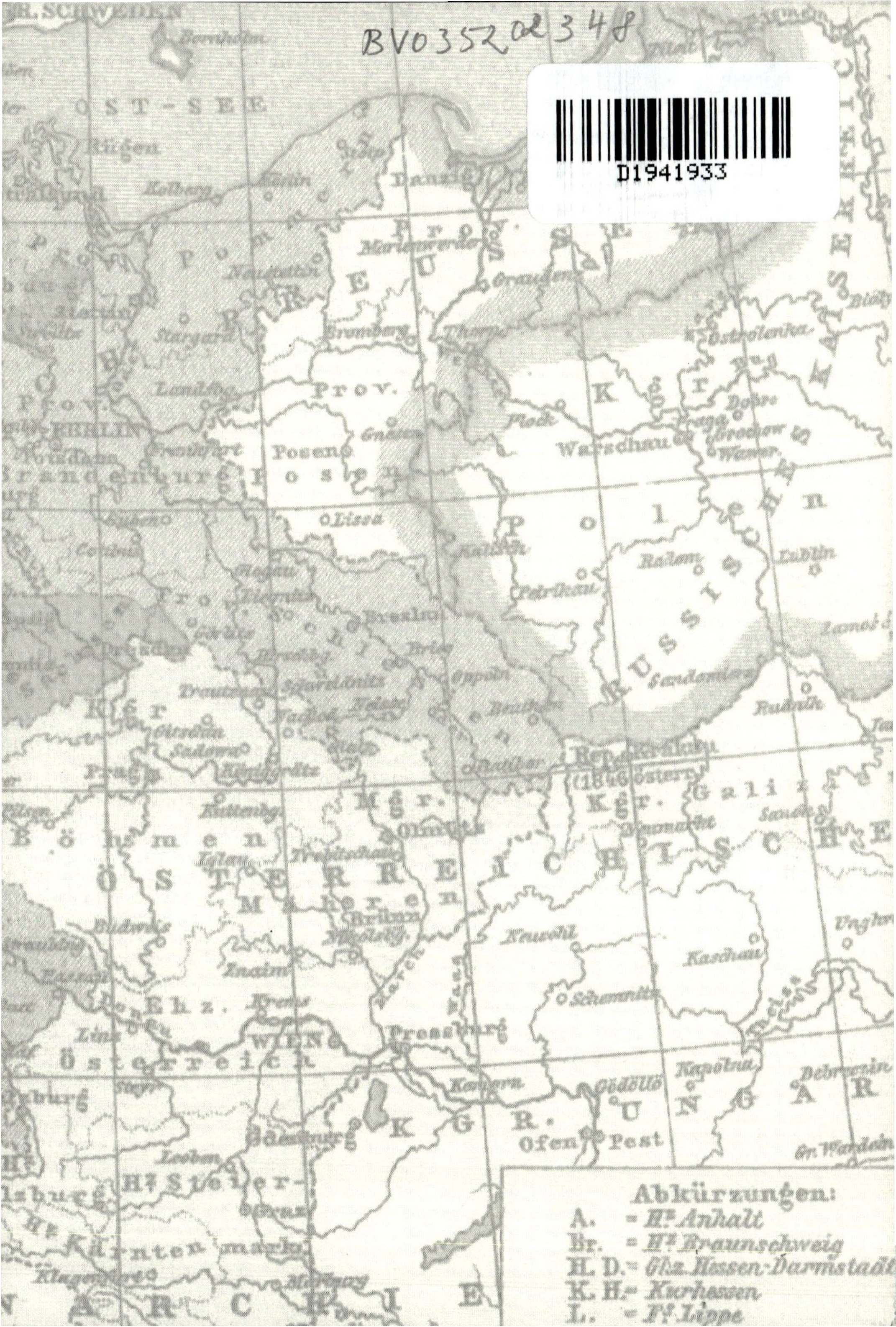
OST-SEE
Rügen
Kolberg
Danzig
Marienwerder
Graudenz
Neustettin
Stargard
Bromberg
Thorn
Ostrolenka
Landsbg.
Prov.
Gnesen
Plock
Warschau
Praga
Grochow
Wawer
BERLIN
Potsdam
Frankfurt
Posen
Brandenburg
Posen
Lissa
Polen
Kalisch
Petrikau
Radom
Lublin
Glogau
Liegnitz
Breslau
Brieg
Oppeln
Görlitz
Dresden
Schweidnitz
Beuthen
Sandomierz
RUSSISCHES
Trautenau
Glatz
Gitschin
Sadowa
Königgrätz
Ratibor
Rep. Krakau
(1846 östr.)
Kgr. Galiz
Prag
Kuttenbg.
Olmütz
Neumarkt
Böhmen
Iglau
Trebitsch
ÖSTERREICH
Mähren
Brünn
Nikolsbg.
Budweis
Neusohl
Kaschau
Znaim
Schemnitz
Ehz.
Krems
Linz
WIEN
Pressburg
Österreich
Steyr
Komorn
Kapolna
Debreczin
Gödöllö
UNGARN
Ödenburg
Ofen
Pest
Leoben
Hz. Steier-
Graz
Kärnten
mark
Klagenfurt
Marburg
Abkürzungen:
A. = Hz. Anhalt
Br. = Hz. Braunschweig
H. D. = Ghz. Hessen-Darmstadt
K. H. = Kurhessen
L. = Ft. Lippe

Relationes

Schriftenreihe des Vorhabens

„Wissenschaftsbeziehungen im 19. Jahrhundert zwischen Deutschland und Russland auf den Gebieten Chemie, Pharmazie und Medizin"

bei der Sächsischen Akademie der Wissenschaften zu Leipzig

Herausgegeben von Heiner Kaden und Ortrun Riha

Band 1

Heiner Kaden und Ortrun Riha (Hgg.)

Studien zu Carl Julius Fritzsche (1808-1871) und Il’ja Il’ič Mečnikov (1845-1916)

Quellenarbeit in der Wissenschaftsgeschichte

Bibliografische Information der Deutschen Nationalbibliothek
Die Deutsche Nationalbibliothek verzeichnet diese Publikation in der Deutschen Nationalbibliografie; detaillierte bibliografische Daten sind im Internet über http://dnb.d-nb.de abrufbar.

Gedruckt mit Unterstützung des Bundesministeriums für Bildung und Forschung sowie des Freistaates Sachsen (Sächsisches Staatsministerium für Wissenschaft und Kunst)

Printed in Germany.

ISBN 978-3-8322-7560-0
ISSN 1867-3198

Shaker Verlag GmbH • Postfach 101818 • 52018 Aachen
Telefon: 02407 / 95 96 - 0 • Telefax: 02407 / 95 96 - 9
Internet: www.shaker.de • E-Mail: info@shaker.de

Vorwort

Mit dem vorliegenden Band der neuen Schriftenreihe *Relationes* stellt die Sächsische Akademie der Wissenschaften zu Leipzig erste Ergebnisse der Forschungsarbeit aus dem 2007 begonnenen Akademievorhaben „Wissenschaftsbeziehungen im 19. Jahrhundert zwischen Deutschland und Russland in Chemie, Pharmazie und Medizin" vor. Die Geschichte von Naturwissenschaften und Medizin spielt traditionell in der Sächsischen Akademie eine hervorgehobene Rolle. Hans WUßING und Karl-Heinz SCHLOTE haben die abgeschlossenen Forschungen und die in den Schriften der Sächsischen Akademie bis zum Jahr 1996 erschienenen Arbeiten dieses Gebiets zusammengestellt und ausführlich kommentiert.[1] Darüber hinaus hat sich Leipzig mit einer Serie von Kolloquien und Veröffentlichungen um die Erarbeitung von Erkenntnissen und die Wiedergabe historischer Zusammenhänge der deutsch-russischen Wissenschaftsbeziehungen verdient gemacht: In den Jahren 1999 bis 2006 war ein von Ingrid KÄSTNER und Dietrich von ENGELHARDT geleitetes DFG-Projekt zu diesem Thema am Karl-Sudhoff-Institut für Geschichte der Medizin und der Naturwissenschaften der Medizinischen Fakultät der Universität Leipzig angesiedelt; die daraus hervorgegangene Schriftenreihe *Deutsch-russische Beziehungen in Medizin und Naturwissenschaften* (Aachen 1999 bis 2007) umfasst 15 Bände.

Im gesamten 19. Jahrhundert war der Wissenschaftsaustausch zwischen Deutschland und Russland im europäischen Kulturraum von großer Bedeutung. Während im 18. Jahrhundert der Transfer aus westlichen Ländern in das weniger fortschrittliche Zarenreich dominierte, veränderte sich im 19. Jahrhundert vor dem Hintergrund politischer und sozialer Umbrüche in Russland das Bild, indem es zunehmend zu wechselseitiger Befruchtung kam. Der Reihentitel *Relationes* will diese Gegenseitigkeit des Erkenntnisgewinns, bei der jede Seite beim „Berichten" etwas für sich mit „zurückträgt", ebenso hervorheben wie die Internationalität der Wissenschaft bzw. der gelehrten Welt.

Das Akademie-Projekt hat zum Ziel, Erkenntnisse zur damaligen Entwicklung der Naturwissenschaft in Deutschland und in Russland komparatistisch unter kulturellen, sozialen, methodischen und wissenschaftstheore-

[1] Hans Wußing, Karl-Heinz Schlote: Historiographie der Naturwissenschaften in den Sitzungsberichten der Sächsischen Akademie der Wissenschaften. In: Günter Haase, Ernst Eichler (Hgg.): Wege und Fortschritte der Wissenschaft. Beiträge von Mitgliedern der Sächsischen Akademie der Wissenschaften zu Leipzig zum 150. Jahrestag ihrer Gründung. Berlin 1996, 755-771.

tischen Aspekten zu erbringen. Der Ansatz ist insofern interdisziplinär und daher über die Geschichte der Naturwissenschaften und der Medizin bzw. die Wissenschaftsgeschichte hinaus auch für die Kultur-, Sozial-, Alltags-, Mentalitäts- und Institutionsgeschichte von Interesse: Wissenschaftshistorische Entwicklungen werden in internationale gesellschaftliche und politische Zusammenhänge eingeordnet; die Rolle, die Universitäten, Akademien, wissenschaftliche Gesellschaften sowie Privatgelehrte in den deutsch-russischen Wissenschaftsbeziehungen übernahmen, wird einen weiteren Forschungsschwerpunkt bilden.

Als angestrebter Nebeneffekt soll die Sicherung kultureller Wissensbestände mit historischen Erkenntnissen die heutigen Kultur- und Wissenschaftsbeziehungen zwischen Deutschland und Russland fördern helfen. Auch im Zusammenhang mit der Erweiterung der Europäischen Union tragen historische Kenntnisse und historisches Verständnis wesentlich dazu bei, Europa nicht nur als Wirtschaftsraum, sondern auch als Kultur- und Wissenschaftsraum zu verstehen.

Als erste Resultate der Projektarbeit liegen nun zwei Studien zu Naturwissenschaftlern vor, die verschiedene Arten der deutsch-russischen Wissenschaftsbeziehungen des 19. Jahrhunderts repräsentieren. Gleichzeitig sollen damit verschiedene Herangehensweisen und unterschiedliche Quellentypen innerhalb des Projekts vorgestellt werden, denn sowohl Archivalien als auch Primärliteratur (i.S.v. historischen Originalarbeiten) harren der Auswertung. Aktueller Anlass für die Themenwahl waren die mit diesen Personen verbundenen Jubiläen im Jahr 2008 – der 200. Geburtstag von Carl Julius FRITZSCHE und der 100. Jahrestag der Verleihung des Nobelpreises an Il'ja Il'ič MEČNIKOV.

Carl Julius FRITZSCHE (1808-1871), deutscher Pharmazeut und Chemiker, siedelte bereits 1833, entgegen den Angaben in deutschen Lexika, nach einer Assistenzzeit bei Eilhard MITSCHERLICH (1794-1863) nach St. Petersburg über. 1844 wurde er an der Kaiserlichen Akademie der Wissenschaften außerordentliches und 1852 ordentliches Mitglied. Seine Arbeitsgebiete waren unter anderem Doppelsalze, organische Farbstoffe, Anthracen und Pikrinsäure, aber auch die Modifikationen des Zinns (Zinnpest). Ihm wurde die besondere Ehre zuteil, dass ein Mineral nach ihm benannt worden ist: Johann Friedrich August BREITHAUPT (1791-1873), berühmter Mineraloge an der Bergakademie Freiberg, gab 1865 einem Mangan-Uranyl-Vanadat aus der Grube Georg Wagsfort in Johanngeorgenstadt im sächsischen Erzgebirge den Namen Fritzscheit. Der im deutschen Raum fast vergessene, aber in Russland immer noch hoch geschätzte FRITZSCHE steht stellvertretend für Persönlichkeiten mit unterschiedlicher nationaler Bewertung, die für das Projekt besonders interessant sind; zudem gibt seine Karriere als Mineralwasserfabrikant aufschlussreiche Einblicke in die Kulturgeschichte der Medizin.

Der russische Zoologe und Bakteriologe Il'ja Il'ič MEČNIKOV (1845 bis 1916) studierte in Russland und Deutschland und arbeitete später am Institut Pasteur in Paris. Seine Beiträge zur Anatomie und Entwicklungsgeschichte der Wirbellosen sowie über Bakterien, Toxine und Immunität fanden hohe Anerkennung. Er entdeckte die Phagozytose durch weiße Blutkörperchen und erhielt 1908 für seine Arbeiten zum Immunsystem zusammen mit Paul EHRLICH (1854-1915) den Nobelpreis für Physiologie oder Medizin. Ihm gilt der zweite ausführliche Beitrag dieses Bandes, in dem die nicht unumstrittenen populärphilosophischen Ideen MEČNIKOVs vorgestellt und in den Kontext der zeitgenössischen gesamteuropäischen Diskussion gerückt werden. MEČNIKOV verdeutlicht mit seiner Vielseitigkeit exemplarisch, dass die Zuordnung von Gelehrten des 19. Jahrhunderts zu einzelnen Fachdisziplinen bisweilen nur schwer möglich ist.

In dem Beitrag *Chemie, Pharmazie und Medizin in der Wissenschaftsgeschichte: Zur Konzeption eines biobibliographischen Lexikons zu den deutsch-russischen Wissenschaftsbeziehungen im 19. Jahrhundert* wird zunächst ein weiterer wesentlicher Bestandteil des Akademievorhabens in seiner Planungsphase vorgestellt. Die Erarbeitung dieses Nachschlagewerkes wird mehrere Jahre in Anspruch nehmen.

Leipzig, im August 2008

Heiner Kaden

Ordentliches Mitglied
der Sächsischen Akademie
der Wissenschaften zu Leipzig

Ortrun Riha

Ordentliches Mitglied
der Sächsischen Akademie
der Wissenschaften zu Leipzig

Inhalt

Chemie, Pharmazie und Medizin in der Wissenschaftsgeschichte: Zur Konzeption eines biobibliographischen Lexikons zu den deutsch-russischen Wissenschaftsbeziehungen im 19. Jahrhundert

Marta Fischer, Heiner Kaden, Ortrun Riha

Im Rahmen des Akademievorhabens „Wissenschaftsbeziehungen im 19. Jahrhundert zwischen Deutschland und Russland auf den Gebieten Chemie, Pharmazie und Medizin“ soll als Teilaufgabe ein biobibliographisches Lexikon zu diesem Themengebiet erarbeitet werden. Dieses Vorhaben wird sich über mehrere Jahre erstrecken. Im nachfolgenden Beitrag wird die Konzeption dieses Nachschlagewerks vorgestellt, begründet und kommentiert.

Die Sächsische Akademie der Wissenschaften zu Leipzig (SAW) kann in der Erstellung von biobibliographischen Lexika auf jahrzehntelange Erfahrungen verweisen. Seit 1912 ist eines der bedeutendsten und zuverlässigsten Nachschlagewerke wissenschaftlichen Inhalts, *Johann Christian Poggendorff – Biographisch-literarisches Handwörterbuch der exakten Naturwissenschaften*, im Allgemeinen kurz als *Poggendorff* bezeichnet, in der Verantwortung der Sächsischen Akademie erarbeitet und herausgegeben worden.[1] Das 2004 abgeschlossene monumentale Projekt umfasst biographische und bibliographische Angaben zu etwa 29.000 Naturwissenschaftlern. Von ihnen kann ein allerdings nur kleiner Teil als Grundlage von Einträgen in das geplante neue Lexikon übernommen werden. Wichtiger sind daher Kenntnis und Auswertung der wissenschaftsgeschichtlich innovativen Merkmale des *Poggendorff*, die von Gotthard LERCHNER in einem wertvollen Beitrag zusammengefasst worden sind.[2] Zur Personengeschichte der Mathematik wurden 2004 ebenfalls von der Sächsischen Akademie unter Betreuung ihrer Kommission für Wissenschaftsgeschichte drei Ergänzungsbände *Mathematiker-Biobibliographien* herausgegeben. Sie enthalten biographische Angaben zu ca. 800 Mathematikern mit zugehörigen Bibliografien. Erfasst sind Personen, die zwischen 1820 und 1920 geboren wurden und nicht im *Poggendorff* berücksichtigt sind.

Grundsätze der Auswahl, Auswertung und Erfassung von biographischen und bibliographischen Angaben sind deswegen für die SAW keine grundsätzlich neuen Herausforderungen in ihrer wissenschaftlichen Arbeit; für die Berücksichtigung von Quellen verschiedenster Art, so von verstreut

---

[1] Kaden/Parthier 2005b; Wußing 2005.

[2] Lerchner 2005.

zugänglichen Verzeichnissen, Lexika, Biographien, Thesauri, Archivalien und Internet-Daten, liegen reiche Erfahrungen vor. Gerade die Möglichkeiten des Internets sollen stärker als bisher und mit Blick auf die Zukunft genutzt werden. Für die Anlage des neuen Lexikons werden verschiedene Datensammlungen ausgewertet; dabei ist das umfangreiche Personenverzeichnis von Deutschen im vorrevolutionären Russland, das Erik AMBURGER (1907-2001) angelegt hat, eine zentrale Quelle. Die *Erik-Amburger-Datenbank* ist auch online zugänglich: http://88.217.241.77/amburger/. Eine Kooperation mit den Betreuern der *Virtuellen Fachbibliothek Osteuropa* (vifaost) im Sinne eines Informationsaustauschs ist ins Auge gefasst. Ferner seien hier exemplarisch genannt:

- Allgemeine Deutsche Biographie (ADB). Herausgegeben durch die historische Commission bei der Königlichen Akademie der Wissenschaften. Bände 1-56. München [u. a.] 1875-1912: http://mdz1.bib-bvb.de/%7Endb/adb_index.html
- Neue Deutsche Biographie (NDB). Historisch-biographisches Lexikon für den deutschsprachigen Raum. Bisher 23 Bände. Berlin 1953-2007; www.ndb.badw-muenchen.de
- Sächsische Biografie. Herausgegeben vom Institut für Sächsische Geschichte und Volkskunde e.V.: http://isgv.serveftp.org/saebi/
- Biographisch-bibliographisches Kirchenlexikon. Begründet und herausgegeben von Friedrich Wilhelm Bautz, fortgeführt von Traugott Bautz. Bände 1-29. Hamm (Westf.), Nordhausen 1975-2008; Online-Version: www.bautz.de/bbkl/

Von einschlägigen russischsprachigen Werken, die für das neue Lexikon auszuwerten sind, sei hier folgende Auswahl aufgeführt:

- Akademija nauk SSSR 250 let: 1724-1874. Kniga 1: Personal'nyj sostav 1724-1917. Moskva 1974.
- Biografičeskij slovar' professorov i prepodavatelej Imperatorskago Moskovskago universiteta, za istekajuscee stoletie, [...] 1755-1855. Čast' 1-2. Moskva 1855.
- Volkov, Vladimir Akimovič; Kulikova, Marina Vladimirovna: Moskovskie professora XVIII - načala XX vekov. Estestvennye i techničeskie nauki. Moskva 2003.

- Professora Moskovskogo Universiteta: 1755-2004; biografičeskij slovar'. Tom 1-2. Sost. Anatolij Georgievič Rjabuchin, Galina Vladimirovna Brjanceva; Gl. red.: Viktor Antonovič Sadovničij. Moskva 2005 (Serija Archiv Moskovskogo Universiteta).
- Biografičeskij slovar' professorov i prepodavatelej Imperatorskago S.-Peterburgskago universiteta [...] 1869-1894. Tom I-II. St.-Peterburg 1896-1898.
- Biografičeskij slovar' professorov i prepodavatelej Imperatorskago Kazanskago universiteta za sto let 1804-1904. V dvuch častjach. Pod red. Nikolaja Pavloviča Zagoskina. Kazan' 1904.
- Biobibliografičeskij slovar' professorov i prepodavatelej Kazanskogo universiteta 1905-1917. Naučn. red. Arkadij Semenovič Šofman. Kazan' 1986.

An Quellen zum Baltikum wären zu nennen:

- Brennsohn, Isidorus: Die Aerzte Livlands von der ältesten Zeit bis zur Gegenwart. Ein biographisches Lexikon nebst einer historischen Einleitung über das Medizinalwesen Livlands. Riga 1905 (Biographien baltischer Aerzte 2) (http://mdz1.bib-bvb.de/cocoon/baltlex/Band_bsb00000352.html)
- Recke, Johann Friedrich von; Napiersky, Carl Eduard: Allgemeines Schriftsteller- und Gelehrten-Lexikon der Provinzen Livland, Esthland und Kurland. Bd. 1-4. Mitau 1827-1832. (http://mdz1.bib-bvb.de/cocoon/baltlex/Band_bsb00000340.html bis http://mdz1.bib-bvb.de/cocoon/baltlex/Band_bsb00000343.html)
- Recke, Johann Friedrich von; Napiersky, Carl Eduard: Allgemeines Schriftsteller- und Gelehrten-Lexikon der Provinzen Livland, Esthland und Kurland: Nachträge und Fortsetzungen. Unter Mitwirkung von C. E. Napiersky, bearb. von Theodor Beise. Bd. 1-2. Mitau 1859-1861. (http://mdz1.bib-bvb.de/cocoon/baltlex/Band_bsb00000432.html); Neudr. d. Orig.-Ausg.: 1966.
- Lenz, Wilhelm (Hg.): Deutschbaltisches biographisches Lexikon 1710-1960. Köln, Wien 1970.
- Schultz, Georg von [Pseud.: Dr. Bertram]: Dorpats Größen und Typen vor vierzig Jahren. Dorpat 1868.

Außerdem sollen weitere russisch- und deutschsprachige Quellen sowie Quellen zum Baltikum sorgfältig erfasst und ausgewertet werden. Auf diese Weise wird ein Kompendium entstehen, das hinsichtlich Vollständigkeit und Zuverlässigkeit der Angaben hohen Ansprüchen gerecht werden kann. In Zweifelsfällen und als Endkontrolle wird die von Bibliotheken, Archiven und Museen genutzte Personennamendatei herangezogen werden; in speziellen Fragen muss ein Kontakt zum Institut für Personengeschichte in Bensheim erfolgen.

Wie aufwendig prosopographische Forschung ist, zeigt der Beitrag zu Carl Julius FRITZSCHE in diesem Band; erfreulicherweise können zahlreiche Detailinformationen der Schriftenreihe *Deutsch-russische Beziehungen in Medizin und Naturwissenschaften* entnommen werden, die zwischen 1999 und 2007 vornehmlich im Karl-Sudhoff-Institut der Universität Leipzig erarbeitet wurde und mit 15 Bänden einen breit gefächerten Überblick über diese Thematik der Wissenschaftsgeschichte mit zahlreichen biographischen Angaben bietet.

Ein Lexikon wie das vorgesehene Werk, das Biographien von Wissenschaftlern erfasst, die die Wissenschaftsbeziehungen zwischen Deutschland und Russland gestaltet und befördert haben, existiert bisher nicht. Die Konzeption des Lexikons muss von Vorgaben ausgehen, die den zu erfassenden bzw. zu berücksichtigenden Personenkreis nach bestimmten Kriterien festlegen, ohne ihn jedoch zu sehr einzuschränken. Nach den bisherigen Planungen sollen Persönlichkeiten erfasst werden,

- die im 19. Jahrhundert durch bemerkenswerte wissenschaftliche Leistungen auf den Gebieten Chemie, Pharmazie und Medizin hervorgetreten sind und die Wissenschaftsbeziehungen und interkulturellen Beeinflussungen zwischen Deutschland und Russland in verschiedenster Weise repräsentieren und
- in einem der Länder (einschließlich Baltikum, Österreich und Schweiz) gelebt bzw. gewirkt haben und im 19. Jahrhundert in wissenschaftlichen Beziehungen mit dem jeweiligen anderen Land bzw. den anderen Ländern standen.

Im Einzelnen soll die Auswahl weiterhin nach folgenden Gesichtspunkten erfolgen:

- deutsche Professoren, die an Universitäten des Russischen Reichs berufen wurden;

- deutsches wissenschaftliches Personal an Hochschulen und Krankenhäusern im Russischen Reich;
- deutsche Mediziner, die nach ihrer Ausbildung in Deutschland Anstellung in Russland fanden;
- kaiserliche und großfürstliche Leibärzte deutscher Herkunft;
- Militärmediziner;
- Gründer und Besitzer von Apotheken sowie von anderen medizinischen und sozialen Einrichtungen im Russischen Reich;
- deutsche Chemiker, Pharmazeuten und Mediziner, die in Akademien und anderen wissenschaftlichen Gesellschaften und Vereinen Russlands Mitglieder oder Ehrenmitglieder waren;
- russische Chemiker, Pharmazeuten und Mediziner, die Mitglieder oder Ehrenmitglieder deutscher Akademien, wissenschaftlicher Gesellschaften und Vereine waren;
- russische Chemiker, Pharmazeuten und Mediziner, die im deutschsprachigen Raum studierten oder an dortigen Universitäten und wissenschaftlichen Einrichtungen zu Studienzwecken und Weiterbildung weilten (hierbei werden auch russische Medizinstudenten und Medizinstudentinnen in der Schweiz berücksichtigt);
- deutsche Chemiker, Pharmazeuten und Mediziner, die in russischen Zeitschriften publizierten oder deren Werke in die russische Sprache übersetzt wurden;
- russische Chemiker, Pharmazeuten und Mediziner, die in deutschen Zeitschriften publizierten oder deren Werke in die deutsche Sprache übersetzt wurden.

Ein bereits aus der Themeneingrenzung resultierendes Kriterium, das bei der Personenauswahl herangezogen wird, sind die Lebensdaten mit dem Sterbejahr ab ca. 1810 und dem Geburtsjahr bis ca. 1880.

Bei der Auswahl der Aufzunehmenden wird es ein wesentliches Anliegen sein, auch jene Persönlichkeiten zu berücksichtigen, die nicht im Vordergrund des allgemeinen historischen Interesses stehen und oft sogar in Speziallexika vergeblich gesucht werden. Dies wird dem Lexikon einen weiten Benutzerkreis eröffnen, da nicht nur Fachleuten der Wissenschaftsgeschichte, sondern auch allgemein Interessierten entsprechende Informationen (bis hin zu genealogischen Rechercheoptionen) geboten werden.

Die Biographien der Personen werden nach folgendem Schema erfasst:

- Name und Namensvariationen
- Lebensdaten
- Kurzcharakterisierung der Tätigkeitsgebiete
- Herkunft (Eltern, soweit zugänglich) (V, M)
- Ehefrau (E), evtl. Nachkommen (N)
- Ausbildung, Ausbildungsorte, wissenschaftlicher Werdegang (A)
- Lebensstationen, Orte des Wirkens als stichwortartige Lebensbeschreibung (B)
- Hervorzuhebende wissenschaftliche Leistungen (Entdeckungen, Erfindungen, zentrale Forschungsthemen, andere wissenschaftliche Resultate), ggf. Eponyme (WL)
- ggf. Schüler, Schulen
- Mitgliedschaften in Akademien, Gesellschaften u. a. (M)
- Wichtigste Publikationen (W)
- Sekundärliteratur (SL)
- Gedruckte Publikationsverzeichnisse (GPV)
- Portraits (P)

Der nachfolgende Beispieleintrag illustriert die vorgesehene prinzipielle Anlage des Lexikons:

ERDMANN, Johann Friedrich (von)
russ.: ĖRDMAN, Fedor Christoforovič (Iogann Fridrich)

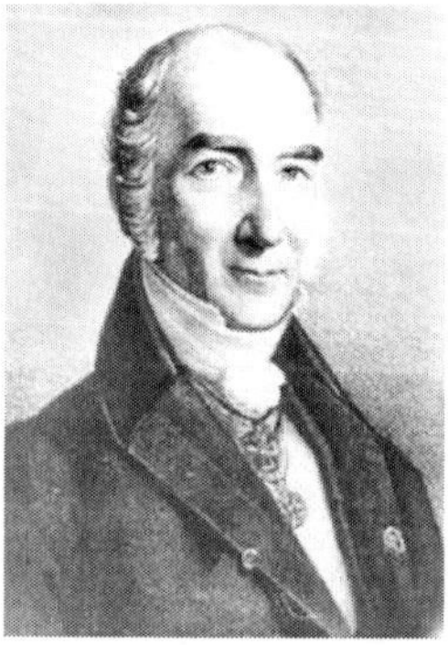

*18.7.1778, Wittenberg, †28.1.1846, Wiesbaden
Mediziner, Medizinhistoriker, Leibarzt, Prof. für spezielle Therapie und Pathologie

V Johann Christoph (1733-1812), Archidiakonus und Magister
M Christiana Eleonore, geb. Clausnitzer
E Katharina Friederika Anna Dorothea, geb. von Kalm (*1787)
N Sohn: Karl Michael Theodor Friedrich (1816-1887), Arzt

A 1791-1795 Besuch der Lateinschule in Wittenberg, 1795 Studium der Theologie und 1795-1800 der Medizin, 1800 Examen pro candidatura med., 1802 Dr. med., 1804 Dr. med. habil., Universität Wittenberg

B 1804-1808 ao. Prof. für Naturwissenschaften, 1808-1810 Prof. für Pathologie und Therapie der Universität Wittenberg; 1802-1803 Studien zur Anwendung des Galvanismus in der Medizin an der Irrenanstalt Wien; 1810-1817/18 Prof. für Pathologie, Therapie und Klinik und 1814 Dekan der Medizinischen Fakultät der Universität Kazan'; gleichzeitig auch Schulvisitator der Gouvernements Saratov, Simbirsk, Astrachan', Perm' und Tobol'sk; 1817/18-1823 Prof. für Therapie und Klinik der Universität Dorpat; 1823-1827 Leibarzt des Königs Friedrich August I. von Sachsen in Dresden; 1827-1840 in Dorpat Prof. für Arzneimittellehre, Diätetik, Geschichte der Medizin und medizinischer Literatur, mehrmals Dekan der Medizinischen Fakultät, 1830-1838 Leiter des Professoren-Instituts, 1840 emeritiert; 1842 Rückkehr nach Deutschland
Inhaber hoher russischer Auszeichnungen (u. a. 1840 Titel „Wirklicher Russischer Staatsrat")

WL Gründer der pharmakologischen Sammlung an der Universität Dorpat; Reisen nach Astrachan', in das Wolga- und das Kamagebiet und Nordsibirien. Die Ergebnisse sind in einem mehrbändigen medizinisch-topographischen Werk erschienen; Außerdem 40 wissenschaftliche Veröffentlichungen, beispielsweise über die Klumpfüße bei Neugeborenen, über Wechselfieber und zu seinem Spezialgebiet, der Polarisationslehre

M Societät der Naturforscher zu Moskau, Pharmazeutische Gesellschaft zu St. Petersburg, Medizinisch-physikalische Gesellschaft zu Erlangen und Moskau, Ökonomische Gesellschaft zu Åbo und Leipzig, Gesellschaft für Natur- und Heilkunde zu Dresden, Ärztlicher Verein zu Hamburg, Naturforschende Gesellschaft zu Halle und Medizinisch-chirurgische Gesellschaft zu Berlin

W Utrum aqua per electricitatem columnae a cel. Volta inventae in elementa sua dissolvatur? Dissertatio physico-chemica. Wittenberg 1802
Elementa organonomiae ex notione motus derivata. Wittenberg 1808
De hydropis natura et curatione, Bd. 1-4: Wittenberg 1808; Bd. 5: 1809; Bd. 6 bis 10: 1810
Beiträge zur Kenntniß des Innern von Russland. Riga, Dorpat bzw. Leipzig 1822-1826
Aus der aerztlichen Praxis: Beobachtungen und Ansichten. Halle 1847

SL Günther, Bettina: Ein deutscher Arzt im Russischen Reich: Johann Friedrich Erdmann (1778-1846). Diss. Leipzig 2004
DBA, BaBA, RBA

GPV In: Brennsohn, Isidorus: Die Aerzte Livlands von den ältesten Zeiten bis zur Gegenwart. Ein biographisches Lexikon nebst einer historischen Einleitung über das Medizinalwesen Livlands. Riga 1905 (Biographien baltischer Aerzte 2)

P Lithographie von Georg Friedrich Schlater (1804-1870). Quelle: Fotosammlung Herbert Normann – Bibliotheca Universitatis Tartuensis, Abteilung für Manuskripte und Raritäten, Bestand 78, Fo 15:70

Eine Druckversion des Lexikons in mehreren Bänden ist geplant. Die in den vergangenen Jahren zunehmend verfügbaren technischen Möglichkeiten bringen Veränderungen auch auf dem Gebiet der Herstellung und Präsentation von Lexika mit sich, bei denen das Internet eine besondere Rolle spielt. Dem Anspruch eines schnellen, präzisen und gesicherten Zugriffes auf Daten und Informationen kann ein digitales bzw. Online-Lexikon gerecht werden, deshalb werden heute biographische Lexika zunehmend im Internet zugänglich gemacht. Ansätze zu möglichen neuen bzw. zukünftigen Erscheinungs- und Darbietungsformen wurden schon vor einigen Jahren in Betracht gezogen:

> Der Wandel, der sich in den beiden letzten Jahrzehnten unseres Jahrhunderts durch die Entwicklung der neuen Kommunikationstechnologien im wissenschaftlichen Publikationswesen, sowohl in der Produktion als auch im Rezeptionsverhalten, vollzogen hat und der von den einen mit Euphorie, von anderen mit Skepsis und Zurückhaltung betrachtet wird, ist bei weitem noch nicht abgeschlossen und lässt sich in seinen Konsequenzen wohl derzeit auch nur schwer abschätzen.[3]

Diese Voraussage muss auch für das entstehende Lexikon berücksichtigt werden. Ein gutes Beispiel, an das von Anliegen und Struktur her angeknüpft werden kann, ist die im Mai 2008 auf einer internationalen Tagung in Dresden zum Thema „Biografische Lexika im Internet“ vorgestellte *Sächsische Biografie*. Diese

> erfasst Personen, die in der Mark Meißen, Kursachsen bzw. im Königreich und Freistaat Sachsen gewirkt haben. [...] Eingebettet zwischen den großen nationalen Personenlexika und den biografischen Handbüchern anderer Bundesländer sowie den in den in letzter Zeit auch in Sachsen auf den Markt drängenden regionalen, lokalen bzw. berufsbezogenen Nachschlagewerken geht es der „Sächsischen Biografie“ um die Aufnahme auch weniger prominenter, gleichwohl aber überlokal tätig gewordener Personen, die in und für Sachsen Bedeutendes geleistet haben.[4]

Damit ist ein Aspekt angesprochen, der in abgewogenem Maß auch für das hier in seiner Konzeption vorgestellte Lexikon Geltung hat.

[3] Lebensaft 1998, 5.

[4] Müller/Bünz/Schattkowsky 2003, 3.

> Die „Sächsische Biografie" nutzt von Anfang an die vielfältigen Möglichkeiten der computergestützten Daten- und Artikelverwaltung. Darüber hinaus werden die neuen digitalen Medien auch bei der Veröffentlichung eingesetzt. Als Langzeitvorhaben [...] soll das biografische Lexikon sukzessive im Internet präsentiert werden (www.isgv.de). Damit können die Biografien nicht nur mit modernen Methoden schneller publiziert werden, sondern es bietet sich ebenso der Vorteil verbesserter Recherchemöglichkeiten und kürzerer Zugriffszeiten für den Nutzer.[5]

Seit 2006 ist die *Sächsische Biografie* bei beständiger Bearbeitung und Vervollständigung kostenlos online zugänglich und aktuell mit 9000 Personeneinträgen und 601 Artikeln aufrufbar.

Auf der erwähnten Tagung wurde über weitere Online-Lexika referiert, so das *Landesgeschichtliche Informationssystem Hessen*, das *Svenskt biografiskt lexikon*, die *Deutsche Biographische Enzyklopädie* (Online-Edition), das *Österreichische Biographische Lexikon 1815-1950* (Online-Edition), das *Historische Lexikon der Schweiz* und die *Rheinland-Pfälzische Personendatenbank*. Auch diese Quellen sollen selbstverständlich einer genauen Prüfung auf verwertbare Hinweise für unser Vorhaben unterzogen werden. Im Ergebnis soll gesichert sein, dass sich die neue Spezial-Biobibliographie in den Kontext des entstehenden europäischen biographischen Informationssystems mit einer eigenen charakteristischen Facette, aber formal und inhaltlich kompatibel einfügt.

[5] Müller/Bünz/Schattkowsky 2003, 3.

Literatur

Kaden/Parthier 2005a – Heiner Kaden, Benno Parthier (Hgg.): J. C. Poggendorff – Leben und Werk. Vorträge des Kolloquiums im Oktober 2004 aus Anlass des Abschlusses eines Jahrhundertwerkes. Stuttgart, Leipzig 2005 (Abhandlungen der Sächsischen Akademie der Wissenschaften zu Leipzig, Mathematisch-naturwissenschaftliche Klasse 63, 4), 1-62.

Kaden/Parthier 2005b – Heiner Kaden, Benno Parthier: Vorwort. In: Kaden/Parthier 2005a, 5.

Lebensaft 1998 – Elisabeth Lebensaft: Vorwort. In: Peter Csendes, Elisabeth Lebensaft (Hgg.): Traditionelle und zukunftsorientierte Ansätze biographischer Forschung und Lexikographie. Symposium des Instituts Österreichisches Biographisches Lexikon und Biographische Dokumentation, abgehalten in der Österreichischen Akademie der Wissenschaften am 14. und 15. November 1997. Wien 1998 (Österreichisches biographisches Lexikon 4), 5-8.

Lerchner 2005 – Gotthard Lerchner: Der „Poggendorff" – Tradion und Innovation in der Entwicklungsgeschichte der deutschen Lexikographie. In: Kaden/Parthier 2005a, 17-20.

Müller/Bünz/Schattkowsky 2003 – Winfried Müller, Enno Bünz, Martina Schattkowsky: Vorwort. In: Sächsische Biografie. Probeheft. Herausgegeben vom Institut für Sächsische Geschichte und Volkskunde e.V. Martina Schattkowsky (Red.). Leipzig 2003, 1-19.

Wußing 2005 – Hans Wußing: Der „Poggendorff" – Bestand und Wandel. In: Kaden/Parthier 2005a, 7-10.

Carl Julius Fritzsche (1808-1871) – Pharmazeut und Chemiker in Dresden, Berlin und St. Petersburg

Regine Pfrepper*

Carl Julius FRITZSCHE verbrachte 37 Jahre seines Lebens im Russischen Reich, kam 1833 als Direktor der neu gegründeten Fabrik für künstliche Mineralwässer nach St. Petersburg und wurde zum ordentlichen Mitglied für Chemie der Kaiserlichen Akademie der Wissenschaften zu St. Petersburg gewählt. Er gehört damit zu den deutschen Pharmazeuten und Chemikern, die ihr Leben in den Dienst der russischen Krone stellten und aufgrund ihrer wissenschaftlichen Leistungen zu Akademiemitgliedern gewählt wurden, wie Johann Gottlob LEHMANN (1719-1767), Johann Gottlieb GEORGI (1729-1802), Johann Tobias LOWITZ (1757-1804), Alexander Nicolaus SCHERER (1771-1824), Gottlieb Sigismund Constantin KIRCHHOFF (1764-1833) und Joseph Christian HAMEL (1788-1862). FRITZSCHES Nachfolger als Akademiemitglied für Chemie wurde der international renommierte russische Chemiker Aleksandr Michajlovič BUTLEROV (1828 bis 1886), dem wir eine Gedächtnisrede auf FRITZSCHE verdanken, die er am 29. Dezember 1871 auf der Jahressitzung der Akademie hielt und die auch in Deutschland veröffentlicht worden ist.[1]

Der akademische Nekrolog BUTLEROVs ist die bisher umfangreichste Würdigung der wissenschaftlichen Leistungen FRITZSCHEs. Der 200. Geburtstag von FRITZSCHE in diesem Jahr ist der Anlass, an diesen deutsch-russischen Pharmazeuten und Chemiker zu erinnern, dessen wissenschaftliche Leistungen in seiner Heimat Deutschland heute nicht nur weitgehend vergessen sind, sondern auch in der deutschen biographischen Literatur manchmal fehlerhaft dargestellt werden.[2]

Carl Julius FRITZSCHE wurde am 17./29. Oktober[3] 1808 in Neustadt bei Stolpen in Sachsen geboren und starb am 8./20. Juni 1871 in Dresden. Sein Vater, Dr. med. Christian Ferdinand FRITZSCHE, war Amtsphysikus zu Stolpen und Hohenstein, seine Mutter Juliane Christiane war die Schwester

* Unter Mitarbeit von Dr. habil. Gerd Pfrepper, Leipzig.

[1] Butlerov 1872; Butlerow 1872.

[2] Z. B. bei Pötsch/Fischer/Müller 1988, 158: Fritzsche ging 1834 nach St. Petersburg und arbeitete in einer Brauerei; vgl. auch Heinig 1988; vgl. auch Anm. 14.

[3] Im Russischen Reich wurde bis Februar 1918 nach dem Julianischen Kalender gerechnet, so dass eine Differenz von 12 Tagen zum Gregorianischen Kalender zu beachten ist.

von Friedrich Adolph August STRUVE (1781-1840), dem Besitzer der Salomonisapotheke und späterem Mineralwasserfabrikant in Dresden. Hier erhielt FRITZSCHE, der bis zu seinem 14. Lebensjahr Privatunterricht genoss, fünf Jahre lang bei seinem Onkel eine pharmazeutische Ausbildung. Dann siedelte er nach Berlin über, arbeitete zweieinhalb Jahre im Laboratorium der Apotheke von Johann Gottfried August HELMING (1770-1830), ehe er 1830 Assistent im Laboratorium des berühmten Berliner Chemikers Eilhard MITSCHERLICH (1794-1863)[4] wurde, mit dem ihn eine lebenslange, allerdings vor allem auf Briefe und seltene Besuche FRITZSCHEs in Deutschland beschränkte Freundschaft verband.

Dem Einfluss MITSCHERLICHs muss man es zuschreiben, dass sich FRITZSCHE 1831 an der philosophischen Fakultät der Universität Berlin immatrikulieren ließ, nachdem er dort schon ein Jahr lang Vorlesungen gehört hatte. Zu seinen Lehrern gehörten neben MITSCHERLICH der Chemiker und Apotheker Heinrich ROSE (1795-1864), der Mineraloge Gustav ROSE (1798-1873), der Zoologe Martin Heinrich Karl LICHTENSTEIN (1780 bis 1857) und der Botaniker Karl Sigismund KUNTH (1788-1850), die außer KUNTH korrespondierende Mitglieder der St. Petersburger Akademie waren. Schon nach einem Jahr Studium an der Universität legte FRITZSCHE seine erste wissenschaftliche Publikation vor[5] und erwarb 1833 den Dr. phil. mit einer botanischen Arbeit.[6] Erst danach veröffentlichte er seine ersten chemischen Arbeiten.[7]

[4] Nach Studien der Philologie in Heidelberg und Paris promovierte Mitscherlich 1814 in Göttingen zum Dr. phil. Im gleichen Jahr nahm er in Göttingen ein Medizinstudium auf, vor allem aber interessierte ihn die Chemie. 1818 arbeitete er in Berlin im Laboratorium von Sigismund Friedrich Hermbstaedt (1760-1833), hier führten seine kristallchemischen Studien 1819 zur Entdeckung der Isomorphie. 1822 wurde er Nachfolger von Martin Heinrich Klaproth (1743-1817) als Professor für Chemie an der Universität Berlin und auf Vorschlag von Jöns Jacob Berzelius (1779-1848) Mitglied der Königlich-Preußischen Akademie der Wissenschaften Berlin sowie 1829 korrespondierendes Mitglied der Kaiserlichen Akademie der Wissenschaften zu St. Petersburg.

[5] Schriftenverzeichnis (vgl. Anhang 2), Nr. 1 (1832).

[6] Schriftenverzeichnis, Nr. 2 (1833).

[7] Schriftenverzeichnis, Nr. 3 (1833), 4 (1834).

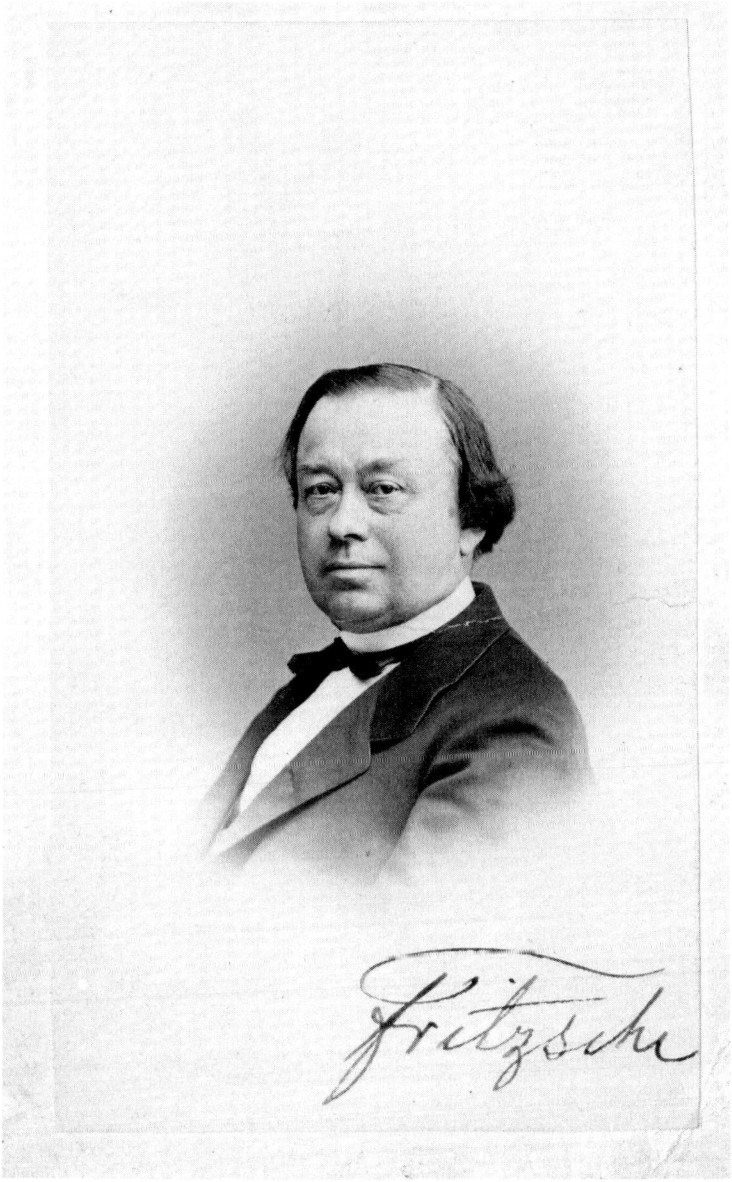

Abb. 1: Carl Julius Fritzsche

1833 war für die wissenschaftliche und persönliche Entwicklung des fast 25-jährigen FRITZSCHE ein sehr bedeutsames Jahr, denn nach seiner Promotion wurde er am 3. August 1833 von dem damaligen Präsidenten Christian Gottfried Daniel NEES VON ESENBECK (1776-1856) in die Akademie der Naturforscher Leopoldina aufgenommen.[8] Außerdem machte ihm sein Onkel STRUVE, der Begründer der Methode zur Herstellung künstlicher Mineralwässer,[9] die vor allem die Wässer der böhmischen Heilquellen in Marienbad[10] und Karlsbad nachbilden sollten, das Angebot, die Leitung der neu gegründeten Anstalt zur Herstellung künstlicher Mineralwässer in St. Petersburg zu übernehmen. Nach anfänglichem Zögern entschloss er sich, auch unterstützt durch den Rat seines Lehrers MITSCHERLICH, das Angebot seines Onkels anzunehmen und nach Russland überzusiedeln.

Die bisher unveröffentlichten Briefe FRITZSCHEs aus Russland an MITSCHERLICH,[11] die kommentiert im Anhang ediert sind, stellen neben seinen zahlreichen wissenschaftlichen Publikationen, deren vollständiges Schriftenverzeichnis ebenfalls im Anhang aufgeführt ist, die einzige bisher bekannte deutschsprachige Primärquelle zu seinem Leben und seiner Tätigkeit in St. Petersburg dar. Das besondere Verhältnis von FRITZSCHE zu seinem Lehrer MITSCHERLICH wird deutlich aus dem seiner Dissertation beigelegten curriculum vitae:

> In dieser Zeit fasste ich die größte Zuneigung zu Mitscherlich. Mit der tiefsten Dankbarkeit werde ich seiner bis zu Grabe gedenken. Mit väterlicher Vorsorge leitete er meine Beschäftigungen und gewährte mir die Möglichkeit meine Kenntnisse zu vervollständigen.[12]

---

[8] Deutsche Akademie der Naturforscher Leopoldina Halle/Saale, Archiv, MNr. 1371 Fritzsche und Faszikel 28/11/1, Sektio IX, No. 3 d, Bl. 87, 88. Leider gibt es hier keine Wahllisten, in denen bei Wahlhandlungen auch die Vorschlagenden aufgeführt wurden. Eilhard Mitscherlich wurde erst 1860 auf Vorschlag des Botanikers Alexander Carl Heinrich Braun (1805-1877) in die Leopoldina aufgenommen. Vgl. Deutsche Akademie der Naturforscher Leopoldina Halle/Saale, Archiv, Faszikel 28/18/1, Sektio IX, No. 10, Bl. 174.

[9] o. A. 1853; Richter 1871; Schneider 1956.

[10] Kreuz- und Ferdinandbrunnen, die zur ersten Kategorie der Marienbader Mineralquellen gehören, sind kalte Hydrogenkarbonat-Natriumsulfat-Eisen(II)Sauerbrunnen.

[11] Im Nachlass von Eilhard Mitscherlich, der im Deutschen Museum von Meisterwerken der Naturwissenschaft und Technik München, Archiv (weiterhin DMM, A), aufbewahrt wird, befinden sich zehn Briefe von Carl Julius Fritzsche aus St. Petersburg an seinen Lehrer Eilhard Mitscherlich in Berlin aus den Jahren 1833 bis 1862.

[12] Butlerow 1872, 132.

Die Briefe von FRITZSCHE aus St. Petersburg belegen, dass sich im Zeitraum von 1833 bis 1862 an diesem tiefen Gefühl der Dankbarkeit und Verehrung für MITSCHERLICH nichts geändert hat, obwohl MITSCHERLICH, trotz der regelmäßigen Bitten FRITZSCHEs um ein paar Zeilen, keinen der Briefe beantwortete und FRITZSCHE in dieser Zeit eine beachtliche Karriere zum ordentlichen Mitglied der Kaiserlichen Akademie der Wissenschaften in St. Petersburg und zu einem der führenden Chemiker Russlands gemacht hat.

Die zeitlebens anhaltende Dankbarkeit FRITZSCHEs gegenüber MITSCHERLICH resultierte sicherlich auch aus dem Bewusstsein, dass er in den Jahren 1830 bis 1833 während seiner Assistentenzeit bei MITSCHERLICH in Berlin die Möglichkeit hatte, im Labor von MITSCHERLICH bei der Mitwirkung an dessen Untersuchungen das experimentelle chemische Arbeiten zu erlernen, denn die allgemeinen Bedingungen für die Ausbildung von qualifizierten Chemikern an der Universität Berlin waren aufgrund der preußischen Hochschulpolitik nicht günstig. Nach Angaben von Justus LIEBIG (1803-1873), der sich 1840 in einem Aufsatz mit dem Zustand der Chemie in Preußen kritisch auseinandergesetzt hat, fehlten in dieser Zeit an der Universität Berlin die finanziellen Mittel für eine qualifizierte praktische Ausbildung auf dem Gebiet der Chemie, wie sie z. B. im chemischen Laboratorium an der Universität Gießen durch LIEBIG eingeführt wurde. Er schrieb dazu:

> H. Rose, der einzige Mann, von dem in Preußen der praktisch-wissenschaftliche Unterricht ausgeht, der Einzige, dem es Freude macht und der Geschick besitzt, junge Männer zu Chemikern zu bilden, es fehlen ihm alle Mittel für den Unterricht. [...]
> Ein jährlicher Aufwand von 2-3000 Thlr. ist in Berlin kaum hinreichend, um einer Anzahl von jungen Männern Gelegenheit zu geben, von des Morgens bis Abends in einem Laboratorium sich zu beschäftigen. Diese Summe ist freilich für die Begriffe und Ansichten, in denen man aufgewachsen ist, viel zu groß, es wird deshalb in Berlin niemals ein Chemiker gebildet werden. [...]
> Mitscherlich erhält aus dem Fond der Akademie jährlich 4-500 Thlr., soviel etwa als hinreicht, um die Bedürfnisse seiner Vorlesung und seiner eigenen Untersuchungen zu bestreiten.[13]

LIEBIG sah aber gerade die Verbesserung der praktischen Ausbildung als erforderlich an, um der wachsenden Bedeutung der organischen Chemie für den Erkenntnisfortschritt in den Naturwissenschaften und der Medizin, insbesondere der Physiologie, gerecht zu werden.

[13] Liebig 1840a, 126-127.

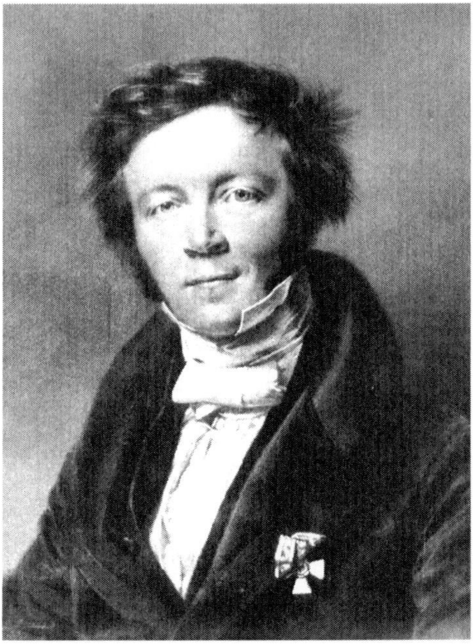

Abb. 2: Eilhard Mitscherlich, Foto aus den 1830er Jahren

In seinem ersten Brief aus St. Petersburg vom 29. Dezember 1833/10. Januar 1834 beschreibt FRITZSCHE MITSCHERLICH seine viertägige Reise, die ihn am 12./24. Oktober 1833 von Lübeck aus mit dem Dampfschiff nach St. Petersburg brachte.[14] FRITZSCHE berichtet weiter, dass ihn ein Empfehlungsschreiben des russischen Finanzministers Graf Georg von CANKRIN (1774-1845) von den Schikanen der Zollbeamten befreit habe, außerdem schreibt er über den sehr freundlichen, kollegialen Empfang in St. Petersburg durch Hans Rudolf HERMANN (1805-1879), den technischen Direktor der STRUVEschen Mineralwasseranstalt in Moskau, und Martin MEYER,

[14] DMM, A, HS 00447, Brief Fritzsche an Mitscherlich vom 29.12.1833/10.01.1834 (Nr. 1). Das Jahr der Übersiedlung Fritzsches nach Russland, das in deutschen Lexika wie *Allgemeine Deutsche Biographie*, *Biographisch-literarisches Handwörterbuch zur Geschichte der exacten Wissenschaften*, *Deutsche Apotheker-Biographie* oder *Deutsche Biographische Enzyklopädie* immer mit 1834 angegeben wird, muss aufgrund dieses Briefes auf 1833 korrigiert werden. Russische Quellen geben das Jahr 1833 an, z. B. Solov'ev 1985, 150.

den Oberarzt der St. Petersburger Mineralwasseranstalt. FRITZSCHE erwähnt, dass er sich schnell in St. Petersburg eingelebt habe und ihm für chemische Experimente in seiner Wohnung ein Laboratorium zu Verfügung stehe, das er sich nach dem Vorbild des MITSCHERLICHen Labors[15] einrichten werde. Er ist zuversichtlich, dass die neue Mineralwasseranstalt guten Erfolg haben wird, da sie in einem großartigen Stil eingerichtet wird und vor allem, da sowohl der Kaiser[16] und die Kaiserin[17] als auch der Zarenhof sich für die Anstalt interessieren und sie benutzen wollen.[18]

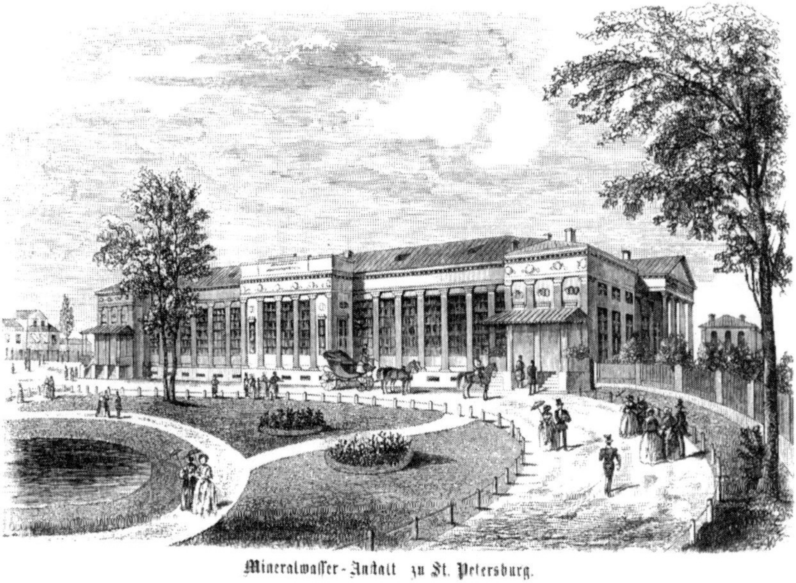

Mineralwasser-Anstalt zu St. Petersburg.

Abb. 3: Struvesche Mineralwasseranstalt in St. Petersburg

[15] Nach seiner Rückkehr 1822 aus Stockholm, wo Mitscherlich bei Berzelius seit Ende 1819 gearbeitet hatte, wurde er als außerordentlicher Professor der Chemie an die Universität Berlin berufen und richtete sich im Haus der Akademie an der Dorotheenstraße, der „Alten Sternwarte", ein chemisches Laboratorium ein ganz nach dem Vorbilde, das er bei Berzelius gesehen hatte. Vgl. Prandtl 1956, 249.

[16] Zar Nikolaj I. (1796-1855) regierte von 1825 bis 1855.

[17] Zarin Aleksandra Fedorovna [Friederike Luise Charlotte Prinzessin von Preußen] (1798-1860).

[18] DMM, A, HS 00447 (Brief Nr. 1).

Die Zuversicht FRITZSCHEs über den Erfolg der vor ihm liegenden Tätigkeit in Russland war durchaus berechtigt, denn die 1833 gegründete, mit Kaiserlichen Mitteln ausgestattete Mineralwasseranstalt in St. Petersburg, war die größte der vierzehn Anstalten in Europa, die bis zur Mitte des 19. Jahrhunderts durch die Firma STRUVE eingerichtet wurden.

> Am großartigsten erscheinen jedenfalls die Anlagen in Petersburg, wo die Anstalt durch kaiserliche Munificenz ausgestattet wurde. Die mächtige Säulenhalle, mit einem besonderen Pavillon für die kaiserliche Familie, gewährt einen überraschenden Anblick und ist in jeder Beziehung dieser Stadt der Paläste würdig.[19]

Die Herstellung künstlicher Mineralwässer war schon länger bekannt und geht bis in das 16. Jahrhundert zurück.[20] STRUVE war es aber, der die Nachbildungen der natürlichen Wässer bis zur Perfektion weiterentwickelte.

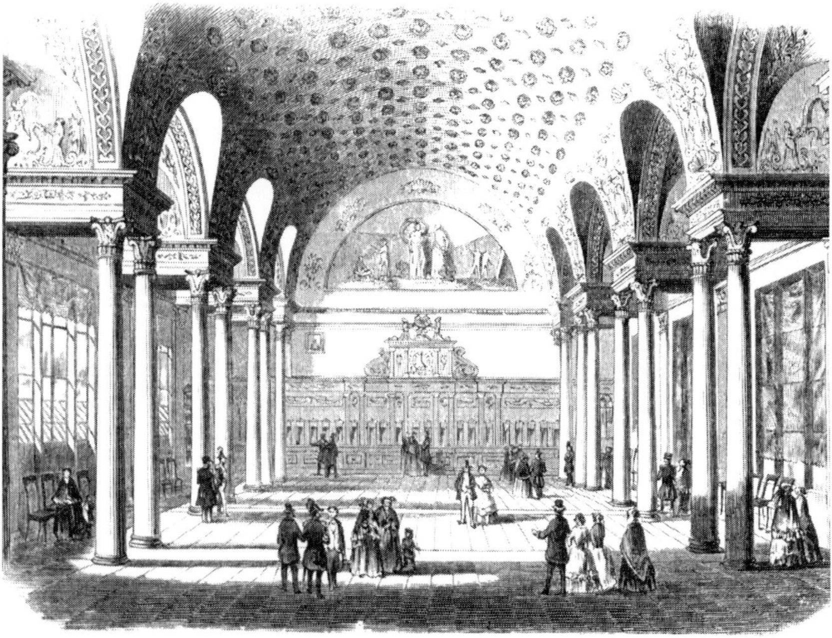

Der Trinksaal der Mineralwasser-Anstalt zu St. Petersburg.

Abb. 4: Trinksaal der Mineralwasseranstalt in St. Petersburg

[19] o. A. 1853, 25.
[20] Schneider 1956, 226.

1820 eröffnete STRUVE in Dresden die erste Fabrik für künstliche Mineralwässer, 1821 dann eine Trinkanstalt in seinem Garten. Noch in den 1820er Jahren folgten die Fabriken in Leipzig, Berlin, Köln und im englischen Brighton. Im Russischen Reich wurden STRUVEsche Mineralwasser-Trinkanstalten außer in St. Petersburg auch in Moskau, Warschau, Kiev, Odessa und Riga eingerichtet. STRUVEs Verfahren zur Herstellung natürlicher Mineralwässer, auf das 1823 ein preußisches Patent erteilt wurde, war eine der großen Erfindungen des 19. Jahrhunderts, da sie im Prinzip die Mineralwasserbehandlung an jedem Ort ermöglichte:

> Denn verhältnismäßig nur wenigen unter der großen Zahl von Kranken gestatten ihre häuslichen, geschäftlichen und vor Allem ihre pecuniären Verhältnisse den Besuch der oft weit entlegenen Quellen, so dass der Wunsch wohl sehr nahe lag, die Benutzung einer so wichtigen Heilkraft auch entfernt von den Ursprungsstätten ermöglicht zu sehen.[21]

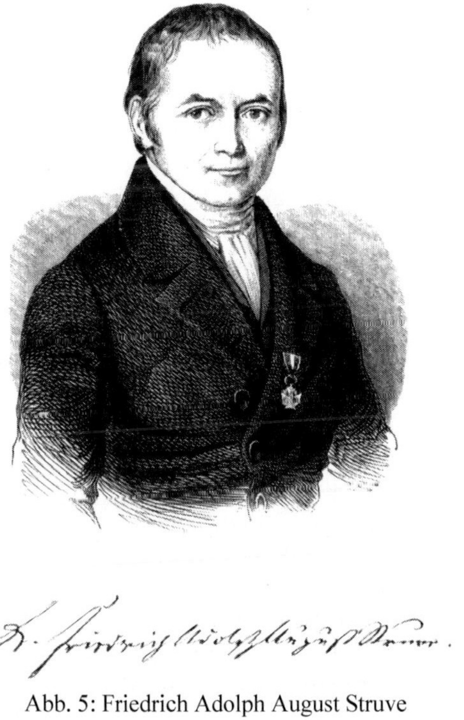

Abb. 5: Friedrich Adolph August Struve

[21] o. A. 1853, 5.

FRITZSCHE konnte sich sehr schnell in das wissenschaftliche Leben St. Petersburgs integrieren, dabei halfen ihm Empfehlungsbriefe, aber auch die große Gastfreundschaft der hier lebenden Deutschen. Besonders wertvoll für ihn und entscheidend für seine Zukunft war die Bekanntschaft mit Hermann Heinrich HESS (1802-1850), dem Akademiemitglied für Chemie, der ihn in den Kreis der Akademiemitglieder und Professoren einführte, die regelmäßig alle 14 Tage in seinem Haus zusammenkamen, um über ihre wissenschaftlichen Forschungen zu diskutieren.

Hier lernte er auch den einflussreichen Metallurgen und Chemiker Petr Grigor'evič SOBOLEVSKIJ (1782-1841) kennen, der sich große Verdienste bei der Herstellung von Platin in Russland erworben hatte und als Direktor dem Laboratorium des Berginstitutes vorstand.[22]

Mit der Wahl von HESS konnte die Akademie eine lange Phase der Stagnation auf dem Gebiet der Chemie beenden, denn nach dem Tod von LOWITZ 1804 waren von den für Chemie zuständigen Akademiemitgliedern Jakov Dmitrievič ZACHAROV (1765-1836) und SCHERER kaum bemerkenswerte Ergebnisse publiziert worden. HESS hatte sich sofort nach der Aufnahme in die Akademie bemüht, die Ausstattung des chemischen Labors zu verbessern und die Konferenz der Akademie gebeten, die notwendigen Mittel für Geräte und Chemikalien bereitzustellen; als Vorbild diente ihm das Labor von BERZELIUS in Stockholm, bei dem er 1825/26 nach erfolgreichem Abschluss seiner Dissertation einige Monate zur Weiterbildung arbeitete und mit dem er auch später in regem Briefwechsel stand. Durch seine Initiative wurde ein größeres chemisches Laboratorium im Hauptgebäude der Akademie eingerichtet. In den folgenden Jahren leitete HESS dann eine Blütezeit der chemischen Forschung an der St. Petersburger Akademie ein, gleichzeitig wirkte er als Professor für Chemie am Pädagogischen Institut, am Berginstitut sowie an der Artillerieakademie in St. Petersburg und wurde zum Lehrer der ersten Generation russischer Chemiker, wie Aleksandr Abramovič VOSKRESENSKIJ (1809-1880), Nazarij Andreevič IVANOV (1816-1883) und Aleksandr Aleksandrovič FADEEV (1810-1898).

FRITZSCHE genoss von Beginn an die Förderung durch HESS und wurde nach dessen Tod sein Nachfolger als ordentliches Akademiemitglied für Chemie. Zweifellos hatte HESS die wissenschaftliche Begabung und außerordentliche Arbeitsfähigkeit von FRITZSCHE erkannt. Daneben spielte sicher auch eine Rolle, dass HESS seit seiner Dissertation[23] in Dorpat 1825,

[22] DMM, A, HS 00447 (Brief Nr. 1).
[23] Hess 1825.

in der er die chemische Zusammensetzung und die heilende Wirkung russischer Mineralwässer untersuchte, das Interesse an der Mineralwasserthematik nicht verloren hatte, und dass sowohl HESS als auch MITSCHERLICH in ihrer Entwicklung als Chemiker wie viele ihrer Zeitgenossen durch den Studienaufenthalt bei BERZELIUS in Stockholm geprägt wurden. Während seiner Auslandsreise nach Deutschland, Frankreich und der Schweiz im Sommer 1838 hatte HESS in Berlin auch MITSCHERLICH getroffen; die Briefe FRITZSCHEs an MITSCHERLICH beweisen, dass auch in späteren Jahren Kontakte zwischen beiden bestanden haben.

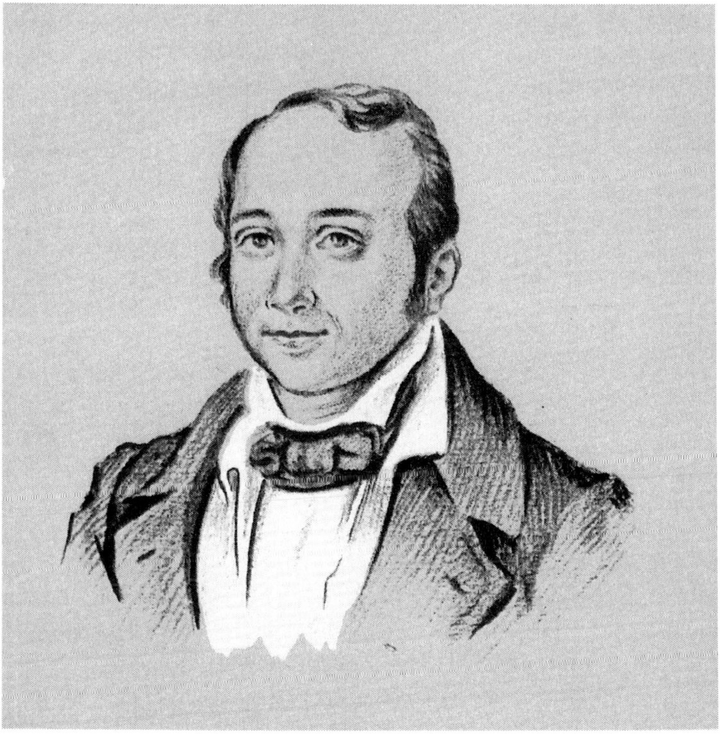

Abb. 6: Hermann Heinrich Hess

FRITZSCHE begann in St. Petersburg sofort, seine in Deutschland begonnenen chemischen Untersuchungen fortzusetzen und berichtete MITSCHERLICH fast bis zu dessen Tod in größeren Abständen über die Fortschritte und Schwierigkeiten bei seinen chemischen Arbeiten. Die Thematik seiner

Untersuchungen ist dabei, wie bei den meisten seiner Zeitgenossen, bedingt auch durch die stürmische Entwicklung aller Zweige der Chemie in dieser Zeit, sehr vielfältig und reicht von der anorganischen Analytik bis zur Synthese neuer organischer Stoffe und deren Charakterisierung.

In seinem ersten Brief beklagt er sich, dass er mit seinen Dienstaufgaben für die Mineralwasseranstalt, die in der Reinigung der verschiedenen Mineralsalze und der Zubereitung der Präparatelösungen bestehen, noch nicht beginnen könne, da das ihm zur Verfügung stehende Laboratorium noch nicht mit den notwendigen Chemikalien und Geräten ausgestattet sei. Nach dessen Ausrüstung profitierte er aber davon, dass ihm in der Mineralwasseranstalt ein gut ausgestattetes Laboratorium zur Verfügung stand, in dem er eigenständig und unabhängig seine wissenschaftlichen Untersuchungen durchführen konnte.

Da es oft schwierig bis unmöglich war, in Russland Geräte für das chemische Arbeiten im Labor zu erhalten, nutzte FRITZSCHE jede Möglichkeit, auch in den Briefen an MITSCHERLICH, um Bestellungen in Deutschland in ausgewiesenen Werkstätten aufzugeben. Dabei übermittelte er oft auch die Wünsche von russischen Kollegen, z. B. von SOBOLEVSKIJ und HAMEL, die Mikroskope und Waagen in Berlin bestellten.

Am 29. Januar 1836 trug FRITZSCHE das erste Mal seine Forschungsergebnisse in der Physiko-mathematischen Klasse der Kaiserlichen Akademie der Wissenschaften zu St. Petersburg vor, diese Ergebnisse sind auch Gegenstand seiner ersten Veröffentlichung im *Bulletin scientifique, publ. par l'Académie Impériale des Sciences de Saint-Pétersbourg.*[24] Insgesamt hielt er bis 1870, ein Jahr vor seinem Tode, vor der Akademie 64 wissenschaftliche Vorträge über seine chemischen Arbeiten.[25] Durch seine Aktivitäten festigte sich seine Stellung in St. Petersburg, so dass er am 30. September 1838 MITSCHERLICH über zwei positive Veränderungen in seinem Leben informieren konnte.[26] Bereits am 24. August 1838, d. h. viereinhalb Jahre nach seiner Ankunft in St. Petersburg, hatte ihn die Akademie zum Adjunkten für Chemie gewählt, die verzögerte Mitteilung erklärte er MITSCHERLICH damit, dass er erst die Bestätigung seiner Wahl durch den Kaiser[27] abwarten wollte. Die Aufnahme in die Akademie eröffnete FRITZSCHE neue Möglichkeiten für seine wissenschaftliche Arbeit, denn neben der

[24] Schriftenverzeichnis, Nr. 7 (1836).
[25] Vgl. dazu seine Veröffentlichungen im Schriftenverzeichnis.
[26] DMM, A, HS 00450, Brief Fritzsche an Mitscherlich vom 30. September 1838 (Nr. 4).
[27] Am 24. August 1838 wird Fritzsche, Chemiker der Mineralwasserfabrik, Adjunkt für Chemie, die Wahl wird vom Kaiser bestätigt. Vgl. Bulletin scientifique 1838, 320.

Anerkennung brachte ihm die Stellung bei der Akademie ein Jahresgehalt von 2.500 Rubel, 1.200 Rubel Quartiergeld, 600 Rubel Zulage für das Laboratorium und 1.000 Rubel für die Durchführung von Experimenten ein. Eine besondere Vergünstigung bestand darin, dass ihm gestattet wurde, seine bisherige Position als Direktor der Mineralwasseranstalt beizubehalten. Die durch die Aufnahme in die Akademie gewonnene materielle Sicherheit gab ihm die Möglichkeit, endgültig an einen längeren Aufenthalt in St. Petersburg zu denken und seine Braut, die Tochter des St. Petersburger Buchhändlers Wilhelm GRÄFF (1781-1839), zu heiraten. In dieser ersten Ehe FRITZSCHEs wurde am 10. März 1840 eine Tochter geboren. Im Brief an MITSCHERLICH, den er ihm zwei Wochen später schrieb, berichtet FRITZSCHE überglücklich über den Familienzuwachs.[28]

Nach dem Tode seiner ersten Frau heiratete FRITZSCHE 1846 die aus St. Petersburg stammende Emma LERCHE (1822-1848), die Tochter des im Innenministerium tätigen Juristen Gustav LERCHE (1789-1867). Sein Sohn aus dieser Ehe, Karl Alfred Theodor FRITZSCHE (1846-1917), wurde später Leiter der Mineralwasserfabrik in Frankfurt/Main.

Nach dem frühen Tod auch seiner zweiten Frau 1848 blieb FRITZSCHE Witwer, neben seiner Tätigkeit als Direktor der Mineralwasseranstalt sowie seiner Forschungsarbeit in der Akademie lastete auch die Sorge um die Erziehung der Kinder allein auf ihm. Im Winter 1856 erkrankten beide Kinder lebensgefährlich an Scharlach, er entschuldigt sich am 10. April im Brief an MITSCHERLICH, dass er wegen der Sorge und Pflege seiner Kinder ihm leider keine neuen wissenschaftlichen Ergebnisse mitteilen könne.[29]

Später wohnten die Kinder offenbar bei Verwandten in Deutschland, denn FRITZSCHE schreibt 1862 in seinem Brief an MITSCHERLICH, dass er anlässlich einer Dienstreise nach einem kurzen Aufenthalt in Berlin beabsichtige, seinen Sohn in Dresden und seine Tochter in Bad Kreuznach zu besuchen.[30]

Nach der Wahl zum Adjunkt verlief auch die weitere berufliche Karriere FRITZSCHEs in der Akademie sehr erfolgreich, bereits am 6. April 1844 erfolgte seine Wahl zum außerordentlichen Akademiemitglied und nach dem frühen Tod von HESS wählte man ihn am 10. April 1852 zum ordentlichen Akademiemitglied für Chemie.

[28] DMM, A, HS 00452, Brief Fritzsche an Mitscherlich vom 24. März 1840 (Nr. 6).
[29] DMM, A, HS 00455, Brief Fritzsche an Mitscherlich vom 18. Januar 1856 (Nr. 9).
[30] DMM, A, HS 00456, Brief Fritzsche an Mitscherlich vom 31. Juli/12. August 1862 (Nr. 10).

Die Chemiker in Russland und Deutschland standen in regem Erfahrungsaustausch. Es wurden nicht nur Geräte und Chemikalien aus Deutschland importiert, sondern es fand auch ein reger Ideen- und Apparateaustausch unter den Kollegen beider Länder statt. Ein Beispiel ist der Verbrennungsapparat von HESS, der von FRITZSCHE bei seinen organisch-chemischen Arbeiten mit großem Erfolg zur Elementaranalyse genutzt wurde. Auf die fundamentale Bedeutung der Elementaranalyse für den Fortschritt der Chemie organischer Verbindungen hat LIEBIG in diesen Jahren wiederholt hingewiesen.[31] Im Brief vom 24. April 1838 schreibt Fritzsche über die guten Erfahrungen, die er bei seinen Analysen mit dem Apparat von HESS gemacht hat und dass er MITSCHERLICH dessen Benutzung empfiehlt. Außerdem sei HESS bereit, MITSCHERLICH eine detaillierte Zeichnung des gesamten Apparates sowie die dazugehörigen Teile aus St. Petersburg zu schicken.[32] Einem späteren Brief von FRITZSCHE ist zu entnehmen, dass MITSCHERLICH der Empfehlung FRITZSCHEs gefolgt ist und bei seinen Analysen organischer Stoffe den HESSschen Apparat verwendet hat.[33]

[31] Vgl. Anm. 112.
[32] DMM, A, HS 00448, Brief Fritzsche an Mitscherlich vom 24. April 1838 (Nr. 2).
[33] DMM, A, HS 00450, Brief Fritzsche an Mitscherlich vom 30. September 1838 (Nr. 4).

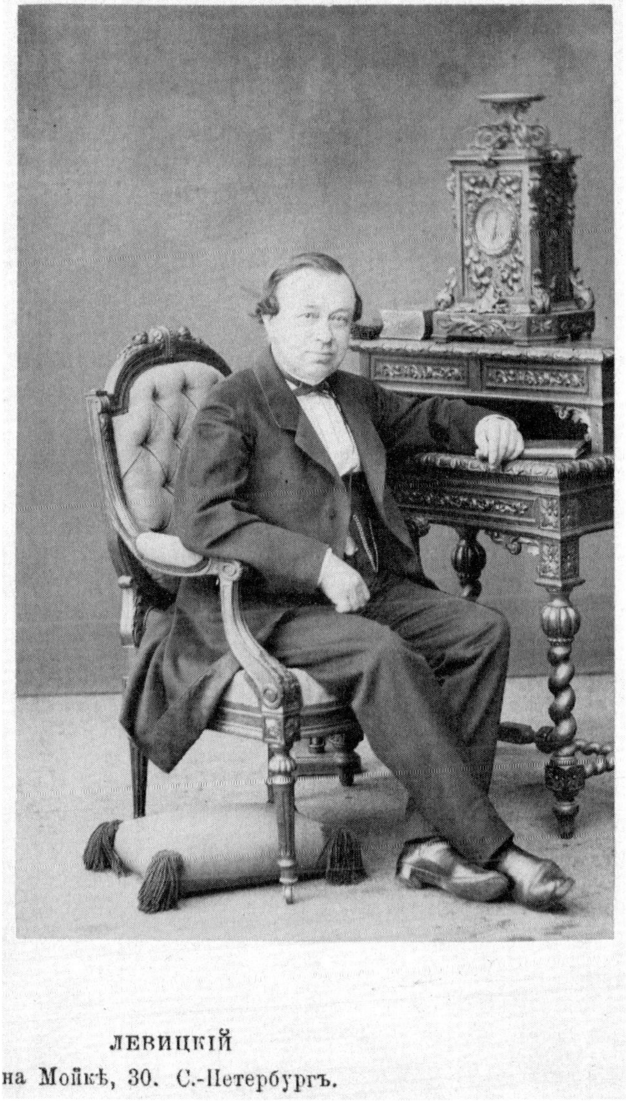

Abb. 7: Carl Julius Fritzsche in St. Petersburg (1850er Jahre)[34]

[34] Die Fotografie stammt von dem berühmten St. Petersburger Fotografen Sergej L'vovič Levickij (1819-1898), den Fritzsche als einen Teilnehmer der Kaukasusreise 1842 kennenlernte. Vgl. http://photonews.ru/creative_foto/6 (06.05.2008).

FRITZSCHE war, wie die meisten Naturwissenschaftler der ersten Hälfte des 19. Jahrhunderts, nicht nur Chemiker und Pharmazeut; man kann ihn durchaus auch als Naturforscher bezeichnen, denn seine wissenschaftlichen Interessen lagen auf verschiedenen Gebieten.

In der organischen Chemie beschäftigte er sich mit den Derivaten von Harnsäure und Indigo, später lange Zeit mit den Alkaloiden der Steppenraute (*Peganum harmala*) und in den 1860er Jahren mit der Chemie von Kohlenwasserstoffen. Die Analytik von Mineralwasser und die Bildung von Doppelsalzen verschiedenster anorganischer Salze gehörten ebenso zu seinen Interessengebieten wie erste fotochemische Untersuchungen, über die er am 23. Mai 1839 in dem Vortrag *Bericht über heliographische Versuche* in der St. Petersburger Akademie sprach. FRITZSCHE modifizierte das 1835 von William Henry Fox TALBOT (1800-1877) entwickelte fotografische Negativ-Positiv-Verfahren, indem er das Natriumthiosulfat zur Fixierung durch Ammoniak ersetzte und schlug dieses Verfahren den Botanikern zur Pflanzenfotografie vor, damit sie gegenüber den bislang üblichen Zeichnungen originalgetreuere Abbildungen für ihre Herbarien anfertigen könnten. Die Anregung zu diesen Untersuchungen erhielt FRITZSCHE durch die Akademiemitglieder Karl Ernst von BAER (1792-1876), Johannes Friedrich BRANDT (1802-1879) sowie durch Informationen von HAMEL, der bei seinem Aufenthalt in England 1839 von der Akademie den Auftrag erhielt, über das Wesen der neuen Erfindung Kalotypie (Talbotypie) und die Möglichkeiten zur Anwendung für wissenschaftliche Arbeiten Informationen einzuholen. HAMEL schickte aus London Beschreibungen des fotografischen Prozesses und notwendige Materialien nach St. Petersburg.[35]

FRITZSCHE veröffentlichte die Ergebnisse seiner Untersuchungen nahezu ausschließlich in deutscher Sprache, anfangs in den *Annalen der Physik und Chemie*, seit 1836 im *Bulletin scientifique* der St. Petersburger Akademie, die Mehrzahl der Arbeiten auch im *Journal für praktische Chemie* und in der *Zeitschrift für Chemie*. Wie damals üblich, gab es neben Originalarbeiten auch Referate seiner Arbeiten in den *Annalen der Pharmacie* bzw. *Annalen der Chemie und Pharmacie*.

Vor seinen Forschungen zur organischen Chemie hatte sich FRITZSCHE vor allem mit anorganischer und analytischer Chemie beschäftigt, was in direktem Zusammenhang mit seiner Tätigkeit als Direktor der Mineralwasserfabrik stand, da zur Produktion von künstlichen Mineralwässern große

---

[35] Elagina 1958, 240; Radovskij 1948.

Mengen unterschiedlicher Mineralsalze benötigt wurden, die hergestellt und analysiert werden mussten. Die allen Mineralwasserflaschen zugesetzte Kohlensäure wurde durch Zersetzung von Calcium- oder Magnesiumcarbonat, die in der Natur in großen Mengen vorkommen, mit Schwefelsäure vor Ort produziert.

Die Untersuchungen von Doppelsalzen beschäftigten FRITZSCHE mehr als 30 Jahre.[36] Die erste Arbeit publizierte er 1833 über die Verbindungen von Calciumchlorid mit essigsaurem und oxalsaurem Kalk, die letzte Arbeit über Doppelsalze im Jahr 1864. Untersucht wurden im Einzelnen die Bildung der Doppelsalze von Eisen(III)chlorid mit Kalium- und Ammoniumchlorid, von Natriumbromid und Natriumbromat, von Natrium- und Calciumsulfat, von Calciumchlorid und Calciumcarbonat sowie die Bildung von künstlichem Gay-Lussit, einem Doppelsalz aus Natrium- und Calciumcarbonat.[37] In einigen Fällen erfolgte in Kooperation mit den Mineralogen Nils Gustav NORDENSKIÖLD (1792-1866) und Nikolaj Ivanovič KOKŠAROV (1818-1892) auch die Bestimmung der Kristallparameter.[38]

Im August 1842 reiste FRITZSCHE als Mitglied einer Kaiserlichen Kommission zur Erforschung der kaukasischen Mineralwässer in den Kaukasus, die russische Regierung hatte ihn als Spezialisten für die Analyse von Mineralwasser in diese Kommission berufen. Ein halbes Jahr später beschreibt FRITZSCHE MITSCHERLICH sehr ausführlich seine Eindrücke der Kaukasusreise. Zunächst schreckte ihn die unangenehme Aussischt, eine große Zahl von Mineralwasseranalysen[39] machen zu müssen, nahm das Angebot aber doch an. Er erhoffte sich dadurch auch mit Regierungsvertretern in Kontakt zu kommen und dabei auch einen großen Teil von Russland kennen zu lernen.[40]

Die gute Erfüllung dieses wichtigen Regierungsauftrags, der für die weitere ökonomische Entwicklung der reichen Mineralquellen des Kaukasus große Bedeutung hatte, war für seine weitere Karriere in Russland sehr nützlich.

---

36 Das Interesse Fritzsches an Doppelsalzen geht sicher auf seine Tätigkeit bei Mitscherlich in Berlin zurück, der 1819 die Isomorphie von Kristallen beschrieb und sich mit dieser Thematik lange Zeit beschäftigt hat.

37 Schriftenverzeichnis, Nr. 3 (1833), 18 (1840), 53 (1857), 54 (1858), 61 (1861), 68, 70 (1864).

38 DMM, A, HS 00451, Brief Fritzsche an Mitscherlich vom 9. Juni 1839 (Nr. 5).

39 Insgesamt hat Fritzsche die Zusammensetzung von 25 Mineralquellen untersucht.

40 DMM, A, HS 00453, Brief Fritzsche an Mitscherlich vom 8. Februar 1843 (Nr. 7).

Die Arbeiten FRITZSCHEs auf dem Gebiet der organischen Chemie haben bis heute ihre Bedeutung nicht verloren.[41] Er fand bei seinen Untersuchungen zum Indigo das Anilin und die Anthranilsäure, die heute bei organischen Synthesen in der chemischen Industrie eine große Rolle spielen, und beschäftigte sich fast 30 Jahre mit den aromatischen Kohlenwasserstoffen.

Die erste Arbeit FRITZSCHEs mit organisch-chemischer Thematik ist dem Studium der Reaktion von Harnsäure mit Salpetersäure gewidmet. Im Winter 1837/38 beschäftigte sich FRITZSCHE mit der Analyse der Zersetzungsprodukte der Harnsäure und entdeckte das Uroxin,[42] das er in seiner Veröffentlichung von 1838 beschrieb.[43] Im Brief an MITSCHERLICH vom April 1838 ist er etwas in Sorge, dass LIEBIG und Friedrich WÖHLER (1800 bis 1882), die auch wieder über die Zersetzungsprodukte der Harnsäure arbeiten, seine Veröffentlichung nicht rechtzeitig erhalten könnten.[44]

Die Publikation zu Uroxin löste später eine heftige Kontroverse mit LIEBIG[45] aus, jedoch beweist der Brief FRITZSCHEs, dass LIEBIG mit dem Vorwurf, FRITZSCHE habe die Ergebnisse anderer Chemiker aufgegriffen, im Unrecht war.

Ein zweiter wichtiger Themenkomplex, dem sich FRITZSCHE 1838 zuwandte, betrifft die Chemie des Indigo. Am 25. Januar 1839 trug FRITZSCHE in der Akademie *Ueber ein neues Zersetzungsproduct des Indigo durch Salpetersäure*[46] vor. Im Brief vom 30. September 1838 hatte er MITSCHERLICH vorläufig darüber informiert,[47] dass sich bei der Zersetzung des

---

[41] Schriftenverzeichnis, Nr. 15 (1839), 22 (1840), 24 (1841), 28, 30 (1843), 32 (1844).

[42] Bei der von Fritzsche Uroxin genannten Verbindung handelt es sich um Alloxantin.

[43] Schriftenverzeichnis, Nr. 12 (1838).

[44] DMM, A, HS 00448, Brief Fritzsche an Mitscherlich vom 24. April 1838 (Nr. 2).

[45] „Herr Fritzsche ist einer von denen, welche Bergbau auf den Raub treiben; wenn er in Erfahrung bringt, dass irgendein Chemiker in einer Untersuchung begriffen ist, die ihm werthvolle Resultate verspricht, so übernimmt er es, nicht ihm zu helfen oder Dienste zu leisten oder die Last mit tragen zu helfen, sondern, den Cosaren gleich, versucht er, ihn nach einer ganz besonderen Richtung hin zu erleichtern. So erinnere ich mich z. B., dass Herr Dumas in einer Sitzung der Academie in Paris im Februar die Entdeckung und Zusammensetzung des Alloxanthins, als eines Produktes der Einwirkung der Salpetersäure auf Harnsäure mittheilte, und dass im März Herr Fritzsche in Petersburg eine Abhandlung über denselben Körper, dem er den Namen Uroxin gab, vortrug. Ich will nicht glauben, dass Herr Fritzsche Kenntnis von der Entdeckung hatte, allein er wusste mit positiver Gewissheit, dass eine umfassende Arbeit über die Zersetzungsprodukte der Harnsäure, deren erster Theil erschienen war, sich im Druck befand. J. L." Vgl. Liebig 1840b.

[46] Schriftenverzeichnis, Nr. 15 (1839).

[47] DMM, A, HS 00450, Brief Fritzsche an Mitscherlich vom 30. September 1838 (Nr. 4).

Indigo durch Salpetersäure ein eigentümlich aromatischer, flüchtiger Körper, fest und kristallisiert bei gewöhnlicher Temperatur bildet, den er jetzt in größerer Menge zu Untersuchung darstellen wolle. Am 24. März 1840 berichtet er MITSCHERLICH über weitere Fortschritte seiner Arbeiten zum Indigo, bei denen er sich seine rechte Hand so sehr verbrannte, dass er sie zwei Wochen nicht benutzen konnte. Mit dem Brief übersandte er auch Proben der von ihm mit der reinen Substanz, die er Anilin[48] nannte, erhaltenen Salze und kündigte ihm die Veröffentlichung[49] dazu an.[50] Die gegenseitige Übersendung von selbst hergestellten Proben war unter den damaligen Chemikern üblich, auch über so große Entfernungen wie zwischen Russland und Deutschland.

FRITZSCHE hielt am 5. März 1841 in der Physiko-mathematischen Klasse der Akademie einen Vortrag, den er folgendermaßen begann:

> In meiner Abhandlung über das Anilin[51] habe ich leider damals das von Unverdorben entdeckte Krystallin übersehen, sonst wurde [sic!] ein Blick auf die Eigenschaften desselben hingereicht haben, es ohne weiteres für identisch mit dem von mir auf anderem Wege erhaltenen Körper zu erklären. Das Anilin ist in der That nichts anderes als Unverdorben's Krystallin, wenn ich aber dennoch für dasselbe den neuen Namen beibehalte, so geschieht es, weil dieser unstreitig geeigneter ist, zum Ausgangspuncte für die Nomenclatur der ihm verwandten Körper zu dienen, als der alte, den schon Berzelius nicht gut gewählt nennt.[52]

Auf die mögliche Identität von Krystallin und Anilin hatte Otto Linné ERDMANN (1804-1869), der Herausgeber des *Journals für praktische Chemie*, bereits 1840 in einer Notiz zu FRITZSCHEs Arbeit hingewiesen.[53] Die Base „Anilin" wurde von Otto UNVERDORBEN (1806-1873) „Krystallin",[54] von Friedlieb Ferdinand RUNGE (1794-1867) „Kyanol"[55] und von Nikolaj Nikolaevič ZININ (1812-1880) „Benzidam"[56] genannt. August Wilhelm von HOFMANN (1818-1892)[57] konnte 1843 in LIEBIGs Labor beweisen, dass alle diese Substanzen mit FRITZSCHEs Anilin, dessen Name heute noch verwendet wird, identisch sind.

[48] Der Name Anilin ist abgeleitet von dem Pflanzennamen „Indigofera anil L.".
[49] Schriftenverzeichnis, Nr. 22 (1840).
[50] DMM, A, HS 00452, Brief Fritzsche an Mitscherlich vom 24. März 1840 (Nr. 6).
[51] Schriftenverzeichnis, Nr. 22 (1840).
[52] Schriftenverzeichnis, Nr. 24 (1841).
[53] Erdmann 1840.
[54] Unverdorben 1826
[55] Runge 1834
[56] Zinin 1842a; Zinin 1842b.
[57] Hofmann 1843.

Die Arbeit zum Benzidam von ZININ, der zu dieser Zeit Professor für chemische Technologie der Universität Kazan' war, erschien im *Bulletin scientifique* der Akademie am 19. Juni 1842, bereits am 24. Juni 1842 reichte FRITZSCHE dem *Bulletin* die folgende Bemerkung ein, die am 5. Juli im Druck erschien:

> Der höchst interessanten Abhandlung des Herrn Sinin muss ich die Bemerkung nachschicken, dass die in derselben unter dem Namen Benzidam als neu bezeichnete Base nichts anderes als Anilin ist. In seinen Eigenschaften sowohl als auch in der Zusammensetzung und der Constitution seiner Salze stimmt das Benzidam so vollkommen mit dem Anilin überein, dass gar kein Zweifel über ihre Identität obwalten kann.[58]

HOFMANNs Schüler William Henry PERKIN (1838-1907) stellte 1856 durch Oxidation des unreinen Anilins den ersten synthetischen Farbstoff „Mauvein“[59] her, was nach dem Auffinden weiterer Anilinfarben den Beginn der chemischen Farbstoffindustrie einleitete, die sich in wenigen Jahren zu einer Großindustrie entwickelte.

Ein weiteres wichtiges Ergebnis der Untersuchungen von FRITZSCHE zur Chemie des Indigo ist die Entdeckung der Anthranilsäure, die er bei der Einwirkung von Kalilauge auf Indigo erhielt.[60] LIEBIG schrieb über diese Arbeit:

> Die vorstehenden Versuche von Fritzsche halte ich, in Hinsicht auf die Entdeckung der Anthranilsäure und ihr Verhalten in der trockenen Destillation,[61] für ganz besonders interessant und ihre Bestätigung erschien mir zur Festsetzung der Constitution des Indigo […] so wichtig und nothwendig, dass mich diese zu einigen Versuchen bestimmte.[62]

Fast 25 Jahre seines Lebens, von 1840 bis 1863, beschäftigte sich FRITZSCHE mit Alkaloidforschungen, speziell mit Untersuchungen zu den Samen der turkestanischen Steppenraute (*Peganum harmala*) und publizierte darüber zehn Arbeiten.[63] 1840 wurde FRITZSCHE von den Ministerien der Finanzen und der Reichsdomänen mit der Untersuchung dieser Samen beauftragt und mit dem nötigen Material ausgestattet. In dem Auftrag ging es speziell um die Entwicklung eines Verfahrens zur Gewinnung des roten Farbstoff aus dem farblosen Samen, denn bereits 1837 waren in der russi-

---

[58] Schriftenverzeichnis, Nr. 27 (1842).
[59] Hübner 2006
[60] Schriftenverzeichnis, Nr. 24 (1841).
[61] Liebig fand bei der trockenen Destillation Anilin und Kohlensäure.
[62] Liebig 1841.
[63] Schriftenverzeichnis Nr. 36, 38, 39, 40 (1848), 42 (1849), 43 (1850), 47 (1853), 48, 49 (1854), 63 (1863).

schen und ausländischen Fachpresse Mitteilungen[64] über einen aus diesen Samen gewonnenen roten Farbstoff erschienen. Über die von ihm durchgeführten Versuche machte FRITZSCHE in der Konferenz der Akademie am 26. Juni 1840 allerdings nur eine mündliche Mitteilung.[65] Die erste Publikation FRITZSCHES zu diesem Thema erschien 1848, seine Ergebnisse schildert er MITSCHERLICH schon vorab. Seine Abhandlung über die Harmalasamen sei jetzt bereits im Druck,[66] aber das Harmalin habe eine andere Formel[67] als die von VARRENTRAPP und WILL[68] angegebene und sei $C^{27}H^{28}N^{4}O^{2}$.[69]

Der von FRITZSCHE gefundene Wert für die Zusammensetzung von Harmalin kommt dem theoretischen Wert von $C^{26}H^{28}N^{4}O^{2}$ (heute $C_{13}H_{14}N_{2}O$) sehr nahe, berücksichtigt man, dass den Analysendaten die damals aktuellen Atomgewichte von BERZELIUS zugrunde lagen.[70] Die von Franz VARRENTRAPP (1815-1877) und Heinrich WILL (1812-1890) angegebenen Werte von $C^{24}H^{26}N^{4}O$ sind für Stickstoff deutlich zu hoch, die Autoren machen dafür die mangelnde Reinheit des analysierten Harmalins verantwortlich. Dazu ist anzumerken, dass auch von anderer Seite die Anwendbarkeit dieser Methode der Stickstoffbestimmung für heterocyclische Verbindungen in Frage gestellt wurde.[71]

Neben dem Harmalin isolierte FRITZSCHE aus dem Samen der Steppenraute ein weiteres Alkaloid, das er Harmin nannte und in seinen chemischen Eigenschaften charakterisierte, die pharmakologische Wirkung bei-

[64] Man versuchte auf der Krim, den roten Farbstoff, der in der Türkei zum Färben der roten Filzhüte (Fes) benutzt wurde, zum Färben von Seide und Baumwolle zu verwenden. Die Steppenraute ist ein geeigneter Rohstoff, da sie sich stark vermehrt und von keinem Nutztier gefressen wird. Der Arzt Christian Steven (1781-1863), Oberinspektor des Seidenbaus in Simferopol' und korrespondierendes Mitglied der St. Petersburger Akademie der Wissenschaften, schickte an den Dorpater Chemiker Carl Christoph Goebel (1794-1851) Samenproben, um ein geeignetes Färbeverfahren zu entwickeln, von dem sich die russische Regierung als Handelsartikel für Färbereien und Druckereien große Gewinne versprach. Vgl. Dingler 1838; Erdmann 1839.

[65] Bulletin scientifique 1840.

[66] Schriftenverzeichnis, Nr. 36 (1848).

[67] Die Konstitutionsaufklärung und Synthese des in höheren Dosen halluzinogen wirkenden Harmalins lieferten erst William Henry Perkin jun. (1860-1929) und Sir Robert Robinson (1886-1975) zu Beginn des 20. Jahrhunderts. Vgl. Walden 1941, 897.

[68] Varrentrapp/Will 1841.

[69] DMM, A, HS 00454, Brief Fritzsche an Mitscherlich vom 13./27. Februar 1847 (Nr. 8).

[70] Spätere Analysen haben die Werte von Fritzsche bestätigt. Vgl. Fischer/Täuber 1885.

[71] Meusel 1866.

der Alkaloide wurde später eingehend untersucht.[72] Seine Versuche zum Harmalarot konnten den Chemismus der Bildung des roten Farbstoffs nicht klären, jedoch trugen seine zahlreichen Experimente zur Darstellung von Derivaten durch Anlagerung von Cyanwasserstoffsäure, Nitrierung und Salzbildung dazu bei, den chemischen Charakter der neuen Alkaloide aufzuklären.

Einen weiteren Schwerpunkt der wissenschaftlichen Tätigkeit von FRITZSCHE auf dem Gebiet der organischen Chemie bilden insgesamt vierzehn Arbeiten zur Chemie der Kohlenwasserstoffe, die er im Zeitraum von 1858 bis 1869 publizierte[73] und teilweise parallel zu seinen Untersuchungen über die Harmala-Alkaloide durchgeführt hat.

Ausgangsstoffe für seine Arbeiten zu den Kohlenwasserstoffen, die vor allem seinen letzten Lebensabschnitt bestimmten, waren Steinkohlenteeröl und Holzkohlenteer. Im Brief vom 18. Januar 1856 berichtet FRITZSCHE, dass er aus England eine große Menge Steinkohlenöl bezogen habe, das ihm als Ausgangsstoff für seine weiteren Untersuchungen dienen soll. Zunächst habe er daraus Phenol erhalten und beabsichtige nun, durch Einwirkung von Salpetersäure denselben Stoff darzustellen, den er lange Zeit zuvor schon aus Indigo und Salpetersäure gewonnen hatte.[74] Da trotz der Arbeit von HOFFMANN[75] keine detaillierten Untersuchungen zur (mono)Nitrophensäure[76] vorliegen, so wolle er seine alten Rechte geltend machen. Er habe auch vor, gemeinsam mit den unlängst für die Akademie gewonnenen Kristallographen KOKSCHAROFF,[77] das schön kristallisierte Silbersalz kristallographisch zu untersuchen.[78]

1858 bemerkte FRITZSCHE, dass einige der Produkte der Destillation von Steinkohlenteer, wie z. B. Benzol, Naphthalin und Pyren mit Pikrinsäure gut kristallisierende Verbindungen ergeben, die aufgrund ihres definierten Schmelzpunktes zur Charakterisierung von Kohlenwasserstoffen geeignet sind.[79] Die Reaktion mit Pikrinsäure benutzte er auch, um das bei der Destillation von Holzkohlenteer erhaltene Reten zu identifizieren.[80] Von großer

---

[72] Tappeiner 1894.
[73] Schriftenverzeichnis, Nr. 55, 56, 57 (1858), 58, 59 (1859), 60 (1861), 72, 73 (1866), 75, 76 (1867), 77, 78 (1868), 79, 80 (1869).
[74] Schriftenverzeichnis, Nr. 15 (1839).
[75] August Wilhelm von Hofmann (1818-1892).
[76] Nitrophenol, siehe Schriftenverzeichnis, Nr. 56 (1858), 59 (1859).
[77] Nikolaj Ivanovič Kokšarov (1818-1892).
[78] DMM, A, HS 00455, Brief Fritzsche an Mitscherlich vom 18. Januar 1856 (Nr. 9).
[79] Schriftenverzeichnis, Nr. 55 (1858).
[80] Schriftenverzeichnis, Nr. 58 (1859), 60 (1861).

Bedeutung sind auch die Untersuchungen zum Anthracen, das FRITZSCHE mit Phosen bezeichnete.[81] Bei dessen Nitrierung erhielt er 2,7-Dinitroanthrachinon, das ähnlich wie Pikrinsäure zum Nachweis von Kohlenwasserstoffen geeignet ist und als „Fritzsches Reaktiv" bezeichnet wird.[82]

Aus den Briefen an MITSCHERLICH erfährt man aber nur noch wenig über diese Arbeiten, da FRITZSCHE, wie er in seinem vorletzten Brief[83] vom 18. Januar 1856 bedauernd schreibt, infolge der zunehmenden Belastung durch seine Verpflichtungen als ordentliches Akademiemitglied und Mitglied zahlreicher Gesellschaften von den wissenschaftlichen Arbeiten abgezogen wird.

Die Akademiemitglieder mussten auf ihrem speziellen Fachgebiet im Rahmen der Industrialisierung Russlands Aufträge der Regierung annehmen. So übernahm FRITZSCHE 1853 die Leitung der Gesellschaft, die in der Nähe von Boroviči im Gouvernement Novgorod ein Werk für die Verarbeitung von Schwefelkies zu Schwefel und Schwefelsäure errichtete. 1854 wurde FRITZSCHE zum Direktor der St. Petersburger Gesellschaft zur fabrikmäßigen Verarbeitung von tierischen Produkten gewählt.[84] Zu den Verpflichtungen der Akademiemitglieder gehörte auch, alljährlich die eingereichten Arbeiten zur Vergabe der DEMIDOV-Preise zu begutachten und Empfehlungen für die Auszeichnung zu geben.[85] FRITZSCHE schrieb in den Jahren 1846 bis 1863 eine Reihe von Gutachten, u. a. mit HESS, ZININ, Heinrich Friedrich Emil von LENZ (1804-1865), Moritz Hermann JACOBI (1801-1874) und Pavel Antonovič IL'ENKOV (1821-1877).[86]

FRITZSCHE war Mitglied des Medizinischen Rates des Innenministeriums, der Kommission für Petroleum-Straßenbeleuchtung, der Sonderkommission zur Durchführung von Versuchen zur Einführung der elektrischen Straßenbeleuchtung in Russland, korrespondierendes Mitglied des Gelehrtenkomitees des Ministeriums für Staatliches Vermögen, Mitglied des Komitees der St. Petersburger [Industrie]Ausstellung, der St. Petersburger Pharmazeutischen Gesellschaft, des Komitees zum Bau der Isaak-

[81] Schriftenverzeichnis, Nr. 72 (1866), 76 (1867), 77 (1868), 79, 80 (1869).

[82] Schriftenverzeichnis, Nr. 75 (1867).

[83] DMM, A, HS 00455, Brief Fritzsche an Mitscherlich vom 18. Januar 1856 (Nr. 9).

[84] Solov'ev 1985, 123.

[85] Der Demidov-Preis der Kaiserlichen Akademie der Wissenschaften wurde von 1831 bis 1867 für die besten wissenschaftlichen Arbeiten auf allen Gebieten in russischer Sprache verliehen; gestiftet 1831 von Pavel Nikolaevič Demidov (1798-1840), das Preisgeld betrug ca. 5.000 Silberrubel.

[86] Schriftenverzeichnis, Nr. 34 (1846), 46 (1852), 51, 52 (1855), 62 (1862), 66 (1863).

Kathedrale,[87] zweimal wählte man ihn zum Mitglied des Verwaltungskomitees der Akademie der Wissenschaften, er war Mitglied der Freien Ökonomischen Gesellschaft, korrespondierendes Mitglied des Gelehrtenkomitees des Marineministeriums, außerdem Mitglied der Königlichen Gesellschaft für nördliche Altertümer Kopenhagen, der Kaiserlichen Gesellschaft der Naturforscher zu Moskau, des Hamburger Naturwissenschaftlichen Vereins, des Physikalischen Vereins in Frankfurt/Main, Ehrenmitglied des Norddeutschen Apothekervereins sowie seit 1864 auch Ehrenmitglied der Rigaer Pharmazeutischen Gesellschaft.[88]

Vor seiner Reise 1862 im dienstlichen Auftrag der russischen Regierung nach Deutschland schreibt FRITZSCHE an MITSCHERLICH, dass er zum Mitglied einer Kommission für die Gesetzgebung zur Akzisebefreiung im Salzwesen in Russland gewählt worden sei und sich von MITSCHERLICH Unterstützung bei der Suche nach Mitteln zur Ungenießbarmachung von Fabrik- und Viehsalz für Menschen erhoffe.[89]

Aufgrund der zunehmenden Belastung mit Regierungsaufträgen und Verwaltungsaufgaben, die eine qualifizierte Forschung der für die Chemie zuständigen Akademiemitglieder gefährdeten, machten FRITZSCHE und ZININ in der Sitzung der Physiko-mathematischen Klasse der Akademie am 18. November 1869 den Vorschlag, die Anzahl der Chemiker in der Akademie zu erhöhen. Sie begründeten den Vorschlag mit der zunehmenden Bedeutung der Chemie und den sich daraus ergebenden wachsenden Aufgaben für die beiden Akademiemitglieder. Am 2. Dezember 1869 sprach ZININ erneut zu diesem Problem, u. a. führte er aus:

> Der Grund, der uns zu einer solchen Erklärung veranlasst, liegt in erster Linie in der Entwicklung unserer Wissenschaft selbst, in den zahlreichen und unterschiedlichen Anwendungen der Chemie in fast allen Bereichen der Tätigkeit des Menschen und der menschlichen Gesellschaft sowie der engen Wechselwirkung der Chemie mit anderen Gebieten der Wissenschaft. Daraus folgt, dass eine Erhöhung der Anzahl Chemiker in der Akademie äußerst wünschenswert ist.
>
> Bei der Diskussion unseres Vorschlags sollte man keineswegs den großen Aufwand an Zeit vergessen, den ernsthafte chemische Forschung erfordert und dass es außerdem zu den Pflichten der Akademiemitglieder gehört, neben ihren rein

[87] Die Isaak-Kathedrale ist die prächtigste Kirche St. Petersburgs und größte Kirche Russlands. Sie wurde von 1810 bis 1858 von dem französischen Architekten Auguste de Montferrand (1786-1858) erbaut.

[88] Deutsche Akademie der Naturforscher Leopoldina Halle/Saale, Archiv, Faszikel 28/11/1, Sektio IX, No. 3 d, Bl. 88 (Brief von Fritzsche an die Leopoldina vom 29. April 1858); Elagina 1958, 240.

[89] DMM, A, HS 00456, Brief Fritzsche an Mitscherlich vom 31. Juli/12. August 1862 (Nr. 10).

wissenschaftlichen Arbeiten auf alle Fragen, welche die verschiedenen Regierungsstellen an sie herantragen, eine entsprechende Antwort zu geben. Die Beantwortung dieser chemischen Fragen erfordert in den meisten Fällen spezielle Untersuchungen, die mit einem hohen Zeitaufwand verbunden sind.
Andererseits wird es der Akademie angenehm sein, wenn das chemische Labor der Akademie, das mit ausreichend finanziellen Mitteln ausgestattet ist, eine größere Zahl wichtiger Publikationen hervorbringt. Dazu brauchen wir eine größere Anzahl qualifizierter Mitarbeiter, wir bitten deshalb, eine der vakanten Adjunkten-Stellen mit einem Chemiker zu besetzen.[90]

Dem Antrag wurde mit 17 zu 5 Stimmen stattgegeben, deshalb konnte am 16. Dezember 1869 BUTLEROV zum Adjunkt für Chemie gewählt werden.[91]

Über eine Lehrtätigkeit von FRITZSCHE war bisher nichts bekannt. Aus einem Brief an MITSCHERLICH von 1840 und den Eintragungen von Dmitrij Michajlovič MENDELEEV (1834-1907) in sein Tagebuch 1861[92] wird aber ersichtlich, dass FRITZSCHE sowohl Vorlesungen an der Akademie der Wissenschaften als auch an der Pädagogischen Hochschule in St. Petersburg, wo MENDELEEV studierte, gehalten hat, die ihm sehr viel Spaß gemacht haben, da er sie ganz nach dem Vorbilde MITSCHERLICHs aufgebaut hatte.[93]

FRITZSCHEs Karriere in St. Petersburg ging kontinuierlich voran, für seine Leistungen und sein Engagement ehrte man ihn 1847 mit der Ernennung zum Kollegienrat, bereits 1848 wurde er Staatsrat, zehn Jahre später Wirklicher Staatsrat. FRITZSCHE war Ritter des Kaiserlichen Russischen St. Annenordens zweiter Klasse mit der Kaiserlichen Krone, erhielt den Kaiserlich-Königlichen St. Stanislausordens zweiter Klasse, war Inhaber des Ritterkreuzes des Königlich-Russischen Albrechtsordens sowie der Kaiserlich-Russischen Medaille am Andreasbande[94] für die Kriegsjahre 1853 bis 1856.[95]

---

[90] Solov'ev 1985, 203-204 (von den Autoren aus dem Russischen übersetzt).
[91] Die Ernennung Butlerovs zum Adjunkt erfolgte am 6. März 1870, am 3. Dezember 1871 wurde er zum außerordentlichen und am 18. Januar 1874 zum ordentlichen Mitglied für Chemie der Akademie der Wissenschaften St. Petersburgs gewählt.
[92] Mendeleev 1951.
[93] DMM, A, HS 00452, Brief Fritzsche an Mitscherlich vom 24. März 1840 (Nr. 6).
[94] Fritzsche, der am Krimkrieg 1853-1856 nicht aktiv teilgenommen hatte, erhielt die Medaille für seine Sonntagsvorlesungen. Zu Beginn des Krimkrieges wandte er sich an das Ministerium für Volksaufklärung mit der Bitte, ihm zu gestatten, an Sonntagen öffentliche Chemie-Vorlesungen zu halten, um den Erlös vollständig in den Fond „Sonderausgaben im Kriegsfall“ zu spenden. Vgl. Elagina 1958, 240.
[95] Leopoldina: Wie Anm. 88.

FRITZSCHE zu Ehren wurde in Anerkennung seiner Verdienste um die chemische Kenntnis der Minerale ein seltenes Uranit-Mineral, das im sächsischen Erzgebirge vorkommt, mit dem Namen „Fritzscheit“ belegt.[96]

Gegenüber Russland verhielt sich FRITZSCHE loyal, durch sein wissenschaftlichen Leistungen und Kollegialität erwarb er sich die Achtung der führenden russischen Chemiker. Er brachte sich aktiv in die gesellschaftliche Tätigkeit ein und nahm am Ende seines Lebens die russische Staatsbürgerschaft an. 1870 verlieh man ihm den russischen erblichen Adel, in einer Zeit, in der die nationalistischen Tendenzen in der Chemie in Deutschland und Frankreich, aber auch in Russland zunahmen.[97]

Nikolaj Nikolaevič BEKETOV (1826-1911), seit 1886 Nachfolger von BUTLEROV als Akademiemitglied für Chemie, äußerte sich in einer Festschrift zum 150. Jahrestag der Gründung des ersten chemischen Labors in Russland insbesondere über das Verhältnis von FRITZSCHE zu den russischen Chemikern seiner Zeit:

> Nachfolger von Hess als Akademiemitglied für Chemie wurde Fritzsche – ein scharfsinniger Beobachter. […] Fritzsche war immer besonders aufmerksam und liebenswürdig zu den russischen Chemikern und bemühte sich, russische Wissenschaftler für die Akademie zu gewinnen. So wurde auf seine Initiative Nikolaj Nikolaevič Zinin vorgeschlagen und gewählt, nach einigen Jahren dann Aleksandr Michajlovič Butlerov. […] Ergänzen möchte ich diese Geschichte der chemischen Laboratorien in Petersburg durch den Hinweis, dass es, wie ich mich erinnere, noch drei private Petersburger Laboratorien gab. Anfang der 1850er Jahre, d. h. von 1852 bis 1856, gründete der Professor für technische Chemie der St. Petersburger Universität, Pavel Antonovič Il'enkov, ein privates Labor, das für die wissenschaftliche Forschung auf dem Gebiet der Chemie gut ausgerüstet war. Dort arbeitete neben Il'enkov auch Nikolaj Nikolaevič Sokolov,[98] später Professor der Petersburger und Odessaer Universität. In diesem Laboratorium, das sich in der Wohnung Il'enkovs befand, versammelte sich in den Jahren 1854 bis 1855 ein Kreis von Chemikern, um über ihre Arbeiten zu diskutieren. Das war sozusagen der Anfang oder besser gesagt der Vorläufer der Russischen Chemischen Gesellschaft, die dann 14 Jahre später gegründet wurde. An diesem Kreis nahmen teil: Il'enkov, Sokolov, Fritzsche, Zinin, Šiškov,[99] Engel'gard,[100] der Professor am Gornij institut Ivanov und der Autor dieser Zeilen.[101]

[96] Fritzscheit ist ein Manganuranit der Zusammensetzung $Mn(UO_2)_2[(P, V)O_4]_2x10H_2O$, erstmals beschrieben von dem Freiberger Mineralogen August Breithaupt (1791-1873), in der Berg- und Huettenmännische Zeitung 24 (1865), 302-303.

[97] Roussanova 2007.

[98] Nikolaj Nikolaevič Sokolov (1825-1877).

[99] Leon Nikolaevič Šiškov (1830-1908).

[100] Aleksandr Nikolaevič Engelhardt [Engel'gardt] (1832-1893).

[101] Beketov 2004, 4-5 (von den Autoren aus dem Russischen übersetzt).

Eine enge Freundschaft verband FRITZSCHE mit MENDELEEV, der am 21. August 1861 eine längere Passage über ihn in sein Tagebuch eintrug:

> Gegen 4 Uhr begann man sich bei Fritzsche zu versammeln. Er lud alle ein wegen der Ankunft Beilsteins. Es waren erschienen: Beilstein,[102] Zinin, Struve,[103] Jacobi [...] und der liebenswerte Kokšarov, den ich sehr verehre, Voskresenskij, [...] der junge Lenz,[104] Il'in[105] – das scheinen alle zu sein, (wenn ich mich recht erinnere). Es war herzlich, fröhlich, einfach, liebenswert. Es wurde über das Reisen geredet, über Deutsche, es wurde über vieles gesprochen. [...] Irgendwie kamen wir, d. h. Fritzsche, Šiškov und ich im Arbeitszimmer zusammen und begannen ein Gespräch über die Gründung einer chemischen Gesellschaft[106] bei uns. Dabei äußerten Šiškov und ich, dass kein anderer als Fritzsche die Gesellschaft gründen könne. Aus dem Grund, da er allein über kleinlichen Parteiinteressen steht. Er äußerte sich auch und sagte – hier zeigte sich die ganze Aufrichtigkeit dieses Menschen: ‚Ich erhielt eine bescheidene Ausbildung, keineswegs so wie ihr. Ich trat mit 13 Jahren als Lehrling in eine Apotheke ein, bis dahin erhielt ich Unterricht nur von einem Lehrer, der mich in allen Fächern unterrichtete, [...]. Der Aufenthalt in der Apotheke lehrte mich Manieren. Der Zufall kam mir zu Hilfe, dass ich Assistent von Mitscherlich wurde. Damals begann ich aus Leidenschaft zu arbeiten, schrieb mich als Student ein und nahm alles in mich auf, was ich vermochte. So begann meine Karriere. Was wollt Ihr also von mir? Es übersteigt meine Kräfte über Euch zu stehen. Ich weiß, was ich kann – ja, und Ihr wisst das nicht. Ich arbeite meinen Kräften entsprechend und sammle Fakten. Ich fürchte, Euch in diese Gesellschaft zu führen, um mich nicht in der Zukunft zu kompromittieren. Ich achte von ganzen Herzen Eure Ansichten in dieser Hinsicht. Eure theoretischen Ansichten sind mir manchmal unverständlich. Ich unterstütze den Wunsch, eine Gesellschaft zu haben, ich bin bereit an ihrer Realisierung mitzuwirken, aber ich werde nicht der Kopf von ihr, weil ich sie nicht leiten kann, ich fürchte es zu werden, weil ich nicht überzeugt bin, dass man mich nicht kompromittiert.' Hier zeigt sich der gleiche geradlinige Mensch, den ich als Student beim Examen kennen lernte, der mir die Hand gab und den klei-

[102] Friedrich Konrad Beilstein [Fedor Fedorovič Bejlštejn] (1838-1906).

[103] Heinrich Wilhelm Struve (1822-1908).

[104] Robert Lenz [Robert Emil'evič Lenc] (1833-1903).

[105] Nikolaj Pavlovič Il'in (1830-1892).

[106] Am 28. Dezember 1867 begann in St. Petersburg der Erste Kongress der russischen Naturforscher. Die Teilnehmer der Sektion Chemie hatten auf Initiative von Menšutkin, Zinin und Mendeleev am 3. Januar 1868 einstimmig beschlossen, eine „Russische chemische Gesellschaft" zu gründen, die außer den St. Petersburger Chemikern allen Chemikern Russlands offen stünde. Das Projekt des Statuts wurde vom 15. Februar bis 19. September 1868 erarbeitet und dem Ministerium für Volksaufklärung eingereicht. Am 6. November 1868 fand die erste Sitzung unter dem Vorsitz von Mendeleev statt, ihr erster Präsident war Zinin. Zu den ersten Mitgliedern gehörte auch Fritzsche. Vgl. Solov'ev 1985, 171-173 (von den Autoren aus dem Russischen übersetzt).

nen Studenten zu sich herein bat und dem Gymnasiallehrer[107] nach Simferopol' und Odessa schrieb.[108]

1869 erlitt FRITZSCHE einen Schlaganfall, von dem er sich nicht wieder richtig erholte. Trotz einseitiger Lähmungserscheinungen, die auch die Sprache betrafen, setzte er seine wissenschaftliche Tätigkeit fort und beendete seine Untersuchungen zum Zinn.[109] Die Akademiesitzungen besuchte er nur noch selten und reiste 1870 nach Deutschland, wo er am 13./20. Juni 1871 im Kreise seiner Familie in Dresden starb und auch dort beerdigt wurde.

Im Nekrolog, den sein Nachfolger in der Akademie BUTLEROV am 29. Dezember 1871 in der Jahressitzung der Akademie vortrug, heißt es:

> Seine Beziehungen zu seinen Collegen und Bekannten waren stets die ungetrübtesten, und alle bewahren ihm ein freundliches, beneidenswertes Andenken, als eines Menschen von liebenswürdigem Charakter und gutem Herzen, der stets bemüht war Gutes zu tun.[110]

Wie das umfangreiche Schriftenverzeichnis[111] zeigt, konnte FRITZSCHE am Ende seines Lebens auf ein reiches wissenschaftliches Werk von 81 Publikationen aus verschiedenen Gebieten der Chemie zurückblicken, das er neben seiner Tätigkeit als Leiter der Mineralwasserfabrik in St. Petersburg geschaffen hat. Den Schwerpunkt seiner experimentellen Arbeiten bilden zweifellos die Untersuchungen auf dem Gebiet der Chemie organischer Stoffe, das sich in dieser Zeit insbesondere durch das Wirken von LIEBIG zu einem selbstständigen Teilgebiet der Chemie profiliert hat.

Aus den Briefen an MITSCHERLICH wird deutlich, dass sich FRITZSCHE in den ersten Jahren seines Aufenthalts in St. Petersburg intensiv auch mit methodischen Untersuchungen zur Elementaranalyse beschäftigt hat, speziell mit dem von HESS entwickelten Verbrennungsapparat. Der Vergleich mit Analysendaten anderer Autoren in seinen Arbeiten beweist, dass FRITZSCHE diese Analysentechnik meisterhaft beherrscht hat, nach LIEBIG

[107] Da Mendeleev das Gymnasiums seiner Heimatstadt Tobol'sk absolvierte und die russischen Universitäten Einzugsgebieten zugeordnet waren, bekam er an der Universität Moskau keinen Studienplatz, deshalb studierte er von 1850 bis 1855 am Pädagogischen Institut in St. Petersburg zunächst Zoologie, dann aber Chemie und Mineralogie. Wegen seines schlechten Gesundheitszustandes fuhr er nach dem Studium in den Süden Russlands und unterrichtete 1855/56 als Gymnasiallehrer in Simferopol' und am Richelieu-Lyzeum in Odessa, aus dem 1865 die Kaiserliche Novorossijskij Universität hervorging. Vgl. Boeck/Zott 2007.

[108] Mendeleev 1951, 164 (von den Autoren aus dem Russischen übersetzt).

[109] Schriftenverzeichnis, Nr. 81 (1870).

[110] Butlerow 1872, 135.

[111] Schriftenverzeichnis von Carl Julius Fritzsche vgl. Anhang 2.

eine der grundlegenden Voraussetzungen für erfolgreiches organisch-präparatives Arbeiten.

> Der Weg zu organischen Untersuchungen kann kein anderer als der analytische seyn; nur die Elementaranalyse kann dem Gange Sicherheit, kann den Folgerungen und Schlüssen Festigkeit geben.[112]

Auf diese Weise hat FRITZSCHE, stets dem Trend der aktuellen chemischen Forschung folgend, eine Reihe wichtiger experimenteller Beiträge zum Verständnis der Umwandlung organischer Stoffe geliefert, so fand er bei der Umsetzung von Indigo mit Salpetersäure das Anilin, entdeckte die Anthranilsäure, die isomeren Nitrophenole und die Reaktion aromatischer Kohlenwasserstoffe mit Pikrinsäure.

> In allen diesen Untersuchungen zeigte sich Fritzsche als einen ungemein emsigen und geschickten Beobachter, dessen Aufmerksamkeit selbst unbedeutende Erscheinungen nicht entgingen. Was von manchem andern Beobachter unbemerkt geblieben wäre, diente ihm zuweilen zum Ausgangspunkt neuer Entdeckungen. [...] Thatsachen auf der Grundlage einer fertigen Theorie vorherzusagen, vermag jeder Chemiker und bedarf es nur weniger Zeit und Mühe – aber die factische Begründung oder Widerlegung einer solchen Prognose erfordert oft ganze Monate oder auch Jahre physischer und geistiger Anstrengungen. Dazu bedarf es der Geduld, der Arbeitsamkeit, der Beobachtungsgabe – dieser kostbaren Eigenschaften eines Naturforschers. Diese Eigenschaften besass Fritzsche in vollem Masse, und die führten ihn zur Entdeckung einiger besonders interessanter Thatsachen, die noch bis jetzt vereinzelt dastehen und der Erklärung harren.[113]

FRITZSCHE gehörte ohne Zweifel zu den führenden Chemikern seiner Zeit in Russland, man kann ihn in eine Reihe mit den bedeutenden russischen Chemikern VOSKRESENSKIJ und ZININ stellen, die nach Studien in Westeuropa, u. a. bei LIEBIG in Gießen, seit den 1840er Jahren an den Universitäten in St. Petersburg und Kazan' die ersten russischen Schulen der Chemie begründeten, und deren führende Vertreter wie BUTLEROV und BEKETOV nach 1871 als ordentliche Mitglieder für Chemie in die Kaiserliche Akademie der Wissenschaften St. Petersburgs aufgenommen wurden. BUTLEROV, FRITZSCHEs direkter Nachfolger als Akademiemitglied für Chemie, prägte 1861 den Begriff der chemischen Struktur und verstand darunter die Art und Weise der Bindung der verschiedenen Atome eines Moleküls zueinander. Außerdem formulierte er die These, dass die chemischen Eigenschaften einer Verbindung von deren Struktur abhängig sind. Aufgrund dieser Arbeiten ist BUTLEROV neben August KEKULÉ (1829-1896), Archibald Scott COUPER (1831-1892) und Emil ERLENMEYER (1825-1909) einer der Schöpfer der modernen Strukturtheorie organischer Verbindungen, die

---

[112] Liebig 1834, 2; siehe auch Liebig 1837.

[113] Butlerow 1872, 134.

eine neue Etappe in der Geschichte der organischen Chemie einleitete, mit der sich FRITZSCHE aber in seinen letzten Lebensjahren nicht mehr auseinandergesetzt hat.

Mit seinem Tod endete auch die seit dem 18. Jahrhundert bestehende Tradition, vor allem deutsche Chemiker und Pharmazeuten als ordentliche Mitglieder für Chemie an die Kaiserliche Akademie der Wissenschaften zu St. Petersburg zu berufen.[114]

Danksagung

Zu besonderem Dank verpflichtet sind wir dem Archiv des Deutschen Museums von Meisterwerken der Naturwissenschaft und Technik München, besonders Herrn Dr. Füßl, Frau Schwarzenau, Frau Prussat und Herrn Schienhahn, für das Auffinden und die Bereitstellung der Briefe von Fritzsche an Mitscherlich.

Unser Dank gilt weiterhin Frau Dell vom Archiv der Deutschen Akademie der Naturforscher Leopoldina Halle/Saale für die Vorlage relevanter Wahl- und Mitgliederakten.

Zu Dank verpflichtet sind wir auch Frau Prof. Dr. Tunkina und Frau Prochorenko für die Überlassung von drei Fotografien Fritzsches aus der St. Petersburger Filiale des Archivs der Russischen Akademie der Wissenschaften (Peterburgskij Filial Archiva Rossijskoj Akademii Nauk).

[114] Eine Ausnahme davon ist lediglich die Zuwahl des in St. Petersburg geborenen deutsch-russischen Chemikers Friedrich Konrad Beilstein zum korrespondierenden (1883) und ordentlichen Akademiemitglied für Technologie und Chemie (1886). Zu den Kontroversen seiner Wahl vgl. Roussanova 2006, 37-40.

Anhang 1: Die Briefe von Carl Julius Fritzsche (1808-1871) an Eilhard Mitscherlich (1794-1863) [Erstedition]

Brief Nr. 1
Carl Julius Fritzsche an Eilhard Mitscherlich
St. Petersburg, 29.12.1833/10.01.1834
Handschrift: Deutsches Museum München, Archiv,
Nachlass Mitscherlich, HS 00447

St. Petersburg den 29ten Decbr. 33/10ten Jan. 34

Hochgeehrtester Herr Professor, innigverehrter Lehrer und Freund!

Mit dem Gefühle des aufrichtigsten Dankes eile ich jetzt, nachdem ich schon halb in Petersburg heimisch geworden bin, Ihnen zu sagen, wie zufrieden ich bin und sagen zu können glaube, daß ich Ihrem Rathe, hierher zu gehen gefolgt bin. Ich will damit anfangen, Ihnen zu erzählen, wie glücklich die Reise hierher vor sich gegangen ist; nachdem in Lübeck noch alles, was ich von Dresden erwartete, zur rechten Zeit angekommen war ging am 12./24. October die Reise auf dem Dampfschiffe weiter. Das schönste Wetter begleitete uns an den beiden ersten Tagen, nur der dritte war neblig u. windig, und deshalb wurde auch fast die ganze Mannschaft seekrank; am 4ten Tage war aber alles vorbei; und an diesem Tage namentlich war alles so vergnügt, und durch eine musikalische Abendunterhaltung ergötzt, daß die Reisegesellschaft am anderen Morgen ungern in Kronstadt das große Dampfschiff verließ, um auf dem kleinen nach Petersburg transportiert zu werden. In Petersburg wurde ich von Hermann[1] aus Moskau

[1] Hans Rudolf Hermann [Josif Rudol'fovič German] (1805-1879) – Chemiker, Mineraloge; er war zunächst Mitarbeiter in der Salomonisapotheke von Friedrich Adolph August Struve (1781-1840) in Dresden und wurde von Struve 1828 als Chemiker nach Moskau gesandt, um dort die Struvesche Mineralwasseranstalt einzurichten, als deren technischer Direktor er zeitlebens fungierte. 1833 übernahm er auch die Einrichtung der Mineralwasseranstalt in St. Petersburg, deren Leitung Ende 1833 von Fritzsche übernommen wurde. 1829 wählte man ihn zum Mitglied der Naturforschergesellschaft in Moskau, 1831 zum korrespondierenden Mitglied der St. Petersburger Akademie der Wissenschaften und 1875 zum Ehrenmitglied der St. Petersburger Mineralogischen Gesellschaft.

und von dem Dr. Meyer,[2] dem dirigierenden Arzte der Anstalt empfangen, von allen Schikanen der Zollbeamten durch einen Empfehlungsbrief des Ministers Kankrin[3] befreit, und auch so freundschaftlich aufgenommen, daß ich mir von diesem Augenblicke aus eine zufriedene Zukunft denken konnte. Die Besorgnisse, welche ich Ihnen wegen meiner Stellung zur Anstalt mittheilte, sind durchaus unbegründet, da die Persönlichkeit des Dr. Meyer sie alle verbannt; ich lebe in bester Kollegialität mit ihm, und da die Nothwendigkeit unserer beiderseitigen Stellung dies so erheischt, so glaube ich behaupten zu können, daß dies Verhältniß von Dauer sein wird.
Die Komität der Anstalt besteht aus höchst achtbaren Männern, die sehr liberal und zugänglich für begründete Vorstellungen sind, das Wohlergehen der Anstalt im Auge haben und deshalb vielen Muth einflößen. Wenn nur der Erfolg der Anstalt nach der ersten Kurzeit den pecuniären Erwartungen einigermaßen entspricht, werde ich gewiss nicht zu klagen nötig haben. Da sowohl der Kaiser[4] als auch viele Große sich lebhaft für die Anstalt interessieren, u. nach gewissen Nachrichten die Kaiserin[5] selbst sie benutzen wird, so läßt sich ein guter Erfolg mit vieler Wahrscheinlichkeit voraussehen; Graf Cancrin ist außerdem noch der Schutzpatron der Anstalt. Die Anstalt selbst wird in einem sehr großartigem Style eingerichtet, freilich auf einem, im Winter von der Stadt ziemlich entfernten Platze,[6] aber im Sommer rings von belebten Landhäusern umgeben, welche dann ein nicht unbedeutender Theil der Einwohner Petersburgs bezieht. Es werden zwei große Gebäude ausgeführt, zwar nur aus Holz, daher diesen Winter hindurch vollendet werden müssen, aber danach gewiss erst dauerhaft und gut; das größte desselben ist für die Trinkanstalt, in welcher sich eine Galerie von 8000 Quadratfuß Fläche, ein halb so großer Trinksaal, Zimmer

---

[2] Martin Meyer [Martin Martinovič Mejer] – Arzt; absolvierte 1833 die Medikochirurgische Akademie in St. Petersburg und wurde Oberarzt der Mineralwasseranstalt. Er veröffentlichte 1834 eine umfangreiche Broschüre über das Sortiment der hier hergestellten künstlichen Mineralwässer und ihre Anwendungen, die auch ins Russische übersetzt wurde. Vgl. Iodko 2005, 151.

[3] Graf Georg Ludwig Daniel von Cancrin [Egor Francevič Kankrin] (1774-1845) – Jurist, General; von 1823 bis 1844 Finanzminister im Russischen Reich, leitete auch das Ministerium für Bergangelegenheiten.

[4] Zar Nikolaj I. (1796-1855) regierte von 1825 bis 1855.

[5] Zarin Aleksandra Fedorovna [Friederike Luise Charlotte Prinzessin von Preußen] (1798-1860).

[6] „zwischen dem Landsitz der Gräfin Stroganova [Natal'ja Viktorovna Kočubej, verh. Stroganova (1800-1854), eine Jugendliebe Aleksandr Sergeevič Puškins (1799-1837)] und Novaja Derevnja, auf einem Grundstück, das die Gräfin dem Unternehmen für 30 Jahre verpachtet hat." Iodko 2005, 158.

für die Kaiserliche Familie, Laboratorien u. Wohnungen für Dr. Meyer u. mich befinden. Meine Wohnung wird aus 5 Zimmern bestehen; in denselben werde ich mir ein Zimmer zu feineren chemischen Arbeiten einrichten, ganz in der Art wie Ihr Laboratorium, weil nämlich Hermann bei der Disposition des ganzen darauf keine Rücksicht genommen hat. Das zweite Gebäude, kleiner als dieses aber danach von ziemlicher Ausdehnung wird das Badehaus, in welchem 16 Badewannen placiert werden. Es ist demnach für die Möglichkeit der Aufnahme einer großen Menge von Bade- und Trinkgästen gesorgt.
Ich habe hier schon eine große Menge von Bekanntschaften gemacht, theils durch mitgebrachte Empfehlungsbriefe, theils durch die überaus große Gastfreundschaft der hiesigen Deutschen; man merkt in Gesellschaften gar nicht, daß man in Russland ist, nur durch die bärtigen Gesichter auf der Straße u. durch die Nothwendigkeit, sich mit den Droschken zu verständigen wird man daran erinnert. Unter den Akademikern habe ich ziemlich viele kennen gelernt; bei Hess[7] versammeln sich alle 14 Tage mehrere derselben mit noch anderen Gelehrten, um gegenseitig interessante wissenschaftliche Sachen mitzutheilen, wobei gewöhnlich einer oder mehrere einen kleinen Vortrag halten. Auch ich nehme theil an diesen Zusammenkünften, und finde sie recht interessant. Hess selbst ist ein angenehmer, aber sehr arroganter Mann, der sich ein scharfes Urtheil über Alles und Alle anmaßt, ich darf es aber mit ihm nicht verderben, denn er steht bei Ouvaroff[8] und anderen Großen gut angeschrieben und scheint vielen Einfluß zu haben. Ein höchst achtbarer u. kenntnisreicher Mann ist Hr. v. Sobolevsky,[9] Oberberghauptmann am Bergkorps; er ist außerdem auch außeror-

[7] Hermann Heinrich Hess [German Ivanovič Gess] (1802-1850) – Arzt und Chemiker; absolvierte die Universität Dorpat 1826 als Dr. med., wurde 1828 Adjunkt für Chemie, 1830 außerordentliches und 1834 ordentliches Mitglied der Kaiserlichen Akademie der Wissenschaften. Am Technologischen und am Berginstitut in St. Petersburg hielt er Vorlesungen als Professor für Chemie und Technologie. Hess war Ehrenmitglied der Naturforschenden Gesellschaft seiner Geburtsstadt Genf und des Norddeutschen Apothekervereins, 1847 nahm er die russische Staatsbürgerschaft an.

[8] Graf Sergej Semenovič Uvarov (1786-1855) – Diplomat, Staatsmann; er arbeitete in den russischen Botschaften in Wien und Paris, 1811 wählte man ihn zum Ehrenmitglied der Akademie der Wissenschaften in St. Petersburg, das Amt ihres Präsidenten hatte er von 1818 bis zu seinem Tode inne, von 1833 bis 1848 bekleidete er das Amt des Ministers für Volksaufklärung.

[9] Petr Grigor'evič Sobolevskij (1782-1841) – Chemiker, Metallurge; seit 1826 Direktor des Laboratoriums im Berginstitut in St. Petersburg, das u. a. die Platinerze für die Herstellung der russischen Geldstücke in der St. Petersburger Münze aufbereitete. Seit 1830 war er korrespondierendes Mitglied der Akademie der Wissenschaften.

dentlich freigiebig und hat mich mit einigen Stücken rohen Platina sowie auch mit ganz dünn geschlagenen Platin beschenkt; da ich mich nicht entsinnen kann, ein größeres Stück rohes Platina bei Ihnen gesehen zu haben, so bin ich so frei, Ihnen hierbei ein solches mitzusenden, sowie auch eine Probe von dem geschlagenen Platina.
Ich bin aber auch sogleich so frei, Sie um etwas zu bitten; Sie würden mir eine große Freude durch Uebersendung von einigen kleinen Stücken künstlicher Mineralien machen, namentlich Bleyglanz, Blende, Glimmer, Eisenoxyd, Chrysolith. Eine gute Gelegenheit zur Herbeförderung wird sich durch Hr. Luhme darbieten, der einige der bei ihm bestellten Apparate mitzuschicken vergessen hat; an ihn werde ich nächstens darüber schreiben und dann auch durch Hr. Hecker, den ich bestens zu grüßen bitte, Sie an meine Bitte erinnern lassen.
Meine Amylum Arbeit[10] habe ich glücklicherweise jetzt schon beendigt; ich habe hier noch einige interessante Thathsachen ausmitteln können, die ich Ihrer gütigen Aufmerksamkeit empfehle, in Bezug auf die durch Kochen des Amylums in einer Lösung von Aetzkali in Alkohol entstandene Luftblase nämlich. Sie würden mich sehr verbinden, wenn Sie bei Gelegenheit an Berzelius[11] einige freundliche Worte über meine Arbeiten schrieben, vielleicht erhält er sie sonst zu spät, um sie in die nächste Ausgabe seines Werkes[12] mit aufzunehmen; ich habe mir vorgenommen, sie ihm selbst zu schicken, wenn erst die Schiffarth wieder hergestellt sein wird.
Ihr gütiges, mir bei meiner Abreise gethanes Anerbieten, mir durch Briefe oder Empfehlungen hier zu nützen, wüsste ich jetzt in der That nicht zu benutzen; sollte ich in den Fall kommen so erlaube ich mir dann, Sie daran zu erinnern. Danach aber habe ich die Hoffnung, daß Sie mir Ihre gütige Zuneigung auch ferner schenken werden.

---

[10] Schriftenverzeichnis, Nr. 4 (1834).
[11] Jöns Jakob Freiherr von Berzelius (1779-1848) – Chemiker, Mediziner, Pharmazeut; er gilt als Begründer der modernen Chemie. Berzelius entwickelte das System der heute gültigen Formelzeichen, prägte den Begriff Katalyse, entdeckte mehrere chemische Elemente, in seinem Laboratorium arbeiteten u. a. Friedrich Wöhler (1800-1882), Eilhard Mitscherlich (1794-1863), Heinrich Rose (1795-1864). 1808 wurde er ordentliches Mitglied der Akademie der Wissenschaften in Stockholm, zu deren Präsident er 1810 ernannt wurde. 1818 wurde Berzelius in den Adelsstand erhoben. Seit 1820 war er Ehrenmitglied der Kaiserlichen Akademie der Wissenschaften in St. Petersburg.
[12] Fritzsche meint hier wahrscheinlich Berzelius' *Lehrbuch der Chemie*, das von seinem Schüler Wöhler ins Deutsche übersetzt wurde.

Meine Arbeiten für die Anstalt haben eigentlich noch nicht begonnen; in einigen Wochen aber muss ich sehr in voller Thätigkeit bei der Reinigung der nötigen Salze u. Zubereitung der Präparate seyn, die ich freilich in einem mit noch fast gar keinen Hilfsmitteln versehenen Laboratorio werde vornehmen müssen.
Ihrer Frau Gemahlin bitte ich mich bestens zu empfehlen; zum Jahreswechsel bringe ich meine aufrichtigsten Glückwünsche Ihnen und Ihrer ganzen Familie dar. Ich schmeichle mir mit der Hoffnung, nicht ganz von Ihnen vergessen zu werden, und nach einiger Zeit einige Zeilen wenigstens von Ihrer Hand zu bekommen.
Erlauben Sie mir noch schließlich die Versicherung meiner fortdauernden, innigen Dankbarkeit auszusprechen, mit der ich stets bleiben werde

Ihr Sie hochschätzender Schüler und Freund C. J. Fritzsche

P.S. Sie würden mir einen großen Gefallen erzeigen, wenn Sie die in Herrn Prof. Poggendorffs[13] Händen befindliche Arbeit von Hermann über specifische Wärme etc. einer Durchsicht würdigten, und mir Ihr Urteil darüber mittheilten; sie ist hier schon in den Schriften der Moskauer Naturforschenden Gesellschaft[14] gedruckt, ich habe sie aber noch nicht lesen können. Hermann glaubt sich, weil Poggendorff Bedenken trägt, sie aufzunehmen, in Deutschland unterdrückt, u. ist von dieser Arbeit sehr eingenommen; Hess, der sie gelesen hat, erklärt sie geradezu für oberflächlich u. gar nicht von der Wichtigkeit, die Hermann ihr beilegt. Haben Sie doch die Güte, mir etwas darüber mitzutheilen.
Gewundert habe ich mich über Link's[15] Abhandlung über Kapillarität; von dieser glaube ich bestimmt behaupten zu können, daß sie gar nicht Ihren Beifall hat.
Bei Herrn Schiek[16] ersuche ich Sie, doch gefälligst zur baldmöglichsten Besorgung 2 Mikroscope zu 70 Rthl. zu bestellen, für den Staatsrat Ha-

[13] Johann Christian Poggendorff (1796-1877) – Physiker; gab seit 1824 nach dem Tod von Ludwig Wilhelm Gilbert (1769-1824) die *Annalen der Physik und Chemie* und 1863 die ersten beiden Bände des *Biographisch-literarischen Handwörterbuchs zur Geschichte der exacten Wissenschaften* heraus, das 2003 von der Sächsischen Akademie der Wissenschaften zu Leipzig nach 140 Jahren zum Abschluss gebracht wurde.
[14] Hermann 1834a.
[15] Heinrich Friedrich Link (1767-1851) – Arzt, Chemiker, Botaniker, Zoologe.
[16] Friedrich Wilhelm Schiek (1790-1870) – Feinmechaniker; er stellte astronomische und optische Instrumente her, u. a. Mikroskope, seit 1837 in eigener Werkstatt in der Berliner Dorotheenstraße.

mel[17] und Hn. v. Soboleffsky,[18] der letztere wünschte sehr einen Preiscourant der Pistor[19] u. Sohn Werkstatt zu haben, da er noch mehreres zu bestellen wünscht; von Oertling[20] wünscht er eine Wage nebst Gewichten zu 60 Rthl. ganz so wie die, welche ich mitgenommen habe. Verzeihen Sie aber ja, daß ich Sie mit so vielen Aufträgen belästige; für die Leistung der darauf Bezug habenden Zahlungen werde ich sorgen, wenn ich nur erst weiß, wann die Sachen fertig seyn werden. Die Wage wünscht Hr. v. Soboleffsky sobald als irgend möglich ist.

Hermann, der bald wieder von Moskau hierher kommen wird, will dann seine Blutversuche[21] auch hier in Gegenwart von Hess, mir, und einigen anderen anstellen; ich werde Ihnen dann mittheilen, wie sie ausgefallen sind.

Herrn Professor Kunth[22] haben Sie doch die Güte, meine besten Empfehlungen zu machen; es war mir jetzt unmöglich auch ihm zu schreiben, ich werde es aber bald nachholen.

[17] Karl Joseph Hamel [Josif Christianovič Gamel'] (1788-1862) – Arzt, Chemiker, Technologe; 1813 absolvierte er die Mediko-chirurgische Akademie in St. Petersburg als Dr. med., im gleichen Jahr wählte man ihn zum korrespondierenden Mitglied der Akademie der Wissenschaften und der Mediko-chirurgischen Akademie und entsandte ihn zur Weiterbildung nach England, Frankreich, Deutschland, Italien und der Schweiz. 1829 wurde er zum ordentlichen Mitglied der Akademie der Wissenschaften für Technologie und Chemie gewählt.

[18] Vgl. Anm. 9; Fritzsche gibt oft für russische Familiennamen unterschiedliche Schreibweisen an.

[19] Karl Philipp Heinrich Pistor (1778-1847) – Postbeamter, Feinmechaniker; nachdem er seine Tätigkeit im Staatsdienst aufgegeben hatte, gründete er 1813 eine feinmechanische Werkstatt in Berlin und fertigte mathematische, optische und physikalische Instrumente.

[20] Johann August Oertling (1803-1866) – Feinmechaniker; Schüler von Pistor, betrieb seit 1826 eine eigene Werkstatt in Berlin.

[21] Die ersten Versuche dazu hatte Hermann in Moskau im Beisein des Arztes Christian Steven (1781-1863), des Vize-Präsidenten der Mediko-chirugischen Akademie Johann Gotthelf Fischer von Waldheim (1771-1853), der Leibärzte Michael Marcus (1789 bis 1865) und James Wylie (1768-1854) sowie von Friedrich Jänichen, Arzt an der Mineralwasseranstalt in Moskau, und Nikolaus Ancke (1803-1872), Professor für Pharmakologie und Toxikologie an der Universität Moskau, durchgeführt. Vgl. Hermann 1834b.

[22] Bei Karl Sigismund Kunth (1788-1850), der 24 Jahre die Sammlungen der Amerika-Reise Alexander von Humboldts (1769-1859) auswertete und Vize-Direktor des Botanischen Gartens in Berlin war, hatte Fritzsche botanische Vorlesungen gehört.

Brief Nr. 2
Carl Julius Fritzsche an Eilhard Mitscherlich
St. Petersburg, 27.04.1838
Handschrift: Deutsches Museum München, Archiv,
Nachlass Mitscherlich, HS 00448

St. Petersburg den 27ten April 1838

Verehrtester Freund,

Wenn ich lange Zeit gesäumt habe, Ihnen Nachrichten von mir und meinen Arbeiten zu geben, so geschah es diesmal um die Zeit abzuwarten, in welcher ich Ihnen interessante Resultate mitzutheilen hätte, und da diese nun jetzt gekommen ist, so beeile ich mich um so mehr, den lange gehegten Vorsatz auszuführen, als sich mir eine treffliche Gelegenheit durch Herrn Dr. Marcus,[23] Leibarzt S. M. der Kaiserin darbietet, dessen freundliches Erbieten, Sie selbst aufzusuchen ich zugleich benutze, Ihnen in beifolgendem Glasröhrchen eine neue Substanz zu schicken. Den ganzen Winter hindurch mit einer Arbeit über die Zersetzungsproducte der Harnsäure durch Salpetersäure beschäftigt gewesen, bin ich so glücklich gewesen ein neues Zersetzungsproduct von interessanten Eigenschaften zu erhalten, das sich bei gewissen Verfahren unmittelbar aus der Auflösung der Harnsäure in Salpetersäure oder selbst der rohen Schlangenexcremente krystallisirt absetzt. Ich habe diesen Körper Uroxin genannt, weil er mehr Sauerstoff als alle dahingehörigen anderen enthält, und weder Base noch Säure ist; die Abhandlung darüber, welche ich der Academie eingereicht habe, wird in diesen Tagen gedruckt,[24] und dann schicke ich Ihnen einen Abdruck davon. Die Haupteigenschaften des Uroxins sind seine Reactionen auf Barytwasser und salpeters. Silber; die Lösung giebt mit erstem einen schönen

[23] Michael Karl Franz Anton von Marcus [Michail Antonovič Markus] (1789-1865) – Arzt; seit 1837 Leibarzt der Zarin Aleksandra Fedorovna (vgl. Anm. 5). Studium an der Mediko-chirurgischen Akademie in St. Petersburg, 1811 Dr. med., 1818 Militärarzt der russischen Lazarette in Deutschland und Frankreich, später Oberarzt des Golicyn-Hospitals in Moskau, 1841 Vorsitzender des Medizinischen Rates des Ministeriums des Inneren, 1853-1865 Chef des Hofmedizinalwesens. Am 2. März 1857 wird er auf Vorschlag von Johann Martin Ferdinand von Heyfelder (1798-1869) zum Mitglied der Akademie der Naturforscher Leopoldina aufgrund seiner medizinischen Verdienste, besonders auch während der Choleraepidemie 1830/31 in Moskau, gewählt. Vgl. Deutsche Akademie der Naturforscher Leopoldina Halle/Saale, Archiv, Faszikel 28/13/02, Mitgliederwahlen Sektio IX No. 3m, Bl. 533, 555.
[24] Schriftenverzeichnis, Nr. 12 (1838).

dunkelvioletten Niederschlag, mit dem zweiten einen dunkelblauschwarzen Niederschlag, mit 9,6 % Silbergehalt! und die von letzterem restirende Flüssigkeit giebt einen wahrscheinlich neuen, kein Silber haltenden krystallisirten Körper. Die geringe Menge Ausbeute, welche eine Menge Harnsäure vom Uroxin giebt, hat mich noch an der genaueren Untersuchung verhindert, doch verfolge ich diese Arbeit mit Eifer, und hoffe auch aus den übrigen mannigfachen Nebenproducten noch manches interessante Resultat zu erhalten. Die Zusammensetzung des Uroxins fand ich $C^4N^2H^5O^5$; ich kann dabei nicht unterlassen, Ihnen meine Freude über die Vervollkommnung des Verbrennungsapparates von Hess auszudrücken, welcher jetzt nichts mehr zu wünschen übrig läßt. Sie haben durch Hess selbst schon einen Theil seines Apparates[25] gesehen, er hat sich aber nach seiner Rückkehr noch bedeutend verbessert, und erfüllt jetzt alle Bedingungen. Die durch die Lampe hervorgebrachte Hitze ist so groß, daß man mit einem Laufe von Eisenblech arbeiten muss, und obgleich auf diesem noch eine Schicht Kohlenpulver liegt, so schmilzt dennoch das Kupferoxyd regelmäßig etwas an das Rohr an. Da die zu verbrennende Substanz nicht mit dem Kupferoxyde gemengt, sondern in einem von beiden Seiten durch eine Pfropfen aus Kupferdraht [...] begrenzten Raume des Rohres für sich anfangs erhitzt und destillirt, und die rückbleibende Kohle dann in dem Strome von Sauerstoff verbrannt wird, so kann man in einem Rohre mehrere Analysen machen, und ich habe deren schon drei in dem selben Rohre unmittelbar nacheinander an einem Tage gemacht. Bei stickstoffhaltigen Substanzen muß man äußerst vorsichtig heitzen, dann aber findet keine Spur von Stickstoffoxydbildung statt; die Regulierung der Hitze aber lässt sich höchst vollkommen bewerkstelligen, und man hat keinen Kohlenstaub, und auch keine weitere Hilfe nöthig. Hess, der sich Ihnen freundlichst empfehlen lässt, wird Ihnen bald eine detaillirte Zeichnung des ganzen Apparates schicken; sollten Sie es aber vorziehen, sich alle dazugehörigen Theile von hier kommen zu lassen, so stehe ich mit Vergnügen zu Diensten, und erwarte Ihre Aufträge darüber. Was die Stickstoffbestimmung betrifft, so habe ich statt Liebigs[26] Methode mit kohlensaurem Kupferoxyde einen Kohlensäure entwickelnden Apparat (dem Mohr'schen

[25] Im sog. Lampenapparat von Hess wurden mit Kupferoxid und Kohle im Sauerstoffstrom chemische Elementaranalysen von organischen Substanzen durchgeführt. Vgl. Hess 1839.
[26] Justus von Liebig (1803-1873) – Chemiker.

ähnlich)[27] angewendet, und zwar in Verbindung mit der Luftpumpe; die Resultate können nicht schärfer erhalten werden, und Liebig wird hoffentlich gegen den größeren Grad von Sicherheit vor seiner Methode nichts einwenden können.

Ein zweites, secundäres Resultat meiner Arbeit ist eine krystallisirte Verbindung von Harnsaeure mit Schwefelsaeure, den Analysen nach, sonderbarerweise Ur + 8 SH, Sauerstoffgehalt wie 1:4 (für die Harnsäure nämlich $C^{10}N^{8}H^{8}O^{6}$ angenommen).

Ein drittes, ebenfalls secundäres Resultat ist die Beobachtung, daß man durch Absorption der gasförmigen salpetrigen Säure und salpetrigen Salpetersäure durch Kalilauge in großer Menge salpetrichtsaure Salze erhält. Ich machte die Beobachtung, daß bei der Bildung von Stickstoffoxyd bei der organischen Analyse im Sauerstoffstrome eine kleine Menge hinreichend war, der Kalilauge eine sehr merkliche gelbliche Farbe zu geben, und als ich nun direct Dämpfe rauchender Salpetersäure durch Kalilauge gehen ließ fand ich meine Vermuthung von der Bildung des salpetrigsauren Salzes bestätigt indem diese Auflösung mit Silber einen höchst voluminösen Niederschlag von salpetrichsauren Silberoxyd giebt. Nächstens gedenke ich darüber in unserem Bulletin eine Notiz[28] zu geben.

Was Sie nun in dem beifolgenden Röhrchen erhalten, ist Uroxin, und zwar zu unterst in einige kostbaren Krystallen die sich aber durch Anziehen von Ammoniak schon mit einer dünnen Kruste von purpursaurem Ammoniak überzogen haben. Vielleicht geling es Ihnen noch etwas über die Form bestimmen zu können.

Aus Poggendorffs Annalen[29] sowohl auch aus einem Briefe Liebigs an Hess ersehe ich, daß er und Wöhler[30] wieder über die Zersetzungsproducte der Harnsäure arbeiten;[31] ich müsste daher eilen, das Uroxin in die Welt zu schicken, das jene noch nicht erhalten zu haben scheinen.

Der besagte Brief enthält die Resultate der Analyse des purpursaurem Ammoniaks und als Formel für dasselbe $C^{12}N^{10}H^{12}O^{8}$. Ich habe diese Analyse wiederholt, mit herrlichem, reinem Präparate, dabei aber erhalten $C^{6}N^{4}H^{7}O^{5}$,!! was über 6% Stickstoff weniger und über 6% Sauerstoff mehr

[27] Carl Friedrich Mohr (1806-1879) – Pharmazeut, Chemiker. Der von Mohr konstruierte Apparat wurde zur Wasserstoffentwicklung verwendet, z. B. um Metalloxide zu reduzieren. Vgl. Mohr 1837.

[28] Schriftenverzeichnis, Nr. 20 (1840).

[29] Annalen der Physik und Chemie, vgl. Anm. 13.

[30] Friedrich Wöhler (1800-1882) – Mediziner, Chemiker.

[31] Liebig/Wöhler 1837.

als Liebigs Formel beträgt. Hess wird die ganz gelungenen Analysen wiederholen. Sollten nun meine Formeln richtig seyn, so unterscheidet sich Uroxin von purpurs. Ammoniak durch $C^2N^2H^2$ oder ein Atom Cyanwasserstoffsäure; Uroxin giebt zwar mit Cyanwasserstoffsäure kein purpursaures Ammoniak, allein deshalb können die Formeln doch richtig seyn. Derselbe Brief giebt sehr einfache Darstellungen des Vorganges bei der Einwirkung der Harnsäure und Salpetersäure, welche durch die Existenz des Uroxins ebenfalls nothwendig modificirt werden.
Alles dies aber giebt mir Muth zur Verfolgung meiner Arbeit trotz [...] des die organische Chemie jetzt gleichsam tyrannisirenden Liebig,[32] der ja, wie die Erfahrung gezeigt hat, keinesfalls infallibel ist.
Möchten diese Mittheilungen einiges Interesse für Sie gehabt haben; vielleicht, daß ich dann endlich einmal so glücklich wäre, einige Zeilen von Ihnen zu bekommen.[33] Mit Verlangen sehe ich der Fortsetzung Ihres Lehrbuchs[34] entgegen, und hoffe, daß Sie mich dann wenigstens nicht vergessen werden. Herr Hirschwaldt[35] wird die Besorgung an mich sehr gern übernehmen. Sehr erfreuen würden Sie mich auch durch ein Exemplar Ihrer dritten Auflage, die hier noch nicht zu haben ist, und mir aus Ihrer Hand viel schätzbarer seyn würde. Meine letzte Pollenabhandlung[36] haben Sie hoffentlich bekommen; ich will hoffen, daß die Berliner Männer vom Fach ein günstiges Urtheil darüber gefällt haben, an Mühe und Fleiß habe ich es daran nicht fehlen lassen, und sie ist mehr geworden, als ich anfangs erwartete.

---

[32] Vgl. Anm. 45 in diesem Band S. 28.

[33] In den Briefen an Mitscherlich gibt es immer diesen oder ähnliche Sätze von Fritzsche. Da bisher keine Briefe von Mitscherlich an Fritzsche bekannt sind, hat er ihm wahrscheinlich nicht geantwortet. Auch Berzelius beklagte sich Wöhler gegenüber, dass sein Briefwechsel mit Mitscherlich aufgrund von dessen Unzuverlässigkeit oft monate- oder jahrelange Unterbrechungen erfuhr. Vgl. auch Prandtl 1956, 254, 262.

[34] Eilhard Mitscherlich: Lehrbuch der Chemie. Band 1 (Abt. 1, 2). Berlin 1829-1831; Band 2 (Abt. 1, 2). Berlin 1835-1840. Mitscherlich übersandte alle Korrekturbogen an Berzelius zur Begutachtung, da sein Lehrbuch mit Einverständnis von Berzelius ein Auszug aus dessen viel umfangreicheren Lehrbuch sein sollte. Selbst der sonst überaus kritische Liebig lobte Mitscherlichs Lehrbuch über alle Maßen. Die Bände erfuhren mehrere Auflagen und zahlreiche Übersetzungen. Obwohl Mitscherlich seit 1829 korrespondierendes Mitglied der Kaiserlichen Akademie der Wissenschaften St. Petersburgs war, gibt es keine russische Übersetzung seines Lehrbuches. Vgl. auch Mitscherlich 1896.

[35] August Hirschwald (1774-1848) – Buchhändler, Verleger. Er gründete 1816 in Berlin einen der damals bedeutendsten deutschen Verlage für medizinische Literatur.

[36] Schriftenverzeichnis, Nr. 7 (1836).

Indem ich Sie schließlich bitte, von den Mittheilungen über Liebigs Brief ja keinen Gebrauch zu machen, ersuche ich Sie noch, den inliegenden Zettel Herrn Hirschwaldt gütigst zuschicken zu wollen. Mich aber empfehle ich der Fortdauer Ihres mir so theuren Wohlwollens, und verbleibe unter vielen Empfehlungen an Ihre Frau Gemahlin Ihr

ewig dankbarer Schüler Dr. C. J. Fritzsche

PS. Sollten Sie in Berlin Gelegenheit haben Schlangenexcremente[37] zu kaufen, so würden Sie mich dadurch sehr erfreuen und ich [Brief beschädigt] gern Kosten und Transport tragen.

[37] Zur Gewinnung von Harnsäure benötigten die Chemiker z. B. Schlangenexkremente oder Exkremente von Seevögeln (Guano). Fritzsche legte Ende 1839 der Akademie die Bitte vor, durch Vermittlung des russischen Konsuls in Valparaiso eine größere Menge Guano zu erhalten, um daraus Harnsäure zu gewinnen. Bei seinem Besuch der 19. Versammlung der Naturforscher und Ärzte in Braunschweig im September 1841 hatte Fritzsche dort u. a. Guano aus England gesehen, der von Wöhler analysiert wurde, vgl. Wöhler 1841. Fritzsche erhielt einige Zentner Guano aus Valparaiso, der viel wertvoller war, als der von Wöhler beschriebene (Guano besteht vorwiegend aus harnsaurem Ammoniak und Ton). Vgl. Schriftenverzeichnis, Nr. 29 (1843).

Brief Nr. 3
Carl Julius Fritzsche an Eilhard Mitscherlich
St. Petersburg, 03./15.05.1838
Handschrift: Deutsches Museum München, Archiv,
Nachlass Mitscherlich, HS 00449

St. Petersburg den 3ten/15ten Mai 1838

Verehrtester Freund!

Sie werden erstaunen, heute schon wieder einen Brief von mir zu erhalten, da hoffentlich der durch Herrn Dr. Marcus an Sie beförderte bereits in Ihren Händen ist. Die Veranlassung zu den gegenwärtigen Zeilen ist der Ueberbringer derselben, Herr Fuhr, hier examinirter Apotheker, welcher sich zu seiner weiteren Ausbildung nach Berlin in das Institut des Herrn Prof. Lindes[38] begiebt. Obgleich ich nicht genauer mit ihm bekannt bin, so ist er mir doch als ein thätiger, sein Fach eifrig betreibender Mann geschildert und empfohlen worden, und ich stehe deshalb um so weniger an, der Aufforderung zu genügen, ihn mit einigen empfehlenden Worten an Sie zu versehen. Ich nehme mir daher die Freiheit, Sie freundlichst zu ersuchen, ihn, wenn Sie ihn dessen würdig finden, der vielen Vortheile Ihres näheren Umganges theilhaftig werden zu lassen, die gewiß Niemand mehr zu schätzen weiß als ich. Herr Fuhr wird gewiß in lebhafter Korrespondenz mit den Seinigen bleiben, und daraus schöpfe ich die Hoffnung, daß durch ihn mir vielleicht einmal das Glück zutheil wird, ein Briefchen von Ihnen zu erhalten; ich bitte Sie recht sehr darum, mir diese Freude zu machen, und mir dadurch den Beweis zu geben, daß ich mich wenigstens einigermaßen noch Ihres Wohlwollens erfreuen darf. Nichts bedauere ich mehr, als daß ich nicht selbst wieder einmal nach Berlin kommen kann; ein schwacher Schimmer von Hoffnung dazu ist zwar vorhanden, allein die Erfüllung dieses Wunsches ist bedingt durch die vorhergegangene Erfüllung anderer, mir noch näher liegenden Wünsche, und da mich diese zu glücklich machen würden, wage ich nicht darauf zu rechnen.
Die Abdrücke meiner Abhandlung sind noch nicht fertig, und ich kann Ihnen daher noch keinen hier beilegen. Das Versprechen, dies nächstens zu thun, wiederholend verbleibe ich mit der aufrichtigsten Hochachtung

Ihr dankbarer Schüler Dr. C J Fritzsche

[38] August Wilhelm Lindes (1800-1862) – Pharmazeut, Chemiker. Er lehrte von 1827 bis 1853 als Professor für Chemie und Mineralogie an der Königlichen Realschule zu Berlin und besaß seit 1831 eine private pharmazeutische Lehranstalt in Berlin.

Brief Nr. 4
Carl Julius Fritzsche an Eilhard Mitscherlich
St. Petersburg, 30.09.1838
Handschrift: Deutsches Museum München, Archiv,
Nachlass Mitscherlich, HS 00450

St. Petersburg den 30ten September 1838

Hochverehrtester Freund,

Obgleich ich noch immer vergeblich gehofft habe, einmal durch einige Zeilen von der Fortdauer Ihres Wohlwollens gegen mich Kunde zu erhalten, wage ich es dennoch, Sie wieder mit einem Briefe zu belästigen; es drängt mich umso mehr dazu, als ich heute höchst erfreuliche Nachrichten Ihnen mitzutheilen habe, und die mir so lange bewiesene Güte und Freundschaft mich hoffen lässt, daß Sie an dem Ihnen heute mitzutheilenden einiges Interesse nehmen werden. Seit einigen Wochen nämlich bin ich von der hiesigen Akademie zum Adjuncten für Chemie gewählt worden, und wenn ich Ihnen dieses erfreuliche Ereignis erst jetzt mittheile, so hat diese Zögerung darin ihren Grund, daß ich theils nicht vor eingetroffener Kaiserlicher Bestätigung[39] es thun wollte, theils aber auch die Hoffnung hegte, dieser Nachricht noch eine andere, daraus hervorgegangene hinzufügen zu können. Obgleich nun das andere noch nicht erfolgt ist, aber bald erfolgen muss, so ist doch das letztere eingetroffen, und ich freue mich unendlich Ihnen mittheilen zu können, daß ich überglücklicher Bräutigam bin. Da mir meine Stellung bei der Akademie, welche mit 2500 Rubel Gehalt, 1200 R. Quartiergeld, 600 R. Zulage dazu wegen des Laboratoriums und 1000 Rub. zu Experimenten verknüpft ist, und in welcher ich unabhängig bin, erlaubt, meine bisherige Stellung beizubehalten, so habe ich mich in eine Lage versetzt, welche mir die Möglichkeit giebt, an einen längeren Aufenthalt in Petersburg zu denken. Ich habe daher dem Drange meines Herzens folgen können, und habe ein Bündnis geschlossen, dessen Grundlage wahre Liebe ist, und von dem ich mit Zuversicht mein Lebensglück erwarte. Meine ge-

[39] Am 24. August 1838 wird Fritzsche, Chemiker der Mineralwasserfabrik, Adjunkt für Chemie, die Wahl wird vom Kaiser bestätigt. Vgl. Bulletin scientifique 1838.

liebte Braut ist die Tochter des hiesigen Buchhändlers Graeff[40] und befindet sich in diesem Augenblicke leider nicht hier, sondern in Carlsruhe, wohin sie in diesem Frühjahr ihren Eltern gefolgt ist. Da diese nicht so bald zurückzukehren gedenken, so habe ich beschlossen, Anfang des nächsten Jahres zu ihnen zu reisen, und da führt mich ja schon der Hinweg durch Berlin, wo ich das Glück haben werde, Sie wiederzusehen. Hoffentlich bringt mir vorher ein Briefchen von Ihnen die Nachricht, daß diese Zeilen in Ihre Hände gekommen sind, und daß ich Ihnen nicht unwillkommen seyn werde. – Jetzt will ich den mir noch übrigen Raum benutzen, Ihnen noch einiges über meine Arbeiten mitzutheilen. Hoffentlich haben Sie durch Hrn. Dr. Marcus meinen Brief mit der kleinen Quantität Uroxin bekommen; ich beschäftige mich noch fortwährend mit diesem Kapitel, trotz der bewundernswerthen Arbeit von Liebig und Woehler, worin jedoch manches enthalten zu seyn scheint. Hoffentlich werde ich mit dieser Arbeit vor meiner Reise noch bedeutend vorrücken und Ihnen die Resultate mitzutheilen nicht versäumen. – Ein anderer Gegenstand hat mir ein interessantes Resultat geliefert, das ich Ihnen vorläufig mittheilen will; es bildet sich nämlich bei der Zersetzung des Indigo durch Salpetersäure ein eigenthümlich aromatischer, flüchtiger Körper, fest und krystallisiert bei der gewöhnlichen Temperatur, welchen ich eben jetzt in größerer Menge zur Untersuchung darzustellen beschäftigt bin; zugleich beabsichtige ich dann, die Indigsalpetersäure vorzunehmen, und habe also daran, wie Sie sehen, Stoff genug für einige Zeit zum Arbeiten.
Mit Vergnügen habe ich gehört, daß auch Sie sich der Lampe von Hess[41] zur organischen Analyse bedienen; es ist eine Freude, mit dem ganzen Apparate, so wie er jetzt ihn zusammengestellt hat, zu arbeiten. Er hat mir aufgetragen, Sie freundlichst zu grüßen; ich bin im besten Einverständnisse mit ihm, und er hat sich als mein wahrer Freund bewiesen.

[40] Wilhelm Gräff (1781-1839) – Buchhändler, Kaufmann; er absolvierte eine Buchhändlerlehre in Leipzig; Gräff in St. Peterburg war gemeinsam mit Leopold Voss (1793-1868) in Leipzig Herausgeber der Akademieschriften *Bulletin scientifique, publ. par l'Académie Impériale des Sciences de Saint-Pétersbourg* und *Bulletin de la Classe Physico-Mathématique de l'Académie Impériale des Sciences de St. Pétersbourg*, nach dem Tode Gräffs wurde Eduard Schuberth ab Oktober 1839 Leiter und 1844 Mitinhaber der Buchhandlung W. Graeff Erben, die bis 1847 die Akademieschriften verlegte. Gräff wurde der Schwiegervater von Fritzsche, da er eine der vier Töchter der insgesamt sieben Kinder heiratete.

[41] „Wir besitzen eigentlich nur eine Art der Analyse; diess ist die Verbrennung. [...] Dieser Apparat eignet sich namentlich für Substanzen, welche langsam und schwierig verbrennen, wie Harze, Fette, die mässig flüchtigen Flüssigkeiten und einige feste Substanzen." Vgl. Hess 1839, 100.

Auch Bonsdorff[42] ist jetzt hier und läßt Sie grüßen; er ist noch mehr Hypochonder als früher.

Nun aber muß ich für heute schließen, und [...] auf eine mündliche Unterhaltung [...]; mit der Bitte, mich Ihrer Frau Gemahlin und den lieben Kindern, die mich doch wohl noch kennen werden, bestens zu empfehlen, verbinde ich nur noch die Versicherung daß ich nie aufhöre zu seyn

Ihr ewig dankbarer Schüler C. J. Fritzsche

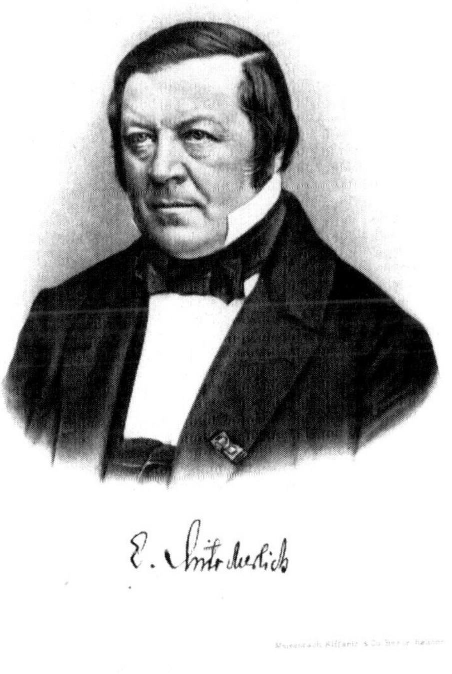

Abb. 8: Eilhard Mitscherlich, ca. 1853

[42] Pehr Adolf von Bonsdorff (1791-1839) – Chemiker; er arbeitete neben Johan August Arfvedson (1792-1841), dem Entdecker des Lithiums, und dem Apotheker und Chemiker Heinrich Rose gleichzeitig mit Mitscherlich, der von Dezember 1819 bis November 1821 im Labor von Berzelius forschte, in Stockholm. Später erhielt Bonsdorff eine Professur für Chemie in Helsingfors.

Fritzsche

450

DEUTSCHES MUSEUM Archive

St. Petersburg den 30ten September 1838

Abb. 9: Handschrift des Briefes Nr. 4 vom 30. September 1838

Brief Nr. 5
Carl Julius Fritzsche an Eilhard Mitscherlich
St. Petersburg, 09.06.1839
Handschrift: Deutsches Museum München, Archiv,
Nachlass Mitscherlich, HS 00451

St. Petersburg den 9ten Juni 1839

Verehrtester Freund.

Mit Vergnügen ergreife ich die Gelegenheit, welche sich mir durch Herrn Kämmerer[43] darbietet, Ihnen die gegebene Zusage wegen der Zeichnungen der Eisensalze zu halten. Sie erhalten inliegend ein Blättchen, welches auf der einen Seite (Fig. 1) die Form des Ammoniaksalzes und auf der anderen Fig. 2 die des Kaliumsalzes darstellt, wie sie mir Nordenskiöld[44] geschickt hat, wobei er mir folgendes schreibt: „Das Ammoniaksalz scheint seinen Winkeln nach zum regulären Systeme zu gehören, es hat aber eine Fläche, nach welcher es dem hemiprismatischen Systeme anzugehören scheint; die Fläche n wäre dann =1/2 (∞ a:b:c). Die Axen sind aber wenigstens von fast gleicher Größe.
Das Kalisalz ist hemiprismatisch aber ebenfalls mit fast gleichen Axen; jedenfalls zeigen die beiden Salze eine gewisse Analogie nur sind bei jenem die Flächen r und s nicht entwickelt. Die Messungen des Kalisalzes haben folgende Resultate gegeben: n =1/2 (∞ a:b:c); r = 1/2 (∞ a:b:3c); s = 1/2 (∞ a:3b:c).“ Später, bei Nordenskiölds Anwesenheit in Petersburg hatte ich eine neue Menge des Ammoniaksalzes krystallisirt, und dabei hatten sich auch die Flächen r und s ausgebildet, woraus mir N.[ordenskiöld] erklärte, daß es nun keinen Zweifel mehr über die Isomorphie der beiden Salze gäbe. Die Analyse hatte mich das schon vorher vermuthen lassen,

43 August Alexander Kämmerer [Aleksandr Bogdanovič Kemmerer] (1789-1858) – Pharmazeut, Chemiker, Geologe; seit 1824 Oberbergmeister, Chemiker im Bergdepartement in St. Petersburg und Verwalter der Oberbergapotheke. Er war Mitgründer der Pharmazeutischen Gesellschaft zu St. Petersburg, die 1818 von Alexander Nicolaus Scherer (1771-1824) in St. Petersburg gegründet wurde. Nach Kämmerer benannte Nordenskiöld ein Mineral Kaemmererit.

44 Nils Gustav Nordenskiöld [Nils Gustaf Nordenšel'd] (1792-1866) – finnischer Mineraloge; seit 1819 korrespondierendes Mitglied der Akademie der Wissenschaften St. Petersburg.

denn ich hatte dabei die Formeln erhalten: 2 ~~NH~~^{4}~~Cl~~ + ~~FeCl~~^{3} + ~~2 H~~ und 2 ~~KCl~~ + ~~FeCl~~^{3} + ~~2 H~~.[45]
Ich hatte constant weniger Chlor bekommen, als ich haben sollte, und dies hatte mich veranlaßt, meine Untersuchungen noch nicht bekannt zu machen; jetzt bin ich mit der Erforschung der Ursache davon beschäftigt und hoffe meine kleine Abhandlung über die obigen Salze sowohl als auch über die krystallisirten Eisenchloride drucken lassen zu können.[46]
Seit einiger Zeit ist Schlippe[47] hier anwesend und hat mir einige Salze mitgebracht, in denen er eine neue Säure enthalten glaubt; er hat viel Holzessig verarbeitet, und dabei ein Bleisalz erhalten, welches sich wesentlich vom essigsauren unterscheiden soll, und das aus reiner Essigsäure darzustellen nicht gelingt. Die Abscheidung dieses Salzes erfolgte bei 20° Kälte aus den Mutterlaugen, welche keinen Bleizucker mehr gaben, und aus den so erhaltenen Krystallen hat er bei +20 – 30° ein fast wasserleeres Salz dargestellt, welches sich wie er versichert, ganz anders als das essigsaure verhält. Ich habe daraus das Silbersalz dargestellt, und dieses analysirt, dabei jedoch nahe die Zusammensetzung des essigsauren Silbers erhalten, so daß in der Zusammensetzung wohl kein Unterschied nachweisbar ist. Schlippe hat die Säure abgeschieden und mit Natron gesättigt, welches ihm eine andere Krystallform als das essigsaure zu haben scheint; er hat Ihnen hirbei eine kleine Quantität dieses Natronsalzes sowohl als auch des bei + 20° erhaltenen Bleisalzes beigelegt, und bittet Sie recht sehr um Ihre Meinung wegen der Formen, und ob diese Verschiedenheiten von den essigsauren darbieten. Sie erhalten noch ein drittes Präparat, welches ebenfalls die neue

---

45 Im chemischen Sprachgebrauch in der Mitte des 19. Jahrhunderts bedeutete die Durchstreichung der Zeichen ihre doppelte Anzahl. Über den H-Atomen hat Fritzsche einen Punkt geschrieben, das bedeutet zusätzlich ein Sauerstoffatom, also die beiden Salze enthalten Wasser.

46 Schriftenverzeichnis, Nr. 18 (1840).

47 Karl Friedrich von Schlippe [Karl Ivanovič Šlippe] (1799-1867) – Pharmazeut, Chemiker. Als Gehilfe von Mitscherlich in Berlin veröffentlichte er bereits 1821 im *Journal für Chemie und Physik* die Arbeit über Natriumthioantimonat (Schwefelspießglanznatron = Schlippesches Salz) und Antimonpentasulfid (Goldschwefel), das zur Kautschukvulkanisierung verwendet wird. 1824 siedelte er nach Russland über, zunächst arbeitete er in einer chemischen Fabrik in Warschau, 1826 in Moskau. Später errichtete er verschiedene private chemische Fabriken im Moskauer Gebiet, trat in den Staatsdienst ein und wurde 1840 Chemiker der Kaiserlichen Moskauer Gesellschaft für Landwirtschaft sowie 1862 Mitglied des Manufakturrates. Für seine Leistungen wurde er mit dem Titel Hofrat und 1840 mit dem russischen Adel geehrt. Einer seiner Söhne, Vladimir Karlovič Schlippe (1834-1923), wurde Gouverneur von Tula (Moskauer Gebiet).

Säure enthalten soll, nämlich das Kupfersalz; das Stück besteht der Hauptmasse nach aus essigsaurem, und ist nur mit kleinen spießigen Krystallen der neuen Verbindung überzogen. Herr Schlippe, welcher mit der jetzt hier statthabenden Industrie-Ausstellung[48] sehr beschäftigt ist, läßt Sie nun recht sehr bitten, doch ihm gütigst Nachrichten darüber zukommen zu lassen, und wenn Sie diese an mich adressieren wollen, so werde ich mit Vergnügen sie ihm zuschicken. Wahrscheinlich haben auch Sie bereits die Eisensalze gemessen, und vielleicht [...] mehrere Flächen daran gefunden, auch gewiß die Messungen genauer gemacht. Sollten Sie mir Ihre Resultate darüber zum Anschluß an meine Abhandlung erlauben wollen, so würden Sie mir ein großes Vergnügen machen; natürlich würde ich es nur in Ihrem Namen bekannt machen.
Sie waren so gütig, mir Schwefelmolybdän[49] zu versprechen, und ich hoffe, daß Herr Kaemmerer so gütig sein wird, es mir mitzubringen und den Betrag dafür Ihnen auszuzahlen. Da er es aber schwerlich selbst mit sich nehmen kann, so bitte ich Sie recht sehr, es gefälligst nach Lübeck zur Post zu senden entweder an Herrn Minlos in Lübeck zur Beförderung an Dr. Fritzsche in St. Petersburg oder an eine andere Adresse, die Ihnen Kämmerer sagen wird.
Hoffentlich erfreuen Sie mich recht bald durch ein Briefchen, durch das Sie mich von Neuem verbinden werden

Ihr dankbarer Schüler Dr. C. J. Fritzsche

Meine Frau fügt noch die besten Empfehlungen an Sie und Ihre Frau Gemahlin bei, denen auch ich mich anschließe.

[48] Die erste Industrieausstellung Russlands, die sog. „Manufakturnaja vystavka", fand 1829 in St. Petersburg statt, die zweite 1831 in Moskau. Dort stellten Handwerksbetriebe und die sich entwickelnden Industriebetriebe aus ganz Russland ihre Produkte aus. Die folgenden Ausstellungen fanden in unregelmäßigen Abständen statt (1835, 1839 in St. Petersburg, 1843, 1849, 1853, 1865 usw.).
[49] Molybdändisulfid kommt in Granit als Molybdänit (Molybdenglanz) vor, es sind weiche, sich fettig anfühlende Blättchen, die auf Papier wie Graphit schreiben.

Brief Nr. 6
Carl Julius Fritzsche an Eilhard Mitscherlich
St. Petersburg, 24.03.1840
Handschrift: Deutsches Museum München, Archiv,
Nachlass Mitscherlich, HS 00452

St. Petersburg, den 24ten März 1840

Verehrtester Freund,

Ich ergreife die Gelegenheit welche mir die Reise meines Schwagers nach Deutschland darbietet, Ihnen wieder einmal Nachrichten von mir zu geben und freue mich, damit anfangen zu können, Ihnen zu sagen, daß mich meine Frau vor vierzehn Tagen mit einem kleinen Mädchen beschenkt hat. Diese schwere Zeit ist ganz glücklich vorüber gegangen und Mutter und Kind sind bis jetzt so wohl, als es die Umstände erlauben; erstere trägt mir die freundschaftlichsten Empfehlungen an Sie und Ihre Frau Gemahlin auf; und erinnert sich noch oft der liebevollen Aufnahme, welche ihr bei Ihnen zu Theil ward. Wir sind übrigens diesen Winter beide durch ernstliches Unwohlseyn heimgesucht worden, und vor kurzem noch habe ich mir die rechte Hand so bedeutend verbrannt, daß ich sie 14 Tage lang nicht brauchen konnte. Dies geschah bei der Bereitung einer neuen Substanz, welche ich durch Behandlung des Indigo mit Aetznatron erhalten habe, und worüber ich Ihnen etwas näheres mittheilen will. Es ist dies ein oelartiger Körper, welcher im ausgezeichnetem Grade basische Eigenschaften besitzt, und mit Säuren augenblicklich sehr leicht darstellbare Salze bildet; Sie erhalten hierbei einige Proben des schwefelsauren, salpetersauren und chlorwasserstoffsauren Salzes, so wie auch der reinen Substanz, welcher ich vorläufig den Namen Anilin zugedacht habe. Die Stickstoffbestimmung habe ich noch nicht gemacht, auch erst eine Kohlen- und Wasserstoffbestimmung, welche mir 78,25 p.C. Kohlenstoff und 7,54 p.C. Wasserstoff gegeben hat, Zahlen welche denen des Cinchonins[50] sehr nahe kommen. An der Luft oxydirt sich die in reinem Zustande farblose Substanz indem sie sich gelb färbt, und dann bei der Sättigung mit Säuren einen harzartigen Körper zurückläßt. Ausgezeichnet ist das Verhalten gegen oxidirende Säuren, namentlich Chromsäure, welche aus einer Auflösung

[50] Cinchonin ist ein Nebenalkaloid des Chinins und wurde 1820 von Pierre Joseph Pelletier (1788-1842) und Joseph Bienaimé Caventou (1795-1877) bei der Isolierung des Chinins aus Chinarinde entdeckt.

eines Anilinsalzes einen grünen Farbstoff fällt, der durch Ammoniak blau, durch Säuren aber wieder grün wird. Salpetersäure bringt diesen Körper ebenfalls hervor, zerstört ihn aber leicht wieder. Dies ist so ziemlich alles was ich von der neuen Substanz bis jetzt selbst weiß, nächstens werden Sie aus einer kleinen Abhandlung mehr davon ersehen, die in unserem Bulletin erscheinen wird.[51] Hoffentlich werden sich noch andere Zersetzungsproducte aus dieser Substanz ergeben, wovon ich mir ungefähr [...] bereits dargestellt habe. –
Sie hatten mir bei meiner Anwesenheit in Berlin bei Herrn Prof. G. Rose[52] einige Pfunde Schwefelmolybdän bestellt, und da Sie dieses hoffentlich nun erhalten haben, so würde es mir sehr angenehm sein, wenn Sie die Güte hätten es meinem Schwager jetzt mitzugeben und sich den Betrag dafür von ihm auszahlen zu lassen. Hoffentlich ist nun auch wieder eine Abtheilung Ihres Lehrbuches[53] erschienen, und da ich Ihrer Güte das bisher erschienene verdanke, so erlaube ich mir, Sie auch um die Fortsetzung zu bitten; das was ich besitze schließt mit dem Kupferoxyde.
Sie haben doch wohl im vorigen Sommer durch Herrn Kämmerer die aus Holzessig dargestellten Salze erhalten? Schlippe behauptet durchaus, daß sie von den essigsauren verschieden seyen, und wollte sich diesen Winter hindurch ausführlicher mit ihnen beschäftigen;[54] er wünscht sehr Ihre Meinung in crystallographischer Hinsicht zu wissen, und wenn es Ihre Zeit erlaubt, so würden Sie mich durch eine Nachricht darüber sehr erfreuen.
Ich habe in diesem Winter zum ersten Male Vorlesungen gehalten; es sollen nämlich jetzt alljährlich zwei Mitglieder der Academie von dieser eine Entschädigung erhalten, wenn Sie im Locale der Academie Vorlesungen halten, und da sich für diesen Winter nur wenige Collegen gemeldet hatten, so konnte ich an die Reihe kommen. Da habe ich nun nach Ihrem Vorbilde gelehrt, und hatte Anfangs ein recht zahlreiches Auditorium, welches aber nach der Unterbrechung durch eine sechswöchentliche Krankheit ziemlich zusammengeschmolzen war. Es hat mir aber selbst viel Vergnügen gemacht, und es ist mir auch so gut gelungen als es bei einem ersten Versuche zu erwarten war.
Dies ist alles was mir Ihnen mittheilungswerth scheint und indem ich nun schließe empfehle ich mich noch ganz besonders Ihrer Frau Gemahlin; Sie

[51] Schriftenverzeichnis, Nr. 22 (1840).
[52] Gustav Rose (1798-1873) – Mineraloge, Forschungsreisender.
[53] Vgl. Anm. 34.
[54] Schlippe veröffentlichte in Moskau verschiedene Arbeiten zur Essigsäure, u. a. *Über eine neue Säure im Holzessig* und führte dort die Schnellessigfabrikation ein.

aber bitte ich recht sehr mir auch ferner Ihr gütiges Wohlwollen zu schenken, und versichert zu seyn der innigsten Hochachtung Ihres dankbaren Schülers

C. J. Fritzsche

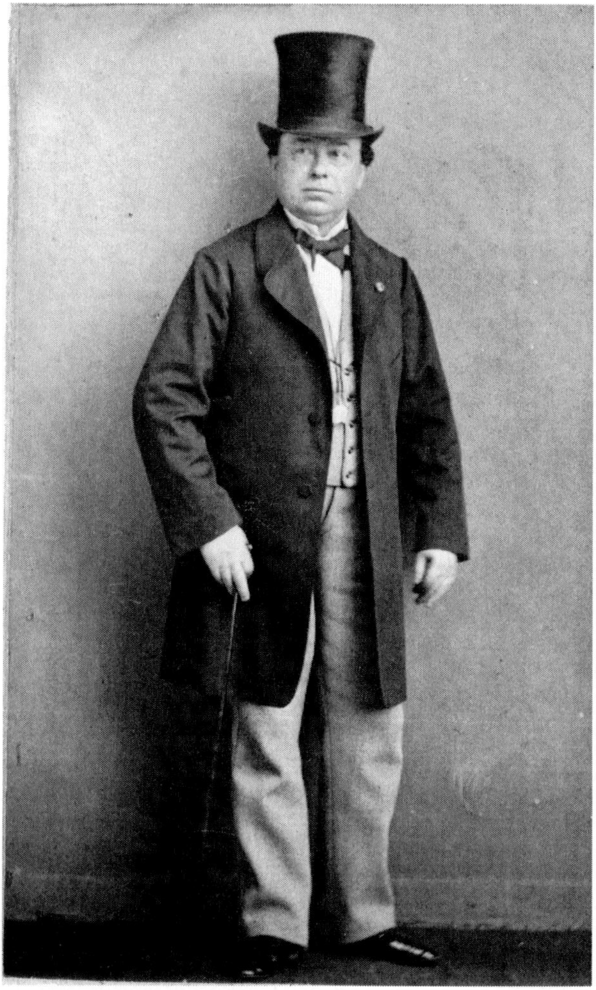

Abb. 10: Carl Julius Fritzsche in St. Petersburg

Brief Nr. 7
Carl Julius Fritzsche an Eilhard Mitscherlich
St. Petersburg, 08.02.1843
Handschrift: Deutsches Museum München, Archiv,
Nachlass Mitscherlich, HS 00453

St. Petersburg den 8ten Februar 1843

Verehrtester Freund,

lange schon ist es her, seit ich Ihnen zuletzt Nachricht von mir gegeben habe, und obgleich ich jetzt nichts Wissenschaftliches Ihnen mitzutheilen habe, so will ich doch wenigstens einiges über meine kürzlich zurückgelegte Reise Ihnen erzählen und dadurch mein Andenken bei Ihnen wieder erneuern. Vor dem Antritte derselben wollte ich Ihnen schreiben und die Ergebnisse meiner Arbeiten mittheilen ehe Sie dieselben gedruckt zu lesen bekämen, allein ich kam nicht dazu, und da Sie jetzt wohl schon die Abhandlungen kennen, so will ich nur die Hoffnung ausdrücken, daß die Darstellung des Indigblaues[55] auch für Sie einiges Interesse gehabt haben möge.
Zu meiner Reise nach dem Kaukasus wurde ich durch den Antrag veranlaßt, Mitglied einer Commission zu werden, welche zur Untersuchung aller Verhältnisse der Kaukasischen Mineralwässer ernannt werden sollte. Obgleich die unangenehme Aussicht, eine Menge Mineralwasseranalysen machen zu müssen, mich anfangs abschreckte, so nahm ich den Antrag doch deshalb hauptsächlich an, weil er mir Gelegenheit bot, mit der Regierung in Beziehung zu treten, und mir außerdem die Mittel gab, einen großen Theil von Rußland kennenzulernen. Ich reiste daher am 13. August von hier ab, ging über Moscau, wo ich nur einen Tag bleiben konnte nach Charkow, und von da über Stawropol nach dem Orte meiner Bestimmung, dem kleinen Städtchen Pa^{e}tigorsk (Stadt der fünf Berge), welches ungefähr 10 Meilen diesseits des nördlichen Abhanges des Kaukasus liegt. In Char-

[55] Schriftenverzeichnis, Nr. 30, 31 (1843).

kow blieb ich drei Tage bei dem Ihnen bekannten Professor Gordeenko,[56] um von den zurückgelegten 200 Meilen auszuruhen und zu den noch zu machenden 130 Meilen neue Kräfte zu sammeln. Da ich zwei Monate fast später als meine Kollegen von hier abreiste, so konnte ich mich übrigens gar nicht aufhalten, reiste Tag u. Nacht und hätte also, selbst wenn es viel Interessantes zu sehen gegeben hätte, nicht viel sehen können. Es ist aber in der That wenig erfreuliches auf einer Reise durch Russland zu sehen; an Bergen fehlt es fast gänzlich und so streift der Blick fast immer über eine weite Fläche hin, welche mich weiter nach dem Süden nur durch manche interessante Steppenpflanze anzog. In Stawropol, der Hauptstadt des Kaukasischen Gouvernements, erblickt man zuerst den riesigen Koloß des Elbrus[57] und in Paͤtigorsk endlich hat man die ganze großartige Kette des Kaukasus vom Elbrus bis zum Kasbeck[58] vor sich.

Paͤtigorsk selbst liegt noch in der Steppe, ist aber durch einen Cyclus einzelner Trachytberge[59] welche sich einzeln aus der Steppe erheben und zu denen sich noch der Maschuka[60] gesellt, bei welchem der Trachyt nicht zum Vorschein gekommen ist, ausgezeichnet.

Aus dem Maschuka, welcher aus einem grauen thonigen Kalksteine besteht, und an dessen Fuße Paͤtigorsk liegt, entspringen nun eine Menge Flüsse und Schwefelquellen, welche zu untersuchen einen Theil meiner Aufgabe ausmachte, während die ganze Commission sich mit der Untersuchung von Bauplänen und anderen localen Fragen zu beschäftigen hatte. Außer diesen sehr kalkreichen Schwefelquellen kommen 20 Werst oder 3 Meilen davon noch sogenannte alkalische Quellen vor, ferner abermals

---

[56] Egor Stepanovič Gordeenko (1812-1897) – Pharmazeut, Chemiker; er absolvierte die Universität Char'kov 1832 als Arzt, bereits 1839 war er ordentlicher Professor für Pharmazie und Pharmakologie an dieser Universität. Danach bildete er sich in Deutschland, Frankreich und England auf den Gebieten Chemie und Pharmakologie weiter, im Labor von Mitscherlich in Berlin untersuchte er die chemische Zusammensetzung von Gallensteinen, besuchte Vorlesungen bei Gustav Rose und dem Pharmakologen Karl Gustav Mitscherlich (1805-1871). Nach seiner Rückkehr hielt er Vorlesungen in Chemie und Pharmakologie, neben anderen öffentlichen Ämtern, die er seit 1859 innehatte, wählte man ihn 1870 zum Bürgermeister von Char'kov.

[57] Der Elbrus ist mit 5.642 m (Westgipfel) bzw. 5.621 m (Ostgipfel) der höchste Berg im Kaukasus und der höchste Berg Russlands.

[58] Der Kasbek (Kazbek) ist mit 5.047 m der achthöchste Berg im Kaukasus und liegt im Zentrum zwischen dem Kaspischen und dem Schwarzen Meer.

[59] Trachyt leitet sich vom griechischen Wort τραχύς (trachys = rau) ab, die Trachytberge sind vulkanisches, magmatisches Gestein, bei dem sich in der Abkühlungsphase durch entweichende Gase winzige, unregelmäßige Hohlräume bilden.

[60] Der Mašuka ist 993 m hoch.

3 Meilen weiter die auch in Deutschland bekannte Narsannquelle,[61] und nach einer anderen Richtung hin 2 Meilen entfernt noch eine Menge eisenhaltige warme und kalte Quellen. Zusammen habe ich demnach gegen 25 Quellen zu untersuchen, und da ich an Ort und Stelle nur die mit versendetem Wasser nicht ausführbaren Bestimmungen gemacht habe, so habe ich diese erschreckliche und uninteressante Arbeit jetzt noch vor mir. Zur Bestimmung des Schwefelwasserstoffs hat mir die neue Methode durch Jod die vortrefflichsten Dienste geleistet; Berzelius hat sehr Unrecht, in dem was er im Jahresberichte über sie gesagt hat, und der Alcohol erleidet keine Zersetzung durch das Jod, wenigstens wirkt alles darin aufgelöste als freies Jod.

Diese Methode nun hat mir im Laufe einiger Wochen nicht unbedeutende Schwankungen im Schwefelwasserstoffgehalte einiger der dortigen Quellen gegeben, und es ist schade, nicht eine ebenso [...] Methode für die Kohlensäure zu haben, da die von Schroetter[62] doch bei der Ausführung mancherlei unangenehmes hat. Ich habe mich deshalb des von Berzelius vorgeschlagenen Fällens mit Bleisalzen bedient, die Niederschläge in Gläsern mitgenommen, und bin damit beschäftigt, die Kohlensäure darin dem Gewichte nach zu bestimmen. – Nachdem ich meine Geschäfte in Paͤtigorsk beendet hatte, machte ich noch einen Ausflug nach Tiflis,[63] sonst hatte ich den Kaukasus nur von Ferne gesehen, ein Schicksal, welches meine Collegen hatten. Da es auch in Tiflis selbst Schwefelquellen giebt so ließ sich die Vergleichung derselben mit jenen zum Vorwand meiner Reise dahin nehmen und so hatte ich Gelegenheit eine viel interessantere Reise zu machen als die bis nach Paͤtigorsk gewesen war. Man reist zuerst noch, immer im Angesichte der Kette des Kaukasus, 50-60 Meilen in der Steppe bis nach Wladikawkas,[64] eine schlechte Stadt mit Festung, welche unmittelbar am Fuße des Gebirges liegt, das sich plötzlich und jäh aus der Steppe erhebt. Der Weg von da aus bis auf den Kamm des Gebirges ist einer der großartigsten und wildesten, den man sich denken kann. Ueberall nackte Felsen, welche meilenlang schroffe hohe Abhänge ohne alle Vegetation

[61] Das kohlensaure Mineralwasser „Narzan" wurde bis 1928 nur in Kislovodsk (Kaukasus) gefördert, es enthält 2-3 g/l gelöste Salze insgesamt.

[62] Anton Schrötter von Kristelli (1802-1875) – Chemiker, Mineraloge.

[63] Tiflis (Tbilissi) ist die Hauptstadt von Georgien, das 1801 zum Russischen Reich kam, nach der Oktoberrevolution 1917 zur Sowjetunion gehörte und seit 1991 unabhängig ist. Tiflis ist die größte und mit ca. 1 Million Einwohnern die bevölkerungsreichste Stadt Georgiens.

[64] Vladikavkaz ist die Hauptstadt der Republik Nordossetien nahe der Grenze zu Georgien am Fluss Terek, die in der Sowjetunion zeitweise Ordžonikidze hieß.

bilden, zwischen denen nur Raum für die Straße und den wilden Gebirgsstrom Terek[65] bleibt, dies ist der Charakter dieser Straße, welcher nur am Anfange, solange die Kalkfelsen noch reichen, durch üppige Vegetation gemildert ist, und höher hinauf durch Verbreiterung des Thales ebenfalls ein sanfteres Ansehen gewinnt.

Da ich erst Ende unseres Octobers, also fast Mitte November, die Reise machte, so fand ich auf dem höchsten Punkte, dem Kreutzberge,[66] Schnee vor und die glattgefrorenen oft steilangehenden Wege oft nicht ohne Gefahr für mein Räderfuhrwerk zu passiren.

Die zum Transport der Waren meist gebrauchten Kamele in Caravanen bis 100 u. 120 Stück, ferner Perser welche mit buntverziertem Geschirr behangene Lastpferde trieben, und mit ihnen andere Bewohner Asiens gaben dieser Reise noch einen ganz eigenthümlichen Charakter, und ebenso ist das der Fall mit den eigenthümlich gebauten Dörfern und Hütten der Bergbewohner, welche oft in großer Höhe an steilen Bergen gleichsam hängen, während an scheinbar nur mit Gefahr zu erklimmenden Stellen aufgeschichtete Heuschober beweisen, daß die Eingeborenen auch dort noch der Natur ihren Tribut abverlangen. Jenseits des höchsten Kammes des Gebirges ist die Landschaft viel anmuthiger, und soll im Frühjahr namentlich allen Schmuck der Vegetation entfalten von dem ich leider nur kahle Reiser von Azaleen und Rhododendren sah. Ein schönes Thal, in welchem sich der Aragua[67] hinzieht, begleitet den pittoresken Weg bis nach Tiflis, und manches eigenthümliche erinnert an den Eintritt in Asien. Tiflis selbst, am alten Cyrus, jetzt Kur[68] genannt, gelegen, ist eine […] und an Bergen gelegene, halb europäisch, halb aber in asiatischen Geschmack gebaute Stadt, in welcher man allerhand Nationen antrifft.

Das herrliche noch im November anhaltende Wetter erlaubte mir, die malerischen Punkte, welche die Stadt ihrer eigenthümlichen Lage wegen dar-

---

[65] Der Terek ist mit 600 km Länge einer der größten Flüsse des Kaukasus, er entspringt einem Gletscher des Kasbek und mündet ins Kaspische Meer.

[66] Gebirgspass auf der Grusinischen Heerstraße zwischen Vladikavkaz und Tiflis mit einer Höhe von 2.379 m. 1824 stellte man ein steinernes Kreuz zur Kennzeichnung des genauen Punktes des Passes auf, der aus der Ebene des Terek in die Ebenen des Aragvi führt.

[67] Der Fluss Aragvi verläuft im östlichen Georgien, parallel zur Grusinischen Heerstraße. Er ist der linke Nebenfluss der Kura, entspringt am Südhang des Kaukasus und mündet in der Nähe von Tiflis in die Kura.

[68] Fluss Kura.

bietet aufzusuchen, und ein Daguerrotyp,[69] welchen ich mitgenommen hatte reproduzierte sie trefflich. Auch dort wie überall, trifft man viele Deutsche an, und so bedauerte ich nicht länger als 10 Tage dableiben zu können. Die dortigen Quellen entströmen einem Sandsteine, der sehr zur Verwitterung geneigt ist; sie enthalten sehr wenig feste Bestandtheile, dagegen nicht unbedeutende Mengen von Schwefelwasserstoff, werden aber doch mehr als gewöhnliche Bäder gebraucht. Die Art zu Baden hat viel eigenthümliches, indem man von den Badewärtern geknetet wird, so daß man beim ersten Male ganz leidend nach Hause gehen soll, sich aber am Tage darauf dennoch wohler und freier als gewöhnlich befinden soll. Ich hatte jedoch nicht den Mut, mich dieser Operation auszusetzen. – Aus Naphthaquellen,[70] welche in der Gegend von Tiflis vorkommen habe ich Ihnen etwas Naphtha mitgebracht und aus dem Gebirge noch ein wie ich glaube interessantes Stück, welches das Vorkommen großartiger, im Thonschiefer befindlicher Granitgänge anzeigt und beweist. Es wollte mir zwar scheinen als könne es kein Thonschiefer sein, allein Helmersen[71] hat es für durch Hitze veränderten Thonschiefer erklärt. Doch darüber schreibe ich Ihnen noch mehr wenn ich das Stück selbst schicken werde, jetzt bleibt mir nur noch so viel Platz übrig, Sie zu bitten, die beiden Zulagen recht bald gütigst zu befördern. Mit der Bitte, mir auch ferner Ihr freundliches Wohlwollen zu schenken und wenn es Ihnen möglich ist, mir einige Zeilen zu antworten, bin und bleibe ich

Ihr dankbarer Schüler C. J. Fritzsche

[69] Die Daguerreotypie ist ein fotografisches Verfahren des 19. Jahrhunderts, benannt nach dem französischen Maler Louis Daguerre (1787-1851). Ein Daguerreotyp ist eine versilberte, lichtempfindliche Kupferplatte, die bis zur Herstellung des Fotos im Dunkeln verbleiben muss. Das Unikat, das nach der Aufnahme nicht wischfest ist, wurde deshalb hinter Glas aufbewahrt.

[70] Erdöl (griech. naphtha, russ. neft'). Fritzsche hat 1858 zu diesem Thema die umfangreiche Arbeit *Ueber Ozokerit, Neft-Gil und Kir* veröffentlicht [Schriftenverzeichnis, Nr. 57 (1858)]. In dieser Arbeit gibt Fritzsche einen sehr ausführlichen Überblick über bisherige Arbeiten zu diesem Thema. Neft-Gil ist Naphtha in Stücken, Neft-Gil und Kir kommen mit Lehm und Sand verunreinigt in der Natur vor. Auch die Akademiemitglieder Karl Ernst von Baer (1792-1876) und Karl Eduard Eichwald (1795-1876) haben die Halbinsel Tschelekän (Čeleken) am östlichen Ufer des Kaspischen Meeres besucht, um Naphtha zu untersuchen. Wilhelm Hermann Abich (1806-1886), Akademiemitglied und ausgezeichnete Kenner des Kaukasus, beschäftigte sich ebenfalls mit Ozokerit aus Baku und dem Kaspischen Meer zu Forschungszwecken.

[71] Gregor von Helmersen (1803-1885) – Geologe, Forschungsreisender.

Brief Nr. 8
Carl Julius Fritzsche an Eilhard Mitscherlich
St. Petersburg, 13./27.02.1847
Handschrift: Deutsches Museum München, Archiv,
Nachlass Mitscherlich, HS 00454

St. Petersburg den 13./27. Februar 1847

Verehrtester Freund!

Erst jetzt komme ich dazu Ihnen wieder einmal Nachricht von mir zu geben und freue mich Ihnen diesmal erfreuliche wissenschaftliche Resultate mittheilen zu können, welche Sie hoffentlich interessieren und vielleicht veranlassen werden, mich durch eine Antwort zu beglücken. Ich habe in Gemeinschaft mit Herrn Heinrich Struve,[72] welchen ich Ihnen später angelegenlichst zu empfehlen mir die Freiheit nehmen werde, viel über das Osmium-Iridium[73] gearbeitet, und dabei eine neue höchst interessante Säure entdeckt, deren Beschreibung ich soeben beendigt habe und über welche ich Ihnen vorläufig in kurzen Worten berichten will, bis ich Ihnen die gedruckte, mit Herrn Struve gemeinschaftlich ausgeführte Abhandlung[74] schicken kann. Diese Säure bildet sich bei der Einwirkung der Osmiumsäure auf Ammoniak, und besteht aus Osmiumsäure gepaart mit Osmiumstickstoff. Sie liefert schön krystallisirte Salze mit Kali und Ammoniak, deren erstes man sehr leicht erhält, wenn man Osmiumsäure in einer concentrirten mit Ammoniak versetzten Kalilauge auflöst, wobei es sich als gelbes, krystallinisches Pulver ausscheidet. Man erhält ferner leicht ein schönes, gelbes krystallinisches Silbersalz, welches wie Knallsilber beim Erhitzen stark explodirt, u. ebenso das Baryt u. andere Salze. Die Säure kann als Auflösung auch in freiem Zustande existiren und ist Os~~N~~ + Os.[75]
Die Entdeckung dieser Säure liefert nun eben den Beweis für die Richtigkeit der Ansicht Berzelius's über die Knallsäure, denn hier kann kein

[72] Heinrich Wilhelm [Genrich Vasi'evič] Struve (1822-1908) – Chemiker; 1845 absolvierte er die Universität Dorpat, arbeitete danach im dortigen chemischen Laboratorium. In St. Petersburg legte er die Magisterprüfung ab, war von 1849 bis 1867 Chemiker im dortigen Berg-Departement, seit 1869 Experte für gerichtliche Chemie der Zivilmedizinalverwaltung in Tiflis, seit 1876 korrespondierendes Mitglied der St. Petersburger Akademie der Wissenschaften. Struve weilte 1873 zu Studienaufenthalten in Leipzig bei Carl Ludwig (1816-1895) sowie in München und Wien.
[73] Schriftenverzeichnis, Nr. 35 (1847).
[74] Schriftenverzeichnis, Nr. 37 (1848).
[75] Fritzsche hat über das Os-Atom vier Punkte geschrieben, d. h. vier Sauerstoffatome.

Zweifel stattfinden, daß der Osmiumstickstoff die verpuffende Eigenschaft, welchen allen Salzen bei erhöhter Temperatur zukommt, und welche das Silbersalz schon durch einen Schlag zeigt, bedingt. Wir haben sie auf Berzelius Rath, welchem ich im verflossenen Herbste einen Besuch abgestattet habe, Nitran-osmiumsäure genannt, ich muß jedoch gestehen, daß diese Bezeichnung, welche zwar für die ganze Klasse solcher Säuren mit Stickstoffmetallen als [...] den Namen Nitransäuren zuläßt, mich nicht ganz befriedigt, und ich hätte lieber einen anderen gefunden, welcher bezeichnender für die Gegenwart des Stickstoffmetalls ist, und zugleich auf die Knallsäuren sich anwenden lässt. Ueber das Verhältnis dieser zur neuen Säure, denke ich nun nächstens eine kleine Abhandlung[76] zu schreiben, in welcher ich für das Radical der nach Berzelius Ansicht in den Knallsäuren enthaltenen Säure $C^4N^2O^3$ den Namen Tetransäure für das Radikal aber Tetran vorschlagen werde. Wir haben dann Cyan C^2N^2, Trian, wie ich statt des barbarischen Paraban sagen möchte, C^3N^2 und Tetran C^4N^2, eine so hübsche Reihenfolge, daß man versucht werden könnte für das empirische Cyan Dian vorzuschlagen, u. an welche dann die wohl zweifelsohne auch einmal entdeckt werden werdenden C^5N^2 als Pentan u. s. w. von selbst sich anschließen. – Ich behalte mir übrigens vor Ihnen mit nächster Gelegenheit eine Probe nitran-osmiumsaures Kali zu senden. –

Außerdem wird in diesem Augenblicke der erste Theil meiner Abhandlung über die Harmalasamen[77] gedruckt, welcher vom Harmalin handelt, und seine Zusammensetzung so wie vieler seiner Salze feststellt. Das Harmalin hat eine andere Formel als die von Varrentrapp und Will[78] gegebene und ist $C^{27}H^{28}N^4O^2$.[79] Sobald die Abhandlung gedruckt ist, schicke ich sie Ihnen, hier will ich nur eines eigenthümlichen Verhaltens der Cyanwasserstoffsäure gegen dasselbe erwähnen. Sie verbindet sich nämlich damit zu einem Körper, welcher keineswegs als ein Salz zu betrachten ist, sondern vielmehr eine zusammengesetzte Base zu seyn scheint, in dem sich

[76] Schriftenverzeichnis, Nr. 41 (1849).

[77] Schriftenverzeichnis, Nr. 36 (1848).

[78] Fritzsche war mit der Analyse des Harmalins, die von Franz Varrentrapp (1815 bis 1877) und Heinrich Will (1812-1890), die eine neue Methode zur Bestimmung des Stickstoffs in organischen Verbindungen entwickelt hatten [Annalen für Chemie und Pharmacie 39 (1841), 257-297], nicht einverstanden und stellte seine Ergebnisse am 27. November 1846 in der Physiko-mathematischen Klasse der Akademie vor, vgl. Schriftenverzeichnis, Nr. 37 (1848).

[79] Die Konstitutionsaufklärung und Synthese des in höheren Dosen halluzinogen wirkenden Harmalins lieferten erst William Henry Perkin jun. (1860-1929) und Sir Robert Robinson (1886-1975) zu Beginn des 20. Jahrhunderts. Vgl. Walden 1941, 897.

dasselbe mit Salzsäure verbinden läßt. Diese Base hat aber dann wenigstens keine große Beständigkeit, denn durch Kochen mit Wasser geht die Cyanwasserstoffsäure unverändert weg, und Harmalin bleibt zurück, und ebenso verliert die salzsaure Verbindung an der Luft allmälig ihre Cyanwasserstoffsäure, u. salzsaures Harmalin bleibt zurück. Die in Schuppen krystallisirende erste Verbindung hält sich dagegen an der Luft. Ich bin mit der weiteren Verfolgung dieses Gegenstandes sowie der Harmalinarbeit überhaupt beschäftigt, und hoffe noch viele schöne Resultate[80] zu veröffentlichen.

Erlauben Sie mir nun, Ihnen den Überbringer dieser Zeilen Herrn Peretz, den Sohn einer mir sehr befreundeten Familie, welchen ich selbst auch persönlich kenne und welcher sich zu seiner Ausbildung in Berlin aufhält, auf das angelegentlichste zu empfehlen. Ich wollte es schon früher thun, allein mit Geschäften überhäuft habe ich es immer aufgeschoben. Er arbeitet bei H. Rose,[81] das wird aber ja kein Hindernis seyn, ihm auch Ihr Wohlwollen zu schenken.

Mit Sehnsucht sehe ich dem Erscheinen der Fortsetzung Ihres Lehrbuches entgegen; sollten Sie mir etwas vom dritten Band zu schicken haben, so würde ich Sie recht sehr bitten es an L. Voss[82] in Leipzig zu geben, welcher es mit an die Academie schickt, der wenigstens alle Monate Sendungen macht.

Indem ich nun mich Ihnen für heute angelegentlichst empfehle
bin und bleibe ich Ihr

dankbarer Schüler J. Fritzsche

---

[80] Schriftenverzeichnis, Nr. 36, 38, 39, 40 (1848), 42 (1849), 43 (1850), 47 (1853), 48, 49 (1854), 63 (1863).

[81] Um 1830 gab es in Berlin mit Mitscherlich, Heinrich und Gustav Rose, Wöhler und Gustav Magnus (1802-1870) die sog. „schwedische Kolonie", sie besorgten für ihren „lieben chemischen Vater" Berzelius die Übersetzungen seiner Werke ins Deutsche und informierten ihn über die Chemie in Deutschland. Nach dem Bruch Mitscherlichs mit Heinrich Rose und Magnus sowie dem Weggang Wöhlers von Berlin löste sich die Kolonie nach einigen Jahren auf. Vgl. Prandtl 1956, 254.

[82] Leopold Voss, vgl. Anm. 40.

Brief Nr. 9
Carl Julius Fritzsche an Eilhard Mitscherlich
St. Petersburg, 18.01.1856
Handschrift: Deutsches Museum München, Archiv,
Nachlass Mitscherlich, HS 00455

St. Petersburg den 18ten Januar 1856

Hochverehrter Freund!

Ein sich mir durch den Sohn[83] unseres berühmten Seemannes Baron Wrangell[84] sich darbietende Gelegenheit ergreife ich mit Freuden, sowohl um mich in Ihr Andenken zurückzurufen, als auch um Ihnen ein Paar Präparate zukommen zu lassen, welche Ihnen hoffentlich willkommen seyn werden. Aus einer großen aus England bezogenen Menge rohen Steinkohlenoels[85] habe ich sowohl eine Menge Alkaloide als auch Phenol erhalten, u. aus diesem letzteren durch die Einwirkung der Salpetersäure denselben Körper erhalten, welchen ich schon vor langer Zeit als zufälliges Produkt derselben Einwirkung auf Indigo kurz beschrieben habe.[86]
Hoffmann[87] hat ihn seitdem schon aus Phenol dargestellt u. analysirt, da er aber nichts umständliches über ihn bis jetzt veröffentlicht hat, so will ich jetzt mein altes Recht darauf geltend machen. Es ist (mono)Nitrophensäure, die schwefelgelben Krystalle in dem beifolgenden Rohre; sie ist aus Aether krystallisirt, aber leider ohne Endflächen bisher erhalten, doch gebe ich die Hoffnung nicht auf, sie noch mit solchen zu erhalten und dann von

[83] 1833 in Alaska geboren, als sein Vater dort von 1829 bis 1836 Generalgouverneur von Russisch-Amerika (heute Alaska) war.
[84] Baron Ferdinand Friedrich Wrangel [Ferdinand Petrovič Vrangel'] (1796-1870) – Admiral, Weltumsegler, Sibirienforscher, Geograph.
[85] Die farblose, wasserhelle Flüssigkeit war damals in England Handelsware.
[86] Schriftenverzeichnis, Nr. 15 (1839).
[87] August Wilhelm von Hofmann (1818-1892) – Chemiker; er beschäftigte sich zeit seines Lebens mit den Basen des Steinkohlenteers, vgl. z. B. Hofmann 1850.

dem jetzt für unsere Academie gewonnenen Krystallographen Kokscharoff[88] bestimmen zu lassen. Sie liefert schön krystallisirte Salze, von denen ich das Silbersalz in bestimmbaren u. von K.[okšarov] bestimmten Krystallen erhalten habe. Sie bildet sich bei der Einwirkung rauchender Salpetersäure auf eine wässrige Lösung von Phenol, wenn diese zum Kochen erhitzt wird, und geht mit den Wasserdämpfen über. Im Rückstand bleiben zwei andere Säuren, mit harzartigen Produkten.
Die eine derselben ist Laurent's[89] Binitrophensäure, welche beim Verdampfen der Flüssigkeit bei der gewöhnlichen Temperatur zuerst anschießt; diese erhalten Sie hierbei ebenfalls, es sind die bräunlichen, durch freiwilliges Verdunsten der ätherischen Lösung erhaltenen Krystalle. Die 3te Säure krystallisirt zuletzt, bleibt auch theilweise mit dem Harze ungelöst.
Ob diese Säure eine schon bekannte, oder eine neue ist, kann ich Ihnen noch nicht sagen, da ich sie noch nicht analysirt habe, jedenfalls hat sie interessante Eigenschaften und zeichnet sich durch ihren niedrigen, tief unter dem Siedepunkt des Wassers liegenden Schmelzpunkt aus. Sie krystallisirt aus Aether in großen Krystallen, von denen ich Ihnen leider keine mitschicken kann; doch erhalten Sie weiße Nadeln derselben, aus der wässrigen Lösung durch freiwilliges Verdunsten erhalten. Hoffentlich werde ich Ihnen bald etwas näheres über sie mittheilen können. – Ein anderer, Sie wahrscheinlich interessierender Gegenstand ist ein Doppelsalz[90] aus bromsaurem Natron mit Bromnatrium, welches ich in bestimmbaren, u. von K.[okšarov] bestimmten Krystallen erhalten habe. Leider sind sie auch in trocknem Zustande beim Aufbewahren der Zersetzung unterworfen, und ich habe keine unzersetzten mehr, um Ihnen davon mitzutheilen. Die Ausmittelung ihrer Zusammensetzung bietet trotz ihrer vollkommenen Ausbil-

---

[88] Nikolaj Ivanovič Kokšarov (1818-1892) – Mineraloge, Kristallograph. Er absolvierte 1840 das Bergkadettenkorps in St. Petersburg, nahm an zwei Expeditionen durch das europäische Russland teil. 1841 reiste er nach Deutschland, Frankreich und England, hörte Vorlesungen bei den Kristallographen und Mineralogen Christian Samuel Weiß (1780-1856) und Gustav Rose. Nach seiner Rückkehr hielt er Vorlesungen am Bergbauinstitut, der Bergschule des Technologischen Institutes und der Universität in St. Petersburg. 1855 wählte man ihn zum Adjunkt, 1858 zum außerordentlichen und 1865 zum ordentlichen Mitglied der Akademie der Wissenschaften, von 1872 bis 1881 begleitete er das Amt des Direktors des Berginstituts in St. Petersburg, außerdem war er von 1865 bis 1892 Vorsitzender der 1817 gegründeten St. Petersburger Mineralogischen Gesellschaft. Die Preußische Akademie der Wissenschaften wählte ihn 1887 zu ihrem korrespondierenden Mitglied.

[89] Auguste Laurent (1807-1853) – Chemiker.

[90] Schriftenverzeichnis, Nr. 53 (1857).

dung einige Schwierigkeiten dar, mit deren Beseitigung ich noch beschäftigt bin. Sie sind wahrscheinlich 2 Na~~Br~~ + 3 Na~~Br~~[91] +? H; das Wasser ist nämlich noch genauer zu bestimmen. – Endlich noch habe ich auf nassem Wege das Doppelsalz NaS[92] + CaS[93] dargestellt und will nächstens ein Paar Worte[94] darüber schreiben. – Daraus sehen Sie wenigstens, theuerster Freund, daß ich fleißig fortarbeite, obgleich ich selbst mit mir unzufrieden bin, daß ich so wenig zu Tage fördere. Sie wissen aber am besten, wie man von den wissenschaftlichen Arbeiten durch administrative und industrielle abgezogen wird und ich tröste mich damit, daß mein Wirken in dieser Richtung nicht ganz ohne Erfolg bleibt.[95] –

D. 10ten April Das Erkranken meiner beiden Kinder am Scharlachfieber, welches bei meinem Sohne namentlich so gefährlich auftrat, daß er lange Zeit in Lebensgefahr schwankte, hat mich am Weiterschreiben verhindert.[96] Jetzt ist es, Gott sey Dank, so weit besser; daß keine Gefahr mehr vorhanden ist, und ich fange wieder an aufzuleben. Wissenschaftlich habe ich in dieser ganzen Zeit nichts arbeiten können, habe Ihnen, mein theurer Freund, daher auch nichts weiteres mitzutheilen. Ich eile deshalb diese Zeilen an Sie gelangen zu lassen und füge nur noch die wiederholte Versicherung meiner innigen Hochachtung hinzu mit der ich unwandelbar verbleibe

Ihr treuergebener Schüler J. Fritzsche

---

[91] In der Formel ist zu ergänzen über dem Na ein Punkt, über dem Br fünf Punkte.
[92] In der Formel ist zu ergänzen über dem Na ein Punkt, über dem S drei Punkte.
[93] In der Formel ist zu ergänzen über dem Ca ein Punkt, über dem S drei Punkte.
[94] Schriftenverzeichnis, Nr. 54 (1858).
[95] Zu den gesellschaftlichen Aktivitäten Fritzsches vgl. in diesem Band S. 33-34.
[96] Fritzsche war zu dieser Zeit Witwer, da seine zweite Frau bereits 1848 verstorben war.

Brief Nr. 10
Carl Julius Fritzsche an Eilhard Mitscherlich
St. Petersburg, 31.07./12.08.1862
Handschrift: Deutsches Museum München, Archiv,
Nachlass Mitscherlich, HS 00456

St. Petersburg 31ten Juli/12ten August 1862

Mein hochverehrter, theurer Freund!

Endlich glaube ich die Gewissheit zu haben, daß ich in einigen Tagen, vielleicht schon übermorgen den 2ten bzw. 14ten August eine Reise nach dem Auslande antreten kann, und so wird mir hoffentlich das Glück zu Theil, Sie bald wieder zu sehen. Vielleicht treffe ich schon Sonnabend früh in Berlin ein, und eile dann sobald als möglich zu Ihnen. Ich habe aber diesmal in Berlin einige Erkundigungen einzuziehen, und erlaube mir, Ihre gütige Mitwirkung dabei mir zu erbitten. Unsere Regierung beabsichtigt nämlich eine Umgestaltung der Gesetzgebung über das Salzwesen und hat mich zum Mitgliede einer deshalb niedergesetzten Commission[97] ernannt. Es handelt sich unter anderem auch darum, das Salz für Fabriken und zur Viehfütterung von der Akzise zu befreien und da sucht man nach Mitteln das für den Fabrikgebrauch bestimmte Salz zum Genusse für Menschen untauglich zu machen. Ueber Fabrikazion des Viehsalzes haben wir statistische Notizen gefunden aus welchen sich ergiebt, daß dem Kochsalze Eisenocker[98] und Wermuth oder Holzkohlenpulver beigemengt wird; aber über das Fabriksalz finde ich keine speciellen Angaben und da möchte ich nun gern recht genau unterrichtet sein, was für Bestimmungen darüber in Preußen existiren. Sollte es Ihnen möglich sein, schon vor meiner Ankunft für meine Zwecke wirken zu können, so würde ich Ihnen sehr dankbar sein. Ich beabsichtige nämlich, für den Fall, daß ich Sonnabend d. 4/16 Aug. in Berlin ankomme, nur diesen Tag dort zuzubringen, und Sonntag früh nach Dresden zu gehen, um meinen Sohn[99] zu sehen. Dann gehe ich über Creuznach, wo meine Tochter sich befindet, nach London.[100] Hoffent-

[97] Die Kommission zur Salzbesteuerung, deren Mitglied Fritzsche war, nahm ihre Tätigkeit am 1. September 1862 auf.
[98] Eisen(III)hydroxid FeO(OH) oder $Fe_2O_3 \cdot H_2O$.
[99] Karl Alfred Theodor Fritzsche (1846-1917).
[100] Vom 1. Mai bis 1. November 1862 fand in London die dritte Weltausstellung statt. Sie sollte den technischen Fortschritt popularisieren und hatte sechs Millionen Besucher.

lich gehen auch Sie dorthin, und sind noch nicht abgereist. Ich bin leider fast den ganzen Sommer hindurch an einem rheumatischen Uebel leidend gewesen und auch jetzt noch nicht ganz davon befreit. Das anhaltend regnerische und kalte Wetter war nicht geeignet, einen solchen Zustand bald heilen zu lassen, ich hoffe aber, daß die Reise alles wieder ins gute Geleise bringen wird.

Indem ich nun schließe und mir alles andere auf mündliche Mittheilung vorbehalte bitte ich wegen des obigen [...] um Verzeihung, hatte aber nicht den Muth den Brief umzuschreiben.

Unter den freundlichsten Grüßen an Ihre verehrte Frau Gemahlin bin und bleibe ich

Ihr treu ergebener Schüler J. Fritzsche

Anhang 2: Schriftenverzeichnis von Carl Julius Fritzsche

1832

1. Beiträge zur Kenntniss des Pollens. Berlin 1832.

1833

2. Dissertatio de plantarum polline. Berlin 1833.

3. Ueber die Verbindung des Chlorcalcium mit essigsaurem und oxalsaurem Kalke.
Annalen der Physik und Chemie 28 (1833), 121-124.

1834

4. Ueber das Amylum.
Annalen der Physik und Chemie 108 [F. 2, 32] (1834), 129-160
= Annalen der Pharmacie 12 (1834), 263-275.

5. Ueber den Pollen der Pflanzen und das Pollenin.
Annalen der Physik und Chemie 108 [F. 2, 32] (1834), 481-492.

1835

6. Ueber die Entwicklung des Pflanzeneies in seinen frühesten Zuständen und über die Bildung der Häute desselben.
Archiv für Naturgeschichte 2 (1835), 229-232.

1836

7. Ueber den Pollen.
Bulletin scientifique, publ. par l'Académie Impériale des Sciences de Saint-Pétersbourg 1 (1836), 160-164
= Mémoires de savants étrangers 3 (1837), 649-670.

8. Ueber eine neue Verbindung der kohlensauren Talkerde mit Wasser und über die Magnesia alba.
Annalen der Physik und Chemie 113 [F. 2, 37] (1836), 304-314.

1837

9. Ueber die Schwefelblumen.
Bulletin scientifique, publ. par l'Académie Impériale des Sciences de Saint-Pétersbourg 2 (1837), 44-48
= Annalen der Physik und Chemie 118 [F. 2, 42] (1837), 453-458.

10. Ueber eine neue Verbindung der schwefelsauren Talkerde mit Wasser.
Bulletin scientifique, publ. par l'Académie Impériale des Sciences de Saint-Pétersbourg 2 (1837), 193-196.

1838

11. Ueber zwei krystallisirte Verbindungen des kieselsauren Natrons mit Wasser.
Bulletin scientifique, publ. par l'Académie Impériale des Sciences de Saint-Pétersbourg 3 (1838), 161-164
= Annalen der Physik und Chemie 119 [F. 2, 43] (1838), 135-138.
Referat der Herausgeber: Annalen der Pharmacie 28 (1838), 218.

12. Ueber das Uroxin, ein neues Zersetzungsproduct der Harnsäure durch Salpetersäure.
Bulletin scientifique, publ. par l'Académie Impériale des Sciences de Saint-Pétersbourg 4 (1838), 81-87
= Journal für praktische Chemie 14 (1838), 237-243.

13. Ueber eine krystallisirte Verbindung der Harnsäure mit Schwefelsäure.
Bulletin scientifique, publ. par l'Académie Impériale des Sciences de Saint-Pétersbourg 4 (1838), 99-101
= Journal für praktische Chemie 14 (1838), 243-246.
Referat der Herausgeber: Annalen der Pharmacie 28 (1838), 332.

1839

14. Vorläufige Notiz über die Purpursäure und ihre Salze.
Bulletin scientifique, publ. par l'Académie Impériale des Sciences de Saint-Pétersbourg 5 (1839), 108-109
= Journal für praktische Chemie 16 (1839), 380-381
= Annalen der Pharmacie 29 (1839), 331-333.

15. Vorläufige Notiz über ein neues Zersetzungsproduct des Indigo durch Salpetersäure.
Bulletin scientifique, publ. par l'Académie Impériale des Sciences de Saint-Pétersbourg 5 (1839), 159-160
= Journal für praktische Chemie 16 (1839), 507-508.

16. Ueber die Purpursäure und ihre Salze.
Bulletin scientifique, publ. par l'Académie Impériale des Sciences de Saint-Pétersbourg 5 (1839), 161-174
= Journal für praktische Chemie 17 (1839), 42-56.
Referat der Herausgeber: Annalen der Pharmacie 32 (1839), 316-322.

17. Ueber ein krystallisirtes Hydrat der Harnsäure.
Bulletin scientifique, publ. par l'Académie Impériale des Sciences de Saint-Pétersbourg 5 (1839), 174-175
= Journal für praktische Chemie 17 (1839), 56-57.
Referat der Herausgeber: Annalen der Pharmacie 32 (1839), 315-316.

1840

18. Ueber die Verbindungen des Eisenchlorids mit Wasser, Chlorkalium und Chlorammonium.
Bulletin scientifique, publ. par l'Académie Impériale des Sciences de Saint-Pétersbourg 6 (1840), 129-135
= Journal für praktische Chemie 18 (1839), 479-486.

19. Ueber eine leichte Methode zur Darstellung der Chromsäure und ihr Verhalten zur Schwefelsäure.
Bulletin scientifique, publ. par l'Académie Impériale des Sciences de Saint-Pétersbourg 6 (1840), 181-183
= Journal für praktische Chemie 19 (1840), 176-179.
Referat der Herausgeber: Annalen der Chemie und Pharmacie 36 (1840), 212-213.

20. Ueber die Bildung salpetrichtsaurer Salze auf directem Wege.
Bulletin scientifique, publ. par l'Académie Impériale des Sciences de Saint-Pétersbourg 6 (1840), 183-184
= Journal für praktische Chemie 19 (1840), 179-180
= Annalen der Physik und Chemie 125 [F. 2, 49] (1840), 134.
Referat der Herausgeber: Annalen der Chemie und Pharmacie 36 (1840), 185-186.

21. Ueber die Verbindungen einiger Nickelsalze mit Ammoniak.
Bulletin scientifique, publ. par l'Académie Impériale des Sciences de Saint-Pétersbourg 6 (1840), 315-317.

22. Ueber das Anilin, ein neues Zersetzungsproduct des Indigo.
Bulletin scientifique, publ. par l'Académie Impériale des Sciences de Saint-Pétersbourg 7 (1840), 161-165
= Journal für praktische Chemie 20 (1840), 453-457
= Annalen der Chemie und Pharmazie 36 (1840), 84-88.

23. Ueber salpetrige Säure und ihre Verbindungen mit Salpetersäure.
Bulletin scientifique, publ. par l'Académie Impériale des Sciences de Saint-Pétersbourg 7 (1840), 329-335
= Journal für praktische Chemie 22 (1841), 14-21.

1841

24. Ueber die Producte der Einwirkung des Kali auf das Indigblau.
Bulletin scientifique, publ. par l'Académie Impériale des Sciences de Saint-Pétersbourg 8 (1841), 273-288
= Journal für praktische Chemie 23 (1841), 67-83
= Annalen der Chemie und Pharmazie 39 (1841), 76-91.

1842

25. Ueber ein besonderes Verhalten des bromsauren Kali.
Bulletin scientifique, publ. par l'Académie Impériale des Sciences de Saint-Pétersbourg 9 (1842), 157-165
= Journal für praktische Chemie 24 (1841), 285-293
= Annalen der Physik und Chemie 130 [F. 2, 54] (1841), 113-122.
Referat der Herausgeber: Annalen der Chemie und Pharmacie 40 (1841), 251-252.

26. Ueber zwei krystallisirte Verbindungen des Ammonium mit Schwefel.
Bulletin scientifique, publ. par l'Académie Impériale des Sciences de Saint-Pétersbourg 9 (1842), 165-172
= Journal für praktische Chemie 24 (1841), 460-467.

27. Bemerkung zu der Abhandlung des Hrn. Sinin in No. 234 des Bulletin (Sinin, N.: Beschreibung einiger neuer organischer Basen, dargestellt durch die Einwirkung des Schwefelwasserstoffs auf Verbindungen der Kohlenwasserstoffe mit Untersalpetersäure. Bulletin scientifique 10 (1842), 273-285).
Bulletin scientifique, publ. par l'Académie Impériale des Sciences de Saint-Pétersbourg 10 (1842), 352.

1843

28. Ueber das Bromaniloid.
Bulletin de la Classe Physico-Mathématique de l'Académie Impériale des Sciences de St. Pétersbourg 1 (1843), 29-34
= Journal für praktische Chemie 28 (1843), 204-209.

29. Ueber eine vorzügliche Sorte Guano.
Bulletin de la Classe Physico-Mathématique de l'Académie Impériale des Sciences de St. Pétersbourg 1 (1843), 91-96
= Journal für praktische Chemie 28 (1843), 210-216.

30. Ueber die Darstellung von krystallisirtem Indigblau auf nassem Wege.
Bulletin de la Classe Physico-Mathématique de l'Académie Impériale des Sciences de St. Pétersbourg 1 (1843), 97-103
= Journal für praktische Chemie 28 (1843), 193-198.

31. Vorläufige Notiz über einige neue Körper aus der Indigreihe.
Bulletin de la Classe Physico-Mathématique de l'Académie Impériale des Sciences de St. Pétersbourg 1 (1843), 103-108
= Journal für praktische Chemie 28 (1843), 198-204.

1844

32. Ueber die Verwandtschaft des Chloranils mit dem Chlorchinoyl.
Bulletin de la Classe Physico-Mathématique de l'Académie Impériale des Sciences de St. Pétersbourg 2 (1844), 135-136
= Journal für praktische Chemie 31 (1844), 218-219.

33. Ueber Vierfach-Schwefelammonium.
Bulletin de la Classe Physico-Mathématique de l'Académie Impériale des Sciences de St. Pétersbourg 2 (1844), 237-240
= Journal für praktische Chemie 32 (1844), 313-317
Referat der Herausgeber: Annalen der Chemie und Pharmacie 52 (1844), 230.

1846

34. mit Hess [Hermann Heinrich]:
Razbor sočinenija Professora Klausa, pod zaglaviem „Chimičeskoe ostatkov platinovoj rudy i metalla rutenija (Kazan' 1845)".
XVoe prisuždenie učreždennych P. N. Demidovym nagrad 17 aprelja 1846 g. St. Peterburg 1846, 85-92.

1847

35. Ueber eine vortheilhafte Methode der Aufschliessung des Osmium-Iridiums [Versuche mit Heinrich Struve].
Bulletin de la Classe Physico-Mathématique de l'Académie Impériale des Sciences de St. Pétersbourg 5 (1847), 186-189
= Journal für praktische Chemie 37 (1846), 483-485.

1848

36. Untersuchungen über die Samen von Peganum Harmala. I. In den Harmalasamen fertiggebildete Alkaloide.
Bulletin de la Classe Physico-Mathématique de l'Académie Impériale des Sciences de St. Pétersbourg 6 (1848), 49-72
= Journal für praktische Chemie 41 (1847), 31-56.
Referat der Herausgeber: Annalen der Chemie und Pharmacie 64 (1848), 360-369.

37. mit Struve, H[einrich Wilhelm]:
Ueber die Osman-Osmiumsäure.
Bulletin de la Classe Physico-Mathématique de l'Académie Impériale des Sciences de St. Pétersbourg 6 (1848), 81-96
= Journal für praktische Chemie 41 (1847), 97-113.
Referat der Herausgeber: Annalen der Chemie und Pharmacie 64 (1848), 263-267.

38. Fortsetzung. [zu Nr. 36]
Bulletin de la Classe Physico-Mathématique de l'Académie Impériale des Sciences de St. Pétersbourg 6 (1848), 241-256
= Journal für praktische Chemie 42 (1847), 275-291.
Referat der Herausgeber: Annalen der Chemie und Pharmacie 68 (1848), 351-355.

39. Zweite Fortsetzung. II. Verwandlungen der Harmala-Alkaloide.
Bulletin de la Classe Physico-Mathématique de l'Académie Impériale des Sciences de St. Pétersbourg 6 (1848), 289-299
= Journal für praktische Chemie 43 (1848), 144-155.
Referat der Herausgeber: Annalen der Chemie und Pharmacie 68 (1848), 355-358.

40. Ueber das Harmalaroth.
Bulletin de la Classe Physico-Mathématique de l'Académie Impériale des Sciences de St. Pétersbourg 6 (1848), 300-302
= Journal für praktische Chemie 43 (1848), 155-158.
Referat der Herausgeber: Annalen der Chemie und Pharmacie 72 (1849), 319-320.

1849

41. Ueber die Constitution und die Nomenclatur der knallsauren Salze.
Bulletin de la Classe Physico-Mathématique de l'Académie Impériale des Sciences de St. Pétersbourg 7 (1849), 42-48
= Journal für praktische Chemie 44 (1848), 150-157.

42. Dritte Fortsetzung. II. Verwandlungen der Harmala-Alkaloide.
Bulletin de la Classe Physico-Mathématique de l'Académie Impériale des Sciences de St. Pétersbourg 7 (1849), 129-139
= Journal für praktische Chemie 44 (1848), 370-381.

1850

43. Vierte Fortsetzung. Anderweitige Verbindungen des Nitroharmalidins.
Bulletin de la Classe Physico-Mathématique de l'Académie Impériale des Sciences de St. Pétersbourg 8 (1850), 81-87
= Journal für praktische Chemie 48 (1849), 175-183.
Referat der Herausgeber: Annalen der Chemie und Pharmacie 72 (1849), 306-308.

1851

44. Ueber salpetrige Säure.
Bulletin de la Classe Physico-Mathématique de l'Académie Impériale des Sciences de St. Pétersbourg 9 (1851), 193-196
= Journal für praktische Chemie 53 (1851), 86-89.

45. Ueber das Vorkommen von Vanadin in den Permischen Hüttenprodukten, und die Darstellung reiner Vanadinsäure.
Bulletin de la Classe Physico-Mathématique de l'Académie Impériale des Sciences de St. Pétersbourg 9 (1851), 196-202
= Journal für praktische Chemie 53 (1851), 90-98.

1852

46. mit Lenz [Heinrich Friedrich Emil von] und Jacobi [Moritz Hermann]:
Razbor sočinenija g-na professora P. Il'enkova pod zaglaviem „Kurs chimičeskoj technologii".
XXIoe prisuždenie učreždennych P. N. Demidovym nagrad 17 aprelja 1852 g. St. Peterburg 1852, 81-85.

1853

47. Ueber die Zusammensetzung der Harmala-Alkaloide.
Bulletin de la Classe Physico-Mathématique de l'Académie Impériale des Sciences de St. Pétersbourg 12 (1853), 17-25
= Journal für praktische Chemie 60 (1853), 359-368.

1854

48. Fünfte Fortsetzung. Nachtrag zum Nitroharmalidin.
Bulletin de la Classe Physico-Mathématique de l'Académie Impériale des Sciences de St. Pétersbourg 12 (1854), 33-46
= Journal für praktische Chemie 60 (1853), 414-431.
Referat der Herausgeber: Annalen der Chemie und Pharmacie 88 (1853), 327-336.

49. Sechste Fortsetzung.
Bulletin de la Classe Physico-Mathématique de l'Académie Impériale des Sciences de St. Pétersbourg 12 (1854), 225-236.
Referat der Herausgeber: Annalen der Chemie und Pharmacie 92 (1854), 330-336.

1855

50. Ueber eine neue phosphorhaltige organische Säure.
Bulletin de la Classe Physico-Mathématique de l'Académie Impériale des Sciences de St. Pétersbourg 13 (1855), 177-187
= Journal für praktische Chemie 64 (1855), 205-218.

51. Razbor sočinenija podpolkovnika Ivanova pod zaglaviem „Načal'nye osnovanija analitičeskoj chimii".
XXIVoe prisuždenie učreždennych P. N. Demidovym nagrad 28 maja 1855 g. St. Peterburg 1855, 89-92.

52. mit Il'enkov [Pavel Antonovič]:
Razbor sočinenija N. Vitta pod zaglaviem „Rukovodstvo k sacharnomu proisvodstvu, s dopolneniem i s priloženiem k dopolneniju".
XXIVoe prisuždenie učreždennych P. N. Demidovym nagrad 28 maja 1855 g. St. Peterburg 1855, 199-209.

1857

53. Ueber ein Doppelsalz aus Bromnatrium und bromsaurem Natron.
Bulletin de la Classe Physico-Mathématique de l'Académie Impériale des Sciences de St. Pétersbourg 15 (1857), pp. 273-281
= Journal für praktische Chemie 71 (1857), S. 219-227.

1858

54. Ueber die Bildung von Glauberit auf nassem Wege und über ein zweites Doppelsalz aus schwefelsaurem Natron und schwefelsaurem Kalke.
Bulletin de la Classe Physico-Mathématique de l'Académie Impériale des Sciences de St. Pétersbourg 16 (1858), 124-128
= Journal für praktische Chemie 72 (1857), 291-297.

55. Ueber Verbindungen von Kohlenwasserstoffen mit Pikrinsäure.
Bulletin de la Classe Physico-Mathématique de l'Académie Impériale des Sciences de St. Pétersbourg 16 (1858), 150-158
= Journal für praktische Chemie 73 (1858), 282-292
= Annalen der Chemie und Pharmacie 109 (1859), 247-250.

56. Ueber die Produkte der Einwirkung der Salpetersäure auf die Phensäure.
Bulletin de la Classe Physico-Mathématique de l'Académie Impériale des Sciences de St. Pétersbourg 16 (1858), 161-176
= Journal für praktische Chemie 73 (1858), 293-314
= Annalen der Chemie und Pharmacie 110 (1859), 150-155.

57. Ueber Ozokerit, Neft-Gil und Kir.
Bulletin de la Classe Physico-Mathématique de l'Académie Impériale des Sciences de St. Pétersbourg 16 (1858), 241-258
= Journal für praktische Chemie 73 (1858), 321-344.

1859

58. Ueber einen Kohlenwasserstoff aus Holztheer und seine Verbindungen mit Pikrinsäure.
Bulletin de la Classe Physico-Mathématique de l'Académie Impériale des Sciences de St. Pétersbourg 17 (1859), 68-76
= Journal für praktische Chemie 75 (1858), 281-289
= Annalen der Chemie und Pharmacie 109 (1859), 250-252.

59. Ueber die Produkte der Einwirkung der Salpetersäure auf die Phensäure. Fortsetzung.
Bulletin de la Classe Physico-Mathématique de l'Académie Impériale des Sciences de St. Pétersbourg 17 (1859), 145-167
= Journal für praktische Chemie 75 (1858), 257-281
= Annalen der Chemie und Pharmacie 110 (1859), 155-167.

1861

60. Ueber das Reten.
Bulletin de l'Académie Impériale des Sciences de St. Pétersbourg 3 (1861), 88-110
= Journal für praktische Chemie 82 (1861), 321-345.

61. Über ein Doppelsalz aus kohlensaurem Kalk und Chlorcalcium.
Bulletin de l'Académie Impériale des Sciences de St. Pétersbourg 3 (1861), 285-292
= Journal für praktische Chemie 83 (1861), 213-221.

1862

62. mit Zinin [Nikolaj Nikolaevič]:
Razbor sočinenija D. Mendeleeva „Organičeskaja chimija".
XXXIoe prisuždenie učreždennych P. N. Demidovym nagrad 25 maja 1862 g. St. Peterburg 1862, 30-33.

1863

63. Untersuchung über die Samen von Peganum Harmala. Siebente Fortsetzung.
Bulletin de l'Académie Impériale des Sciences de St. Pétersbourg 5 (1863), 12-21
= Journal für praktische Chemie 86 (1862), 100-110.

64. Ueber das Gefrieren gefärbter Flüssigkeiten. Mit 2 Tafeln.
Bulletin de l'Académie Impériale des Sciences de St. Pétersbourg 6 (1863), 385-390.

65. Nachtrag zu der Abhandlung über das Gefrieren gefärbter Flüssigkeiten.
Bulletin de l'Académie Impériale des Sciences de St. Pétersbourg 6 (1863), 495-496.

66. mit Zinin [Nikolaj Nikolaevič]:
Otzyv ob izdannom g. Andreevym „Kurse chimičeskoj technologii professora Il'enkova" [T. I-II. St. Pbg. 1861-1862].
XXXIIoe prisuždenie učreždennych P. N. Demidovym nagrad 5 ijulja 1863 g. St. Peterburg 1863, 69-71.

1864

67. mit Jacobi [Moritz Hermann]:
Note sur l'application du bronze d'aluminium à la confection des alcoomètres.
Bulletin de l'Académie Impériale des Sciences de St. Pétersbourg 7 (1864), 370-372.

68. Ueber die Doppelsalze von Calciumoxalat und Chlorcalcium.
Bulletin de l'Académie Impériale des Sciences de St. Pétersbourg 7 (1864), 497-509
= Journal für praktische Chemie 93 (1864), 321-334.

69. Ueber die Bestimmung des Kalks als Aetzkalk.
Bulletin de l'Académie Impériale des Sciences de St. Pétersbourg 7 (1864), 576-580
= Journal für praktische Chemie 93 (1864), 335-339.

70. Über die künstliche Bildung von Gay-Lussit.
Bulletin de l'Académie Impériale des Sciences de St. Pétersbourg 7 (1864), 580-587
= Journal für praktische Chemie 93 (1864), 339-347.

1866

71. Bemerkungen zu der Abhandlung des Hrn. Goebel „Untersuchungen des Carnallits von Maman in Persien und über die wahre Ursache der rothen Färbung mancher natürlichen Salze“.
Bulletin de l’Académie Impériale des Sciences de St. Pétersbourg 9 (1866), 56-64 = Journal für praktische Chemie 97 (1866), 30-37.

72. Ueber die festen Kohlenwasserstoffe des Steinkohlentheers.
Bulletin de l’Académie Impériale des Sciences de St. Pétersbourg 9 (1866), 406-419 = Journal für praktische Chemie 97 (1866), 290-303.

73. Ueber das Cumol des Steinkohlentheers.
Zeitschrift für Chemie. Archiv für das Gesammtgebiet der Wissenschaft N.F. 2 (1866), 200-201.

74. mit Helmersen [Gregor von], Jacobi [Moritz Hermann] und Kokcharow [Kokšarov, Nikolaj Ivanovič]:
Bericht an die physikalisch-mathematische Classe über die Durchschneidung der Pallas’schen Eisenmasse (Auszug).
Bulletin de l’Académie Impériale des Sciences de St. Pétersbourg 10 (1866), 296-324.

1867

75. Ueber die festen Kohlenwasserstoffe des Steinkohlentheers.
Zeitschrift für Chemie. Archiv für das Gesammtgebiet der Wissenschaft N.F. 3 (1867), 289-294.
Referat von Henri E. Sainte-Claire Deville: Note sur les carbures d’hydrogène solides, tires du goudron de houille. Comptes rendus des Séances de l’Académie des Sciences 64 (1867), 1035-1037.

76. Bericht an die physikalisch-mathematische Classe der Kaiserlichen Akademie der Wissenschaften vom Akademiker Fritzsche über seine Arbeit, betreffend die festen Kohlenwasserstoffe des Steinkohlentheers.
Bulletin de l’Académie Impériale des Sciences de St. Pétersbourg 11 (1867), 385-397 = Journal für praktische Chemie 101 (1867), 333-343.

1868

77. Note sur l’anthracène de M. Berthelot.
Bulletin de l’Académie Impériale des Sciences de St. Pétersbourg 12 (1868), 152-154.
Referat von Friedrich Konrad Beilstein: Bemerkung über das Anthracen von M. Berthelot. Zeitschrift für Chemie. Archiv für das Gesammtgebiet der Wissenschaft N.F. 4 (1868), 57.

78. mit Mendeleev [Dmitrij Ivanovič]:
O novom uglevodorov.
Trudy 1-go s’’ezda Russkogo estestvoispytatelej 1868, otd. III, 71.

1869

79. Mittheilungen über Kohlenwasserstoffe.
Bulletin de l'Académie Impériale des Sciences de St. Pétersbourg 13 (1869), 143-168
= Journal für praktische Chemie 105 (1868), 129-150
= Zeitschrift für Chemie. Archiv für das Gesammtgebiet der Wissenschaft N.F. 5 (1869), 114-118.
Referat von Jean Baptiste Dumas: Sur quelques noveaux carbures d'hydrogène. Comptes rendus des Séances de l'Académie des Sciences 67 (1868), 1105-1106.

80. Mittheilungen über Kohlenwasserstoffe. Fortsetzung.
Bulletin de l'Académie Impériale des Sciences de St. Pétersbourg 13 (1869), 531-548
= Journal für praktische Chemie 106 (1869), 274-293
= Zeitschrift für Chemie. Archiv für das Gesammtgebiet der Wissenschaft N.F. 5 (1869), 387-393.

1870

81. Ueber einen eigenthümlichen Molecular-Zustand des Zinnes.
Mémoires de l'Académie Impériale des Sciences de St. Pétersbourg 7. Sèrie, 15 (1870), No. 5.

Abbildungsnachweis

Abb. 1	St. Petersburger Filiale des Archivs der Russischen Akademie der Wissenschaften (Peterburgskij Filial Archiva Rossijskoj Akademii Nauk, PFA RAN), f. X, op. F., d. 11, l. 1.
Abb. 2	Prandtl 1956, 243.
Abb. 3	o. A. 1853, Anhang.
Abb. 4	o. A. 1853, Anhang.
Abb. 5	o. A. 1853, Frontispiz.
Abb. 6	Solov'ev 1962, Frontispiz.
Abb. 7	PFA RAN, f. X, op. F., d. 12, l. 1.
Abb. 8	Prandtl 1956, 255.
Abb. 9	Deutsches Museum von Meisterwerken der Naturwissenschaft und Technik München, Archiv, HS 00450.
Abb. 10	PFA RAN, f. X, op. F., d. 13, l. 1.

Literatur

Bulletin scientifique 1838 – Bulletin scientifique, publ. par l'Académie Impériale des Sciences de Saint-Pétersbourg 4 (1838), 320.

Bulletin scientifique 1840 – Bulletin scientifique, publ. par l'Académie Impériale des Sciences de Saint-Pétersbourg 7 (1840), 291-292.

Beketov 2004 – Nikolaj Nikolaevič Beketov: Istorija chimičeskoj laboratorii pri akademii nauk. Lomonosovskij sbornik. Materialy dlja istorii razvitija chimii v Rossii. Moskva 1901, Reprint: Moskva 2004, 1-5 (ohne Pag.).

Boeck/Zott 2007 – Gisela Boeck, Regine Zott: Zum 100. Todestag: Dmitrij Ivanovič Mendeleev (1834-1907). Chemie in unserer Zeit 41 (2007), 12-20.

Butlerov 1872 – Aleksandr Michajlovič Butlerov: Julij Fedorovič Fricše. Zapiski Imperatorskoj Akademii nauk 20 (1872), 190-204.

Butlerow 1872 – Alexander Butlerow: Carl Julius Fritzsche. Berichte der Deutschen Chemischen Gesellschaft 5 (1872), 132-136.

Dingler 1838 – Johann Gottfried Dingler: Ueber die Gewinnung eines rothen Farbstoffes aus den Samen der Pflanze Peganum harmala. Polytechnisches Journal 69 = N.F. 19 (1838), 373-376.

Elagina 1958 – K. C. Elagina: Ju. F. Fricše. Trudy instituta istorii estestvoznanija i techniki 18 (1958), 236-260.

Erdmann 1839 – Otto Linné Erdmann: Ueber die Gewinnung eines rothen Farbstoffes aus den Samen der Pflanze Peganum harmala. Journal für praktische Chemie 16 (1839), 81-84.

Erdmann 1840 – Otto Linné Erdmann: Nachschrift. Journal für praktische Chemie 20 (1840), 457-459.

Fischer/Täuber 1885 – Otto Fischer, Ernst Täuber: Ueber Harmin und Harmalin. Berichte der deutschen chemischen Gesellschaft 18 (1885), 400-406.

Heinig 1988 – Karl Heinig (Hg.): Biographien bedeutender Chemiker. 6. Aufl. Berlin 1988.

Hermann 1834a – Hans Rudolph Hermann: Ueber die Proportionen, in den sich die Wärme mit den gemischten Elementen und ihren Verbindungen vereinigt und über die Mischungs-Gewichte, als Quotienten der specifischen Gewichte der Körper durch ihre Wärme Capacität betrachtet. Nouveaux Mémoires de la Société Impériale des naturalistes de Mouscou IX (1834).

Hermann 1834b – Hans Rudolf Hermann: Ueber die saure Beschaffenheit des venösen Menschenbluts und über den Unterschied zwischen arteriellem und venösem Blute. Annalen der Physik und Chemie 107 [F.2, 31] (1834), 311-319.

Hess 1825 – Hermann Heinrich Hess: Nonnulla de fontibus medicatis, praesertim in Ruthenia obviis. Dorpat 1825.

Hess 1839 – Hermann Heinrich Hess: Apparat für die Analyse der organischen Substanzen. Journal für praktische Chemie 17 (1839), 98-101.

Hofmann 1843 – August Wilhelm von Hofmann: Chemische Untersuchung der organischen Basen im Steinkohlen-Theeröl. Annalen der Chemie und Pharmacie 47 (1843), 37-87.

Hofmann 1850 – August Wilhelm von Hofmann: Beiträge zur Kenntniss der flüchtigen organischen Basen. Annalen der Chemie und Pharmacie 75 (1850), 356-368.

Hübner 2006 – Karl Hübner: 150 Jahre Mauvein. Chemie in unserer Zeit 40 (2006), 274-275.

Iodko 2005 – Olga Vladimirovna Iodko: Die Herstellung künstlicher Mineralwässer im Russischen Reich. In: Ingrid Kästner, Regine Pfrepper (Hgg.): Deutsche im Zarenreich und Russen in Deutschland: Naturforscher, Gelehrte, Ärzte und Wissenschaftler im 18. und 19. Jahrhundert. Aachen 2005 (Deutsch-russische Beziehungen in Medizin und Naturwissenschaften 12), 151-166.

Liebig 1834 – Justus Liebig: Ueber einige Stickstoff-Verbindungen. Annalen der Pharmacie 10 (1834), 1-47.

Liebig 1837 – Justus Liebig: Anleitung zur Analyse organischer Körper. Braunschweig 1837.

Liebig/Wöhler 1837 – Justus Liebig, Friedrich Wöhler: Ueber die Natur der Harnsäure. Annalen der Physik und Chemie 117 [F.2, 41] (1837), 561-569.

Liebig 1840a – Justus Liebig: Der Zustand der Chemie in Preußen. Annalen der Chemie und Pharmacie 34 (1840), 97-136.

Liebig 1840b – Justus Liebig: Bemerkung zu vorstehender Notiz. Annalen der Chemie und Pharmacie 36 (1840), 88-90.

Liebig 1841 – Justus Liebig: Ueber die Darstellung und Zusammensetzung der Anthranilsäure. Annalen der Chemie und Pharmacie 39 (1841), 91-96.

Mendeleev 1951 – Dmitrij Ivanovič Mendeleev: Dnevnik 1861. Naučnoe nasledstvo 2 (1951), 111-212.

Meusel 1866 – Eduard Meusel: Ueber die für Chinabasen in Frage gestellte Anwendbarkeit der Stickstoffbestimmung nach Varrentrapp und Will. Zeitschrift für analytische Chemie 5 (1866), 197-200.

Mitscherlich 1896 – Alexander Mitscherlich (Hg.): Gesammelte Schriften von Eilhard Mitscherlich. Lebensbild, Briefwechsel und Abhandlungen. Berlin 1896.

Mohr 1837 – Carl Friedrich Mohr: Wasserstoffgaslampe ohne Hahn. Annalen der Pharmacie 23 (1837), 228-231.

o. A. 1853 – ohne Autor: Die Struve'schen Mineralwasser-Anstalten. Leipzig 1853.

Pötsch/Fischer/Müller 1988 – Winfried R. Pötsch, Annelore Fischer, Wolfgang Müller: Lexikon bedeutender Chemiker. Leipzig 1988.

Prandtl 1956 – Wilhelm Prandtl: Deutsche Chemiker in der ersten Hälfte des 19. Jahrhunderts. Weinheim/Bergstr. 1956.

Radovskij 1948 – M. Radovskij: Chronika. V komissii po istorii fiziko-matematičeskich nauk akademii nauk SSSR. Uspechi fizičeskich nauk 34 (1948) 4, 610 bis 611.

Richter 1871 – Hermann Eberhard Richter: Zur Jubelfeier der Struve'schen Mineralwasseranstalten. Dresden 1871.

Roussanova 2006 – Elena Roussanova: Zum 100. Todestag des deutsch-russischen Chemikers Friedrich Konrad Beilstein (1838-1906). Hamburg-Norderstedt 2006.

Roussanova 2007 – Elena Roussanova: Zur Ambivalenz der deutsch-russischen Wissenschaftsbeziehungen in der Chemie im Zeitalter des europäischen Nationalismus. In: Regine Pfrepper (Hg.): Medizin-, Pharmazie- und Wissenschaftsgeschichte vom Mittelalter bis zur Gegenwart. Aachen 2007 (Deutsch-russische Beziehungen in Medizin und Naturwissenschaften 14), 167-184.

Runge 1834 – Friedlieb Ferdinand Runge: Ueber einige Producte der Steinkohlendestillation. Annalen der Physik und Chemie 31 (1834), 65-78 und 32 (1834), 308-328.

Schneider 1956 – Wolfgang Schneider: Dr. Struve und die Mineralwasseranstalten. Die pharmazeutische Industrie 18 (1956), 225-228.

Solov'ev 1962 – Jurij Ivanovič Solov'ev: German Ivanovič Gess. Moskva 1962.

Solov'ev 1985 – Jurij Ivanovič Solov'ev: Istorija chimii v Rossii. Moskva 1985.

Unverdorben 1826 – Otto Unverdorben: Ueber das Verhalten der organischen Körper in höheren Temperaturen. Annalen der Physik und Chemie N.F. 8 (1826), 397 bis 410.

Tappeiner 1894 – Hermann von Tappeiner (nach Versuchen von Arnulf Neuner): Ueber die Wirkungen der Alkaloide von Peganum Harmala, insbesondere des Harmalins. Archiv für experimentelle Pathologie und Pharmakologie 35 (1894) 1, 69-76.

Walden 1941 – Paul Walden: Geschichte der organischen Chemie seit 1880. 2. Bd. Berlin 1941.

Wöhler 1841 – Friedrich Wöhler: Ueber die Zusammensetzung des Guano. Annalen der Chemie und Pharmazie 37 (1841), 285-292.

Varrentrapp/Will 1841 – Franz Varrentrapp, Heinrich Will: Neue Methode zur Bestimmung des Stickstoffs in organischen Verbindungen. Annalen der Chemie und Pharmacie 39 (1841), 257-297.

Zinin 1842a – Nikolaj Nikolaevič Zinin: Organische Salzbasen, aus Nitronaphtalose und Nitrobenzid mittels Schwefelwasserstoff entstehend. Annalen der Chemie und Pharmacie 44 (1842), 283-288.

Zinin 1842b – Nikolaj Nikolaevič Zinin: Beschreibung einiger neuer organischer Basen, dargestellt durch die Einwirkung des Schwefelwasserstoffs auf Verbindungen der Kohlenwasserstoffe mit Untersalpetersäure. Bulletin scientifique, publ. par l'Académie Impériale des Sciences de Saint-Pétersbourg 10 (1842), 273-285 = Journal für praktische Chemie 27 (1842), 140-153.

Il'ja Il'ič Mečnikov – Denkwege zwischen Philosophie und Medizin

Thomas Schmuck

„Naše telo dolžno byt' našim delom."[1]

1. Einleitung

MEČNIKOV ist nicht vergessen, wird aber kaum gelesen. Hatte der bekannte Embryologe Scott F. GILBERT noch 1991 zuversichtlich die Hoffnung ausgesprochen, der Studie von Alfred I. TAUBER und Leon CHERNYAK über MEČNIKOV und die Immunologie[2] würde eine Fülle von neuen Arbeiten über MEČNIKOV folgen,[3] so ist dieser Wunsch nicht in Erfüllung gegangen. Die meisten Publikationen über MEČNIKOV beschäftigen sich mit seinen immunologischen Forschungen und seiner Bedeutung für die Entstehung der Immunologie,[4] aber auch die Geschichte der Immunologie selbst ist noch nicht durchgehend aufgearbeitet.[5]

Während MEČNIKOV im angelsächsischen Bereich größere Aufmerksamkeit zuteil wird,[6] gibt es im deutschsprachigen Raum wenig Interesse an ihm und seinem Denken.[7] Dies ist erstaunlich, wenn man weiß, wie eng die Beziehungen MEČNIKOVs gerade zu Deutschland, zu deutschen Wissenschaftlern und Medizinern und zur deutschen Sprache und Kultur waren. So studierte und arbeitete MEČNIKOV längere Zeit in Deutschland und

---

[1] [Unser Körper soll unsere Sache sein.] Nikolaj Fedorovič Fedorov: Filosofija obščego dela. Bd. 1, 61, zitiert nach Groys/Hagemeister 2005, 43.

[2] Vgl. Tauber/Chernyak 1991.

[3] „I expect, that this is the first and seminal volume of an entire library [!] of new Metchnikoff studies." (Vorwort von Gilbert zu Tauber/Chernyak 1991, IX). Die Monographie beleuchtet vorwiegend Mečnikovs Bedeutung für die vergleichende Embryologie und Immunologie.

[4] Gelegentlich, meist erst in neuerer Zeit, erweitert sich das Interesse auch auf Mečnikovs vergleichende embryologische und bakteriologische Untersuchungen. Dabei hervorzuheben sind Vaughan 1965, Chernyak/Tauber 1988, Podolsky 1998 und Tauber 2003. Eine umfassende Mečnikov-Bibliographie findet sich unter: http://www.pasteur.fr/infosci/biblio/ressources/histoire/metchnikoff.php#1c (1.5.2008).

[5] Vgl. Söderqvist/Stillwell 1999.

[6] Einen Überblick anlässlich des 100-jährigen Jubiläums der Verleihung des Nobelpreises für Medizin an Mečnikov geben z. B. Kaufmann 2008 und Nathan 2008.

[7] Ein Beispiel dafür ist die Arbeit von Stoff über ein zentrales Thema Mečnikovs, die Lebensverlängerung, in der Mečnikov trotz seiner breiten Rezeption auch in Deutschland nur nebenbei erwähnt wird (Stoff 2004).

sprach sehr gut Deutsch.[8] Deutsche Wissenschaftler und Mediziner waren seine Lehrer. Viele seiner Bücher, Artikel und Broschüren sind auf Deutsch erschienen, bei einigen ist Deutsch auch die Sprache der Erstveröffentlichung.

Das Verhältnis MEČNIKOVs zum philosophischen Diskurs seiner Zeit, seine Versuche, aus medizinisch-naturwissenschaftlichen Erkenntnissen zu philosophischen Schlussfolgerungen zu gelangen und diese für die Menschheit auch lebenspraktisch nutzbar zu machen, sind bisher weniger beachtet und auch nicht zum Gegenstand einer eigenen Untersuchung gemacht worden. Dies verwundert, denn MEČNIKOVs Bedeutung ist durchaus unbestritten. Er, einer der bekanntesten russischen Naturwissenschaftler und Mediziner des späten 19. Jahrhunderts, verbrachte den größeren Teil seines Lebens im Ausland und bekam 1908 gemeinsam mit Paul EHRLICH (1854-1915) den Nobelpreis für Medizin. Seiner wissenschaftlichen Bedeutung stand zu Lebzeiten seine Bekanntheit in der Öffentlichkeit nicht nach. Vom berühmten Joghurt von „Prof. Metchnikoff“, das sich des Nimbus seines Namens bedienen konnte, um für heute „probiotisch“ genannte Produkte zu werben, abgesehen, wurde MEČNIKOV als populärwissenschaftlicher Autor, als wissenschaftlich fundierter Denker und nicht zuletzt auch als eine Art „Lebensreformer“ wahrgenommen.[9] Er erscheint als einer der „major prophets of today“ in der englischsprachigen populärwissenschaftlichen Literatur in einer Reihe mit Ernst HAECKEL (1834-1919), Wilhelm OSTWALD (1853-1932) und Maurice MAETERLINCK (1862-1949),

[8] Mečnikov sprach deutsch und französisch „sehr gewandt“, wie Zeiss (152-153, nach einen Brief von Ferdinand Hueppe vom 11.5.1929 an Zeiss) berichtet: „Als bei einem Interne-Kongress in Leipzig Prof. Klemperer im Eilzugstempo Deutsch sprach, entschuldigte sich Mečnikov, daß er das Deutsche nicht so schnell sprechen könnte und sprach schneller als die anderen Deutschen, was großes Lachen auf Kosten von Klemperer erregte, uns viel Spaß machte und die Sympathie für Mečnikov verstärkte.“ Georg Klemperer (1865-1946) war ein deutsch-jüdischer Internist in Berlin.

[9] Im Nachruf der *New York Times* vom 16.7.1916 wird zwischen dem berühmten Wissenschaftler und dem international bekannten Lebensreformer, dem „Advocate of the Sour-Milk Cure”, unterschieden: „Although famous and widely known for many years as one of the leading scientists of Europe, Professor Metchnikoff became a figure of international prominence when he announced the result of his exhaustive study of longevity and gave to the world the hope that life might be prolonged to more than double the present span.” (Anonym 1916, 17). Als vier wesentliche Themen seiner wissenschaftlichen Arbeit werden seine Theorie der Entzündung, die Diätetik zur Verlängerung des Lebens, seine bakteriologischen Entdeckungen und zuletzt seine exponierten Ansichten über Geschlechterdifferenz angeführt.

aber auch mit Philosophen wie Henri BERGSON (1859-1941).[10] Seine Werke wurden weithin rezipiert. So verschiedenartige Schriftsteller wie Lev Nikolaevič TOLSTOJ (1828-1910), Herbert George WELLS (1866-1946)[11] und Marcel PROUST (1871-1922)[12] waren seine oft kritischen Leser. Russische Intellektuelle, Denker und Politiker wie Lev Davidovič TROCKIJ (1879-1940), Nikolaj Fedorovič FEDOROV (1829?-1903)[13] und Aleksandr Aleksandrovič BOGDANOV (1873-1928)[14] zitieren ihn oder behandeln seine Themen. Auch in der Sekundärliteratur gilt MEČNIKOV als „outstanding thinker" und wird in eine Reihe mit TOLSTOJ gestellt.[15]

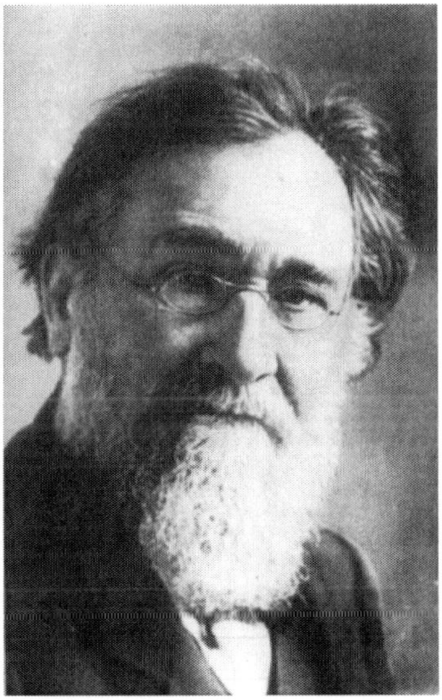

Abb. 1: Mečnikov im Jahr der Nobelpreisverleihung 1908

[10] Vgl. Slosson 1914. Edwin Emery Slosson (1865-1929) war Professor für Chemie an der University of Wyoming und Autor und journalistischer Popularisator der Naturwissenschaften in den USA.

[11] Als „scientific atheist" und „very typical antagonist of all religion" erscheint Mečnikov in Wells *God the Invisible King* (London 1917).

[12] Proust erwähnte Mečnikov in einem Brief, den er 1922, wenige Wochen vor seinem Tod, schrieb. Dabei entlehnte er von Mečnikov eine Todesmetapher, wenn er sich selbst mit einer „Grabwespe" vergleicht, „zusammengeschrumpft wie sie und aller Dinge beraubt […]." (Proust 1978, 688).

[13] Zu Fedorov vgl. Hagemeister 1989; Fedorovs Geburtsjahr ist unsicher.

[14] Zu Bogdanov vgl. Grille 1966.

[15] Lovell 2004, 297.

Gerade die Verbindung von Medizin und Naturwissenschaft einerseits und Philosophie und Lebenspraxis bzw. „Lebensreform" andererseits macht die Aktualität seines Denkens aus, denn eine undurchlässige Grenze zwischen den beiden Kulturen der Natur- und der Geisteswissenschaften, wie sie Charles Percy SNOW (1905-1980) konstatiert hatte, gibt es für MEČNIKOV nicht. MEČNIKOV, der als „one of the great theorists of nineteenth century biology"[16] gilt, soll daher – auch anlässlich der hundertjährigen Wiederkehr der Nobelpreisverleihung 1908 – in seinem Verhältnis zur Philosophie und in seinen philosophischen Versuchen, aus der Medizin und den Naturwissenschaften theoretische Schlüsse zu ziehen, betrachtet werden, in denen er die Vision einer harmonischen und durchgehend von den Naturwissenschaften und der Medizin bestimmten Gesellschaft entwickelt. Eingebettet werden soll die Analyse seines Denkens in das kulturgeschichtliche Umfeld MEČNIKOVs zwischen Deutschland und Russland.

2. Mečnikovs Leben und wissenschaftliche Arbeit: Embryologie, Evolutionstheorie, Immunologie und Bakteriologie

MEČNIKOVs Leben wird hier in einem kurzen Überblick dargestellt, da es für die Analyse seines Denkens von Bedeutung ist.[17] Il'ja Il'ič MEČNIKOV[18] wurde am 3./16. Mai[19] 1845 auf dem Gutshof Panasovka in der Nähe des

[16] Tauber 2003, 897.

[17] Die biographischen Daten folgen Zeiss, dem Biografičeskij slovar' dejatelej estestvoznanija i techniki, Brokgauz i Efron (Novyj ėnciklopedičeskij slovar') und mit Einschränkungen Tauber/Chernyak 1991 sowie Frolow 1984. Die Biographie von Frolow, die auch auf Deutsch vorliegt, ist nur beschränkt verwendbar und enthält Ungenauigkeiten und Sachfehler; der Lebensweg Mečnikovs wird unter der Dichotomie „fortschrittlich versus reaktionär" beschrieben, wobei Mečnikov für den „Fortschritt" steht, seine „intriganten" und „wissenschaftlich bedeutungslosen" Kritiker für die „Reaktion". Das Buch von Zeiss, das die Erinnerungen von Mečnikovs zweiter Frau Ol'ga stark überarbeitet und mit umfangreichem neuen Material versehen wiedergibt, ist die letzte deutsche Monographie zu Mečnikov. Auf Russisch erschienen die Erinnerungen von Ol'ga Mečnikova (Vie d'Élie Metchnikoff. Paris 1920) zuletzt 2007: Žizn' Il'i Il'iča Mečnikova. Moskva.

[18] Der Name wird sehr unterschiedlich geschrieben. Russisch Il'ja Il'ič Mečnikov, lautete die zu Lebzeiten häufigste deutsche Umschrift Elias Metschnikoff (selten Mecznikow), die französische bzw. englische meist Élie bzw. Ilya Metchnikoff, Metchnikov oder Mechnikov. Mečnikov selbst verwendete in den letzten 25 Jahren seines Lebens die Form Élie Metchnikoff.

[19] Lt. Zeiss 1932, 12.

Dorfes Ivanovka bei Char'kov (heute: Char'kiv, Ukraine) geboren. Seine Vorfahren sind väterlicherseits russischer bzw. moldawischer Herkunft.[20] Der Vater Il'ja Ivanovič MEČNIKOV war Gardeoffizier in St. Petersburg, der sich nach dem Quittieren seines Dienstes nach Panasovka zurück zog und dem Kartenspiel und der Landwirtschaft widmete; die Mutter Ėmilija L'vovna bewegte sich in St. Petersburg in Kreisen, in denen auch Aleksandr Sergeevič PUŠKIN (1799-1837) und Vasilij Andreevič ŽUKOVSKIJ (1783-1852) verkehrten.

Der jüdische Hintergrund MEČNIKOVs wird zwar öfters erwähnt, aber manchmal falsch dargestellt.[21] Richtig ist folgendes: MEČNIKOVs Großvater mütterlicherseits hieß Lev Nikolaevič NEVACHOVIČ (1776-1831) und gilt als der erste jüdische Schriftsteller in russischer Sprache.[22] Er wurde als Iechuda LEJB (LÖB) BEN NOACH im heute ukrainischen Letičev[23] (Podolien, Chmel'nickaja oblast') geboren. Er konvertierte Anfang des 19. Jahrhunderts[24] zum Christentum[25] und wirkte schließlich unter seinem neuen

[20] Man könnte meinen, dass die Frage der Nationalität bei dem meist als Russen bezeichneten Mečnikov nicht problematisch sein sollte; dem ist aber nicht ganz so. Der Name Mečnikov ist eine Übersetzung der alten moldawischen Amtsbezeichnung „Spotar", die auf Michael Spotar Milescu (ca. 1625-1714) zurückgeht. Dessen Neffe, Jurij Stepanovič, ebenfalls aus Moldawien, wanderte 1711 in Russland ein, sein Sohn nahm als Lehnübersetzung aus „Spatarenko" den Namen Mečnikov an (d. h. Schwertträger, von russ. meč: Schwert). Die russische Bol'šaja ėnciklopedija (2006) bezeichnet Mečnikov daher als „rossijskij medik" (d. h. als russländischen Mediziner), nicht als „russkij" (russisch). Für Frolow „ein echter Russe" (1984, 10), bezeichnet ihn der ukrainische Eintrag von Wikipedia als Ukrainer, der französische Eintrag verzichtet auf eine nationale Zuordnung. Mečnikov starb nach 28 Jahren in Paris als „associé étranger".

[21] Nach Cochrane sind beide Eltern Juden: Mečnikov „was born in 1845 of Russian Jewish parents"; er lässt ihn außerdem in „Cracow" (richtig: Char'kov) studieren (Cochrane 2003, 35). Paul de Kruif stellt apodiktisch fest: „Élie Metchnikoff was a Jew." (Kruif 1939, 199).

[22] Vgl. Balan 2006. Zu Nevachovič vgl. auch: http://www.jewhistory.spb/rus/main/s.php ?id=810 (15.6.2008). Selten wird als Geburtsjahr 1778, als Name „Leo Nevahovna" genannt (Brieger 1974, 331).

[23] Letičev, die zweitgrößte Stadt Podoliens, gehörte im 18. Jahrhundert zu Polen und kam erst 1792 zu Russland. Um 1780 lebten ungefähr 800 Juden in der Stadt. Ende des 19. Jahrhunderts war Letičev mehrheitlich jüdisch, 1882 kam es zu Pogromen.

[24] Als Jahr des Übertritts gilt 1806 oder 1809.

[25] Ob er, wie meist angegeben, zum Protestantismus oder zur griechisch-orthodoxen Kirche übergetreten ist, muss unentschieden bleiben (die zweite Angabe findet sich in: http://www.jewishencyclopedia.com/view_friendly.jsp?artid=233&letter=N, 1.7.2008).

Namen in St. Petersburg als Dramatiker[26] und Verfasser von Verteidigungsschriften für jüdische Anliegen.[27] 1803 erschien sein Buch *Vopl' dščeri iudejskoj*,[28] eine Schrift, die für mehr Toleranz gegenüber den russischen Juden eintrat. Als einer der ersten Aufklärer, der maskilim, in Russland war NEVACHOVIČ ein Bewunderer Moses MENDELSSOHNs (1729 bis 1786), er beherrschte mehrere Sprachen und arbeitete als Übersetzer. Von 1817 bis 1831 lebte er im damals russischen Warschau, wo er für das Finanzministerium tätig war.[29] 1831 kehrte NEVACHOVIČ nach St. Petersburg zurück, wo er noch im selben Jahr starb. Seine Tochter Ėmilija wurde die Mutter MEČNIKOVs. MEČNIKOV war zwar nicht religiös, fühlte sich aber Zeit seines Lebens mit dem Judentum verbunden.[30]

Auf dem Gutshof Panasovka verbrachte MEČNIKOV, das jüngste von fünf Geschwistern,[31] seine Kindheit. In dieser engen Welt, die wirtschaftlich auf Leibeigenschaft beruhte, zeigte er früh wissenschaftliche Interessen, einen schwierigen Charakter und genoss eine ihn verwöhnende Erziehung;[32] aus dieser Welt sollte er sich durch Reisen und Wissenschaften befreien. MEČNIKOV studierte in Russland und Deutschland. Er verbrachte sein Leben überwiegend in Russland und Frankreich, aber auch in Deutschland und Italien. Reisen führten ihn durch den Großteil Europas und in den Maghreb.

---

[26] Als Verfasser von Tragödien scheint er erfolgreich gewesen zu sein; sein Stück *Sulioty ili spartantcy XVIII veka* [*Sulioten oder die Spartaner des 18. Jahrhunderts*] wurde 1809 am Kaiserlichen Theater in St. Petersburg auch vor Zar Aleksandr I. (1777 bis 1825) aufgeführt. Sein 1831 posthum aufgeführtes Stück *Meč pravosudija* [*Schwert der Gerechtigkeit*] führt im Titel das Wort „Schwert".

[27] So Zeiss 1932, 11-12.

[28] [*Klage der Tochter Judas*].

[29] Frolow erwähnt zwar Nevachovič und sein Judentum, verschweigt aber dessen schriftstellerische Arbeit, unterstellt dem Übertritt opportunistische Motive und spricht vom „Kapital", das dieser auf der Flucht vor dem polnischen Aufstand „schnell" „zusammengerafft" hätte (vgl. Frolow 1984, 17)!

[30] In Mečnikovs eigenen Worten: „I ascribe my love for science to my descent from the Jewish race." (zitiert nach Heynick 2002, 307). In einem Brief von 1909 sah Mečnikov seine jüdischen Wurzeln als Quelle seiner wissenschaftlichen Begabung an (Tauber/Chernyak 1991, 5). In der Selbstbeschreibung im Nobelpreisbuch hob er ausdrücklich die jüdischen Wurzeln seiner Mutter hervor. In der Jewish Virtual Library wird Mečnikov bezeichnet als „the first of two Jews, along with Paul Ehrlich, to receive the Nobel Prize for Medicine in 1908".

[31] Ivan, Lev, Ekaterina, Nikolaj und Il'ja.

[32] Vgl. Tauber/Chernyak 1991, 5.

Bereits als Gymnasiast[33] interessierte sich MEČNIKOV für Naturwissenschaften, besonders für Botanik, und lernte Deutsch, um die Schriften der materialistischen Philosophen Carl VOGT (1817-1895), Ludwig FEUERBACH (1804-1872), Ludwig BÜCHNER (1824-1899) und des niederländischen Arztes Jakob MOLESCHOTT (1822-1893)[34] im Original lesen zu können.[35] Auch Johann Gottlieb FICHTE (1762-1814) soll er gelesen haben.[36] Es scheint, dass diese Philosophen – von FICHTE und FEUERBACH abgesehen –, noch mehr aber ihr Stil und ihre Naturwissenschaften, Darwinismus, Atheismus und Materialismus verbindende Argumentation prägend für MEČNIKOVs Weltanschauung wurden.

Die erste Reise nach Deutschland im Jahr 1862 wurde für den 17-jährigen MEČNIKOV ein Misserfolg. Er wollte in Würzburg bei Rudolf Albert von KOELLIKER (1817-1905)[37] studieren, kam aber sechs Wochen zu früh und damit in der Ferienzeit an und kehrte ungeduldig und enttäuscht nach Russland zurück. Dass MEČNIKOV von russischen Studenten wegen seiner jüdischen Herkunft abgelehnt worden wäre, ist von Paul DE KRUIF[38] ohne Beleg behauptet worden.[39] Ein Ergebnis hatte die Deutschlandreise dennoch: Möglicherweise in Leipzig[40] erwarb MEČNIKOV die deutsche

[33] Von 1856 bis 1862 in Char'kov. Die Gymnasialzeit wurde erfolgreich 1862 mit der Verleihung der Goldenen Medaille abgeschlossen. Aus dieser Zeit stammen auch die ersten wissenschaftlichen Veröffentlichungen.

[34] Zu Moleschott als Mediziner und Philosoph vgl. Hagelgans 1985, 18-23.

[35] Vgl. Zeiss 1932, 13; um welche Werke es sich dabei handelte, gibt Zeiss nicht an.

[36] Vgl. Beneke 1998, 49.

[37] Der Schweizer Anatom und Histologe Koelliker (bzw. Kölliker), der seit 1847 in Würzburg lehrte, beschrieb u. a. erstmals Spermatozoen als Zellen und regulären Bestandteil des Spermas, und erforschte die Embryologie der Cephalopoden. Mečnikovs Wunsch, gerade bei Koelliker zu studieren, hängt wohl auch mit dessen embryologischen Forschungsinteressen zusammen.

[38] Paul de Kruif (1890-1971), US-amerikanischer Mikrobiologe und Autor mehrerer populär-medizinhistorischer Bücher, hat in seinem bekannten Buch *Microbe Hunters* (1926, und zahlreiche Neuauflagen; es erschien ab 1927 auch auf Deutsch als *Mikrobenjäger*) das Bild Mečnikovs geprägt.

[39] „He sought out some Russian students there [sc. in Würzburg], but they gave him the cold shoulder – he was a Jew – then, tired of life, he started back home, thinking of killing himself but with a few books in his satchel – and one of these was the just-published *Origin of Species* of Darwin." (Kruif 1939, 200; vgl. Tauber/Chernyak 1991, 6). Von einer Ablehnung, allerdings ohne antisemitischen Hintergrund, berichtet Frolow 1984, 40-41.

[40] Das legt Frolow nahe, der von umfangreichen Buchkäufen in Leipzig berichtet (vgl. Frolow 1984, 40).

Ausgabe von Charles DARWINs *On the Origin of Species*,[41] ein Buch, das er mit 18 Jahren las und das für ihn zur Grundlage gerade seines medizinischen Denkens werden sollte.[42]

Von 1862 bis 1864 studierte MEČNIKOV an der Universität Char'kov Naturwissenschaften,[43] u. a. bei dem Physiologen Ivan Petrovič ŠČELKOV (1833-1909). 1864 reiste MEČNIKOV zum Studium der marinen Fauna nach Helgoland, das damals noch britisch war, und studierte anschließend, von 1864 bis 1865, in Gießen.[44] In Gießen las er Fritz MÜLLERs[45] wegweisendes Buch *Für Darwin*.[46] Das Buch zeigte, dass Belege für Verwandtschaft durch vergleichende embryologische Studien erbracht werden konnten, und beeinflusste MEČNIKOVs Anschauungen stark.[47] Allgemein lässt sich festhalten, dass MEČNIKOVs großes Interesse an Deutschland in der deutschen Wissenschaftskultur begründet war, durch die er mit den modernen naturwissenschaftlichen Konzeptionen, allen voran mit Evolutions- und

---

[41] Mečnikov las vermutlich die erste deutsche Übersetzung (der englischen Ausgabe vom November 1859) von Heinrich Georg Bronn (1800-1862), *Über die Entstehung der Arten* (Stuttgart 1860). Die Behauptung, er hätte damals die russische Übersetzung gelesen (Glaser/Henze 2005, 69), ist falsch. Die erste russische Übersetzung von Sergej Aleksandrovič Račinskij (1833-1902) erschien vier Jahre nach der deutschen (*O proischoždenii vidov*. Sankt-Peterburg 1864).

[42] Brieger (1974, 332) stellt zurecht fest: „The German enthusiasm for the theory of evolution greatly influenced him." Allerdings ist die Aneignung des Darwinismus nicht linear vonstatten gegangen, wie Mečnikovs spätere autobiographische Bemerkungen glauben machen wollen, sondern mit vielen Brüchen (vgl. Tauber/Chernyak 1991, 13, 15).

[43] Mečnikov studierte auf Anraten seiner Mutter, die ihn dafür als „too sensitive to witness suffering" ansah, nicht Medizin, wie ursprünglich geplant. Das sollte er in seiner Zeit in Odessa bereuen (vgl. Tauber/Chernyak, 1991, 6; Brieger 1974, 332). Trotzdem wird ihm fälschlich oft ein Medizin-Studium zugeschrieben (z. B. Wahl/Heyl 2004, 82).

[44] Zu Mečnikov in Gießen vgl. Glaser/Henze 2005, 70. Mečnikov immatrikulierte sich an der Universität Gießen am 23.11.1864 und studierte bis zum Sommersemester 1865.

[45] Als Johann Friedrich Theodor Müller (1821-1897) in Windischholzhausen bei Erfurt geboren, wanderte Fritz Müller 1852 nach Brasilien aus, wo er als Naturforscher arbeitete und für Darwin, mit dem er auch Briefe wechselte, eintrat. Müller gehört zu den bedeutendsten Biologen des 19. Jahrhunderts (vgl. West 2003).

[46] Leipzig 1864. Das Werk, das 1869 als *Facts and Arguments for Darwin* ins Englische übersetzt wurde, blieb das einzige, allerdings wirkungsmächtige Buch Müllers. In ihm versuchte Müller, aus der vergleichenden Embryologie u. a. der Krebse Rückschlüsse auf ihre Evolution zu ziehen.

[47] Vgl. Tauber/Chernyak 1991, 13.

Selektionstheorie, aber auch mit „Zellularpathologie“ und Bakteriologie sich vertraut machen konnte.

In Gießen kam es, nach einer Reise in die Schweiz zu seinem Bruder Lev Il'ič MEČNIKOV (1838-1888),[48] zu einem Konflikt mit dem bedeutenden Zoologen und Parasitologen Rudolf LEUCKART (1822-1898), der die von MEČNIKOV für sich reklamierte Entdeckung des Generationswechsels bei Nematoden (Fadenwürmern) als seine eigene veröffentlicht hatte.[49] In Gießen entdeckte MEČNIKOV auch die intrazelluläre Verdauung, und zwar bei einer Landplanarie (*Geodesmus bilineatus*), einen Vorgang, der später noch Bedeutung für seine Weltanschauung haben sollte, denn sie führte letztendlich zur Entdeckung der Phagozytose.

1866, nach einem Besuch in Neapel bei Aleksandr Onufrievič KOVALEVSKIJ (1840-1901),[50] setzte MEČNIKOV in Göttingen bei Jakob HENLE (1809-1885)[51] und in München bei Karl Theodor Ernst von SIEBOLD (1804-1885)[52] seine anatomischen und vergleichenden embryologischen

[48] Lev Il'ič Mečnikov war Soziologe, Publizist und Geograph. Im Bekanntenkreis seines Bruders lernte Il'ja Mečnikov auch den Schriftsteller Aleksandr Ivanovič Gercen (dt. Alexander Herzen, 1812-1870) und den Anarchisten Michail Aleksandrovič Bakunin (1814-1876) kennen. Letzterem sollte er in Italien wieder begegnen. Weder Herzen noch Bakunin konnten Einfluss auf Il'ja Mečnikov nehmen, der sich immer als dezidiert unpolitisch verstand (vgl. Lovell 2004, 298).

[49] Vgl. Zeiss 1932, 15-17 und Frolow 1984, 56-57; Tauber und Chernyak sprechen geradezu von „theft“ und „stolen results“ (1991, 6-7). In der Leuckart-Biographie von Klaus Wunderlich wird Mečnikov nicht erwähnt (Rudolf Leuckart – Weg und Werk. Jena 1978). Mečnikovs Replik erschien als *Entgegnung auf die Erwiderung des Herrn Prof. Leuckart in Giessen, in Betreff der Frage über die Nematodenentwicklung*. Göttingen 1866.

[50] Mečnikov und Kovalevskij hatten einander bereits im Sommer 1865 in Neapel kennengelernt. Besonders beeindruckten Mečnikov möglicherweise Kovalevskijs embryologische Forschungen an Lanzettfischen (heute *Branchiostoma lanceolatum*), mit denen dieser eine Brücke zwischen Wirbellosen und Wirbeltieren zu schlagen versuchte (kritisch gegenüber diesem Einfluss zeigen sich Tauber/Chernyak 1991, 15, indem sie auf die späteren Auseinandersetzungen diesbezüglich zwischen Mečnikov und Kovalevskij verweisen).

[51] Henle, ein Schüler von Johannes Müller (1801-1858), studierte Medizin in Bonn und Heidelberg, habilitierte sich 1837 in Berlin und war Professor für Anatomie und Physiologie in Zürich, Heidelberg und ab 1852 in Göttingen. Sein besonderes Interesse galt der Histologie. Henle war auch für Moleschott, dessen Werke Mečnikov bereits während des Gymnasiums gelesen hatte, aufgrund seiner quantitativ-messenden Methodik in der Medizin eine prägende Größe (vgl. Hagelgans 1985, 7).

[52] Siebold, aus der Würzburger Ärztefamilie, hatte Medizin studiert und war lange Jahre als Arzt in Ost- und Westpreußen tätig. Ab 1853 war er Professor für Zoologie in München (vgl. Zissler 2005).

Studien fort. HENLE, bei dem ab 1863 auch Robert KOCH (1843-1910) Medizin studiert hatte,[53] gehörte zu den wenigen, die in der ersten Hälfte des 19. Jahrhunderts die Anschauung vertreten hatten, dass Krankheiten durch pathogene Mikroorganismen verursacht würden.[54] Zwischen HENLE und MEČNIKOV bestehen einige lebensgeschichtliche Parallelen. Beide waren jüdischer Herkunft; auch HENLE veröffentlichte, wie später MEČNIKOV, populäre Arbeiten, die er als Vorträge gehalten und dann überarbeitet hatte,[55] und auch er heiratete ein junges, als mäßig gebildet geltendes Mädchen, das er dann „erziehen" ließ.[56] Auch MEČNIKOV suchte eine solche Gefährtin, wollte aber die „Erziehung" selbst in die Hand nehmen. Zu den deutschen Lehrern MEČNIKOVs in Göttingen 1865 gehörte außerdem der Zoologe Wilhelm Moritz KEFERSTEIN (1833-1870),[57] dem MEČNIKOV 1866 – gemeinsam mit LEUCKART und HENLE – in seinen auf deutsch geschriebenen *Embryologischen Studien* seinen Dank aussprach.[58]

Mit KOVALEVSKIJ, mit dem MEČNIKOV zwar eng, aber nicht ganz spannungsfrei befreundet war,[59] kehrte er 1867 nach St. Petersburg zurück, um zu promovieren und gemeinsam den Karl-Ernst-von-Baer-Preis

[53] Die später formulierten sogenannten Henle-Koch-Postulate, die wissenschaftliche Kriterien für die Beziehung von Krankheitserreger und Krankheit vorgeben, waren das daraus erwachsende Ergebnis dieses Verhältnisses.

[54] Henles Schrift *Von den Miasmen und Contagien und von den miasmatisch-contagiösen Krankheiten* erschien 1840 als erster Teil seiner *Pathologischen Untersuchungen.* Henle sprach der Materie der pathogenen „Kontagien" eine „organische" und „belebte Natur" zu, die „mit individuellem Leben begabt" war und „als Krankheitsursache" den Charakter eines „parasitischen Organismus" hatte (vgl. Henle 1910, 24 bis 26).

[55] Vgl. Henle: *Anthropologische Vorträge.* 2 Bde. Braunschweig 1876/1880. In den Vorträgen behandelte Henle u. a. das Verhältnis von Religion und Wissenschaft bzw. Philosophie und Darwinismus, auch für Mečnikov wichtige Themen.

[56] Henles mutiger Schritt sorgte für einen Skandal und ging in die Literaturgeschichte ein: Berthold Auerbach (1812-1882) machte es zur Handlung einer seiner *Schwarzwälder Dorfgeschichten* („Die Frau Professorin", 1847) und Charlotte Birch-Pfeiffer (1800-1868) verarbeitete es zu dem sehr erfolgreichen Theaterstück *Dorf und Stadt* (1847). Gottfried Keller (1819-1890) hat das Thema in *Sinngedicht* verarbeitet.

[57] Keferstein lehrte in Göttingen, seine Interessengebiete waren ähnlich denen Mečnikovs zu dieser Zeit Entwicklungsgeschichte und marine Wirbellose, die er ebenfalls u. a. auf Helgoland untersucht hatte.

[58] Vgl. Mečnikov 1866, VI.

[59] Das ambivelente Verhältnis von Kovalevskiij und Mečnikov findet auch in ihren Briefen Ausdruck (vgl. Poljanskij 1955).

entgegenzunehmen.[60] KOVALEVSKIJ und MEČNIKOV bekamen den Preis, der am 1. November 1867 verliehen wurde, für die konsequente Anwendung der Keimblattlehre BAERs auf die Embryologie der Wirbellosen.[61]

Mit nur 22 Jahren wurde MEČNIKOV Dozent an der im Mai 1865 eröffneten Universität in Odessa.[62] Die Hafenstadt, wichtiger Ausfuhrort des russischen Getreides, war die viertgrößte Stadt des Russischen Reiches und zugleich die am schnellsten wachsende.[63] Vor allem in Odessa sollte MEČNIKOV die formenden Anfangsjahre seiner wissenschaftlichen Karriere verbringen. Zuvor kehrte er aber 1868 nach St. Petersburg zurück, wo er Privatdozent wurde. Hier heiratete er 1869 Ljudmila Vasil'evna FEDOROVIČ. Die Braut war tuberkulosekrank, sie musste zur Hochzeit auf einem Stuhl in die Kirche getragen werden. Im April 1873 starb Ludmila auf Madeira, wohin das Ehepaar gekommen war, um den Fortgang der Krankheit aufzuhalten. MEČNIKOV unternahm daraufhin einen Selbstmordversuch mit Morphium.[64]

Die Arbeitsbedingungen in St. Petersburg waren schlechter, als MEČNIKOV erwartet hatte. Eine Berufung nach Odessa 1872 nahm er daher dankbar an. Mittlerweile hatte der noch nicht Dreißigjährige 25 wissenschaftliche Arbeiten – auf Russisch oder Deutsch – veröffentlicht, die meisten über vergleichende Embryologie. Er bewegte sich in Odessa im Freundeskreis des bedeutenden russischen Mediziners Ivan Michailovič SEČENOV (1829-1905),[65] den „Vater der russischen Physiologie". SEČENOV lehrte von 1871 bis 1876 an der Universität Odessa. Gemeinsam mit ihm betrieb MEČNIKOV Universitätspolitik und versuchte oft erfolgreich, Einfluss auf die Besetzung von wissenschaftlichen Stellen zu nehmen.[66]

---

[60] Der Preis, der 1867 erstmals verliehen wurde, war nach dem bedeutenden deutschbaltischen Embryologen und Naturwissenschaftler Karl Ernst von Baer (1792-1876), dem Entdecker des menschlichen Eies, benannt und wurde für Leistungen auf dem Gebiet der Embryologie vergeben. Mečnikov lernte Baer auch persönlich kennen.

[61] Vgl. Ralkov 1968, 112.

[62] Zur Geschichte der Universität Odessa vgl. Hausmann 1998. Der Gründungsbefehl wurde von Zar Aleksandr II. (1818-1881) bereits am 11.7.1864 unterschrieben, die Medizinische Fakultät erst 1900 eröffnet (Hausmann 1998, 93).

[63] Nach St. Petersburg, Moskau und Warschau; 1856 hatte Odessa 101.000 Einwohner, 1897 bereits 403.000. Über 34 % der Einwohner 1897 waren Juden, über 30 % gaben Jiddisch als Muttersprache an (vgl. Hausmann 1998, 44, 49).

[64] Vgl. Tauber/Chernyak 1991, 8.

[65] Sečenov, aus Simbirsk an der Wolga, hatte in Moskau 1850-1856 Medizin studiert und sich anschließend in Deutschland fortgebildet. Seine Forschungsschwerpunkte waren u. a. Neurophysiologie und Reflexe.

[66] Vgl. Hausmann 1998, 285-287.

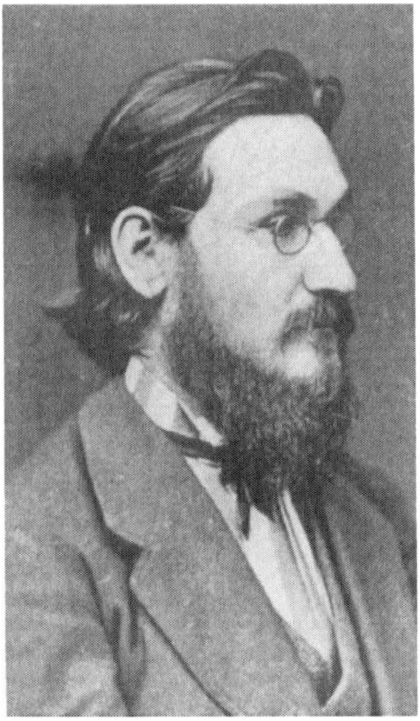

Abb. 2: Mečnikov 1875, im Alter von 30 Jahren

MEČNIKOV galt als guter Lehrer und spannender Vortragender: „In Erinnerungen an Mečnikov wird immer wieder die Lebhaftigkeit und Klarheit hervorgehoben, mit der er seinen Gegenstand vorstellte und die Studenten in einem Maße einbezog, das für sie ungewöhnlich war.“[67] Bald sammelten sich um ihn zahlreiche Studenten, Schüler und Freunde, eine Gruppe junger Wissenschaftler, die u. a. heftig für die Evolutionstheorie eintrat, sich als „fortschrittlich“ und „materialistisch“ verstand und gegen die ältere Wissenschaftler-Generation polemisierte.[68]

Von einer Expedition in die südrussische Kalmückensteppe zurückgekehrt, lernte MEČNIKOV in Odessa seine zweite Frau, die 17-jährige Ol'ga Nikolaevna BELOKOPITOVA, kennen. Das Paar heiratete im Februar 1875,[69]

[67] Hausmann 1998, 288.

[68] Vgl. Hausmann 1998, 288-289, 351.

[69] Seine zweite Frau, die wesentlich jünger war als Mečnikov, ihn bewunderte und mit einer Figur, „Christus nicht unähnlich“, verglich (vgl. Tauber/Chernyak 1991, 8), gab nach seinem Tod Erinnerungen heraus, die eine wichtige Quelle für Mečnikovs Leben bilden und die, von Zeiss stark überarbeitet, 1932 auch auf Deutsch erschienen sind. Auch sie arbeitete später wissenschaftlich im Labor ihres Mannes.

die Ehe blieb kinderlos. MEČNIKOVs wissenschaftlich fruchtbare Zeit als Professor für Zoologie und vergleichende Anatomie in Odessa dauerte von 1872 bis 1882. 1880 erkrankte Ol'ga schwer an Typhus. MEČNIKOV unternahm einen zweiten Selbstmordversuch, diesmal, indem er sich mit Spirochaeten (später nach seinem Schüler Amédée BORREL[70] als *Borrelia* benannt) selbst infizierte. Er überlebte nach schwerer Erkrankung.

Nach der Ermordung von Zar ALEKSANDR II. (reg. 1855-1881) im März 1881 durch die Terrorgruppe Narodnaja volja („Volkswille") wurde das politische Klima in Russland rauer.[71] Durch eine Erbschaft finanziell unabhängiger, ging MEČNIKOV 1882 nach Messina, um erneut die vergleichende Embryologie mariner Evertebraten zu studieren. Hier entdeckte er im Winter 1882/83[72] bei einer Seesternlarve, die er mit einem Dorn[73] durchbohrt hatte, die Phagozytose in ihrer immunologischen Bedeutung, nicht nur „das große Ereignis meines wissenschaftlichen Lebens",[74] sondern auch ein biographischer Wendepunkt, durch den er, wie er selbst schrieb, „zum Pathologen geworden" war.[75]

Der hohe Stellenwert, den die Entdeckung hatte, bestand nicht nur im Nachweis, dass Phagozyten eindringende Mikroorganismen angreifen und verdauen können, sondern dass hier erstmals die Frage nach den Mechanismen der Immunität überhaupt, nach der aktiven Antwort eines „immunologischen Selbst" gestellt wurde.[76] Der „Kampf ums Dasein" ließ sich damit auch auf zellulärer Ebene sichtbar machen. Von Rudolf VIRCHOW (1821-1902) und dem deutschbaltischen Embryologen Nicolaus

---

[70] Der französische Bakteriologe Borrel (1867-1936) arbeitete nach der Promotion 1890 in den Jahren 1892-1895 bei Mečnikov am Institut Pasteur. Die nach ihm Borrelien genannten Bakterien sind anaerobe Spirochaeten, die beim Menschen u. a. das Rückfallfieber und die Lyme-Krankheit (Borreliose) hervorrufen.

[71] Allgemein wird mit der zunehmend repressiven Politik unter Zar Aleksandr III. (reg. 1881-1894) der Fortgang Mečnikovs aus Russland in Verbindung gebracht (Lovell 2004, 298).

[72] Vgl. Zalkind 1959, 8. Die Entdeckung fand im Winter 1882/83 statt und wurde 1883 publiziert. Nach Brieger – allerdings ohne Beleg – fand die Entdeckung im Sommer 1882 statt (vgl. Brieger 1974, 333).

[73] Zu Entzündungen und Eiter erregenden Experimenten mit Dornen, die in die Haut gestochen werden sollten, hatte bereits Mečnikovs Lehrer Henle 1840 angeregt (vgl. Henle 1910, 26; Tauber/Chernyak 1991, 219).

[74] Eigener Bericht Mečnikovs lt. Ehefrau Ol'ga, zitiert nach Zeiss 1932, 37; für Zalkind der „turning-point in his life" (Zalkind 1959, 9).

[75] Zeiss 1932, 37; zur Entdeckung vgl. auch Bibel 1982.

[76] Vgl. Tauber/Chernyak 1991, 18-19. Hier werden auch die Probleme diskutiert, die sich aus dieser Metaphorik ergeben.

KLEINENBERG (1842-1897)[77] – beide hielten sich im Sommer 1883[78] ebenfalls in Messina auf – wurde die Entdeckung mit großem Interesse aufgenommen, von anderen aber bestritten bzw. in ihrer Bedeutung nicht erkannt. Ein jahrelanger Streit zwischen Anhängern der zellulären und der humoralen Immunabwehr war die Folge.

Auf dem Weg von Italien nach Odessa traf MEČNIKOV im Herbst 1883 in Wien den deutschen Zoologen Carl CLAUS (1835-1899).[79] Von CLAUS, den MEČNIKOV um Hilfe bei der Wortfindung bat, stammte der Ausdruck *Phagozyt* anstelle des ursprünglich von MEČNIKOV verwendeten Wortes *Fresszelle*.[80] Bald standen in der entstehenden Wissenschaft der Immunologie die Vertreter der zellulären Immunabwehr auf Basis der Phagozytose den Vertretern einer humoralen Abwehr gegenüber. Die Entdeckung der Phagozytose hatte auch Konsequenzen für MEČNIKOVs Weltanschauung. Mit seiner „Entdeckung der Phagocytosereaktion", so Ol'ga MEČNIKOVA, „legte er die erste Bresche in seine bisherige pessimistische Philosophie über die menschliche Natur."[81]

MEČNIKOV forschte, von privaten Reisen nach Spanien und Marokko abgesehen, von 1882 bis 1886 regelmäßig in Messina. Er arbeitete bereits ab 1883 zeitweilig wieder in Odessa, um dann für den Zeitraum von 1886 bis 1887 an das erst 1886 gegründete Bakteriologische Institut in Odessa zurückzukehren. Hier in Odessa, nicht in Moskau oder St. Petersburg, im Kreis um MEČNIKOV begann der „Siegeszug" der Bakteriologie in Russland.[82] Zu seinen Schülern gehörte hier u. a. Jakov Jul'evič (Iudovič)

[77] Nicolaus (Nikolaj) Kleinenberg aus dem lettischen Libau (heute Liepāja) hatte 1861-1866 Medizin in Dorpat und 1868-1871 Zoologie in Jena (u. a. bei Haeckel) studiert, und 1872 mit einer Arbeit über die Entwicklungsgeschichte von *Hydra* promoviert. Er unterstützte Anton Dohrn (1840-1909) bei der Gründung der Station in Neapel, war Professor in Messina, später in Palermo und starb mit 55 Jahren in Neapel.

[78] Nach Tauber/Chernyak 1991, 10. Brieger gibt – ohne Beleg – Sommer 1882 an.

[79] Claus und Mečnikov kannten sich aus ihrer Zeit in Gießen, wo auch Claus bei Leuckart studiert hatte. Sein Forschungsschwerpunkt war die Biologie mariner Evertebraten, die er in Triest untersuchte. Dort hatte 1877, sechs Jahre vor der Begegnung von Claus und Mečnikov in Wien, Sigmund Freud (1856-1939) bei Claus seine erste wissenschaftliche Arbeit geschrieben.

[80] Vgl. Zeiss 1932, 39 und 149.

[81] Zeiss 1932, 39.

[82] Vgl. Hausmann 1998, 351.

BARDACH (1857?-1929?),[83] der nach dem Weggang MEČNIKOVs nach Paris sein Nachfolger in Odessa wurde. Intrigen, institutionelle Schwierigkeiten[84] und Probleme bei experimentellen Massenimpfungen[85] verleideten MEČNIKOV das wissenschaftliche Arbeiten bald und ließen ihn schließlich kündigen.

MEČNIKOV musste sich erneut nach einer wissenschaftlichen Stelle umsehen. 1887 besuchte er den Hygienekongress in Wien. Zum ersten Mal nahmen nun auch Bakteriologen an einem Hygienekongress teil. In den 80er Jahren des 19. Jahrhunderts war es zur Formierung einer neuen Disziplin gekommen, der medizinischen Bakteriologie. Besonders die Jahre 1883 bis 1885 waren dabei, ausgelöst durch die Ausbrüche der Cholera erst in Ägypten (1883), dann in Frankreich (1884), von heftigen wissenschaftlichen Auseinandersetzungen zwischen deutschen, französischen und britischen Wissenschaftlern um die Ursachen der Cholera geprägt; 1884 gelang KOCH der Nachweis, dass die Krankheit vom Bakterium *Vibrio cholerae* (bzw. seinem Enterotoxin) verursacht wurde.

1888 emigrierte MEČNIKOV nach Frankreich, nachdem er sich in Deutschland, u. a. in Wiesbaden und München, vergeblich um eine Stelle umgesehen und in Berlin auch KOCH besucht hatte.[86] Louis PASTEUR (1822-1895) hatte ihn herzlich aufgenommen und ihm am 1887 gegründeten Institut Pasteur in Paris einen Arbeitsplatz zur Verfügung gestellt. MEČNIKOV arbeitete am Institut Pasteur als „Chef de Service“ von 1888 bis 1904, als „Sous-directeur scientifique“ von 1904 bis 1916.[87] Um ihn bildete sich ein Kreis von Medizinern, zu dem neben anderen auch mehrere

[83] Bardach, aus einer jüdischen Gelehrtenfamilie aus Odessa, studierte in Odessa und St. Petersburg und arbeitete bei Mečnikov, erst in dessen Privatwohnung, dann am Bakteriologischen Institut. Er war auch politisch tätig und einer der bekanntesten Ärzte Odessas um 1900. Ab 1894 hielt er Vorlesungen in Odessa, aber erst ab 1918 erhielt er eine Professur. Er galt als „voll assimilierter Jude“, wurde aber, wie sich belegen lässt, bei Berufungen lange nicht berücksichtigt (vgl. Hausmann 1998, 354). Bardachs Lebensdaten sind nicht ganz sicher, andere Quellen geben 1859 bis 1931 an.

[84] So durfte Mečnikov, da er nicht Medizin studiert hatte, keine Impfungen an Menschen vornehmen und war dabei auf seine Assistenten angewiesen.

[85] Mehrere tausend Schafe waren durch die Impfungen zugrunde gegangen.

[86] Die Beziehungen zwischen Mečnikov und Koch waren nicht spannungsfrei und von wissenschaftlichen Auseinandersetzungen geprägt. Heute bildet das 2005 gegründete Koch-Mečnikov-Forum (russ. Mečnikov-Koch-Forum) eine Plattform für die zivilgesellschaftliche Zusammenarbeit zwischen der Bundesrepublik Deutschland und Russland (vgl. http://www.helmholtz-muenchen.de/ibmi/kmi/, 15.5.2008).

[87] Vgl. http://www.pasteur.fr/infosci/archives/mtc0.html (15.5.2008).

Russen, z. B. Alexandre BESREDKA (1870-1940)[88] und Lev Aleksandrovič TARASEVIČ (1868-1927)[89] gehörten. BESREDKA hat später MEČNIKOV in seinem Buch *Histoire d'une idée: l'œuvre de E. Metchnikoff, embryogénie, inflammation, immunité, sénescence, pathologie, philosophie* ein Denkmal gesetzt.[90] TARASEVIČ, wie MEČNIKOV aus einer Gutsbesitzerfamilie stammend, wurde im Moskau der 20er Jahre zu einem der bekanntesten sowjetischen Hygieniker.[91]

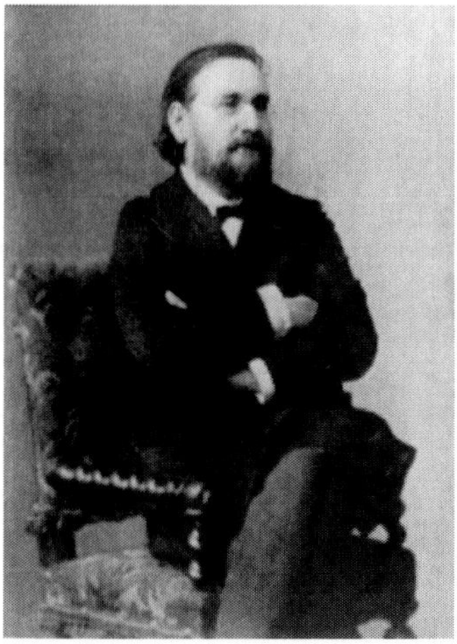

Abb. 3: Mečnikov am Frontispiz der englischen Ausgabe der *Etudes* 1903

[88] Als Aleksandr Michajlovič Bezredka 1870 in Odessa geboren, studierte er 1888 bis 1892 Biologie in Odessa, übersiedelte 1893 von Russland nach Paris, arbeitete von 1910 bis 1914 mit Mečnikov über Typhus bei Schimpansen und wurde 1919 der Nachfolger Mečnikovs am Institut Pasteur. Er gehörte bereits jener Generation russischer Wissenschaftler an, deren Werdegang – ohne Umweg über Deutschland – direkt von Russland nach Frankreich führte (vgl. Rietschel/Cavaillon 2003).

[89] Tarasevič hatte ebenfalls in Odessa studiert, arbeitete von 1900 bis 1902 bei Mečnikov in Paris und lehrte von 1908 bis 1924 an der Moskauer Universität. Tarasevič betätigte sich auch politisch und unterstützte die Sozialdemokratische Arbeiterpartei Russlands (RSDRP), deren Kandidat er 1907 in Odessa war (vgl. Hausmann 1998, 293). 1918 wurde die Partei in Kommunistische Partei Russlands (Bol'ševiki), KPR(B), umbenannt.

[90] Paris 1921. Das Buch wurde auch ins Englische übersetzt (*The story of an idea: E. Metchnikoff's work, embryogenesis, inflammation, immunity, aging, pathology, philosophy*. Preface by Ludwik Gross. Translated from French by Abraham Rivenson and Rolf Oestreicher. Bend OR 1979).

[91] Vgl. Hausmann 1998, 294.

MEČNIKOVs unstetes Leben in den Jahren 1862 bis 1888, als er fast jährlich seine Aufenthaltsorte in Deutschland, Italien und dem Zarenreich wechselte, und seine Etablierung in Frankreich sind nicht nur Ausdruck seines Charakters. Sie spiegeln vielmehr die erst zögernde und dann immer engere außenpolitische Neuorientierung des Russischen Reiches an Frankreich gegen Ende des 19. Jahrhunderts wider. Die Abkehr Russlands vom traditionellen Bündnispartner Preußen bzw. dem Deutschen Reich, wie sie in der Nichtverlängerung des deutsch-russischen Rückversicherungsvertrages 1890, der französisch-russischen Militärkonvention von 1892 und dem Zweiverband 1894 zum Ausdruck kam, sowie das politische Bündnis mit Frankreich, das durch verstärkte wirtschaftliche und wissenschaftliche Zusammenarbeit ergänzt wurde, schlagen sich so auch in MEČNIKOVs Biographie nieder.

Émile ROUX (1853-1933),[92] Freund und Kollege am Institut Pasteur, spielte in seiner Rede zum 70. Geburtstag MEČNIKOVs deutlich auf diese Verknüpfung von individueller und politischer Geschichte an:

> Der Nationalität nach sind Sie ein Russe geblieben, wurden jedoch nach eigener Wahl zum Franzosen und schlossen mit dem Institut einen französisch-russischen Bund ab, lange bevor die Idee bei den Diplomaten entstand.[93]

In der Zeit nach 1888, in seiner Pariser Zeit, schrieb MEČNIKOV seine bedeutenden Arbeiten zur Immunologie. 1892 erschienen die *Leçons sur la pathologie comparée de l'inflammation*, die bald auch übersetzt wurden.[94] 1901 erschien seine große Arbeit über Immunität, *L'immunité dans les maladies infectieuses*, die in mehrere Sprachen übersetzt wurde.[95] Zugleich hielt er zahlreiche, z. T. populärwissenschaftliche Vorträge zu immunologischen, aber auch anderen Themen, z. B. zu Diätetik, Altern

---

[92] Roux, ein Schüler Pasteurs, hatte von 1872 bis 1878 Medizin studiert und 1889 das Diphtherietoxin entdeckt. 1917 wurde er mit der Copley-Medaille ausgezeichnet.

[93] Zitiert nach Frolow 1984, 199.

[94] *Leçons sur la pathologie comparée de l'inflammation, faites à l'Institut Pasteur an Avril et Mai 1891*. Paris 1892. Die englische Übersetzung erschien als: *Lectures on the comparative pathology of inflammation, delivered at the Pasteur Institute in 1891*. Translated from the French by F. A. Starling and E. H. Starling. London 1893. Die englischsprachige Ausgabe wurde 1968 in den USA erneut aufgelegt.

[95] Paris 1901. Die deutsche Übersetzung erschien im folgenden Jahr (*Immunität bei Infektionskrankheiten*. Von Elias Metschnikoff. Einzig authorisierte Uebersetzung von Julius Meyer. Jena 1902), die englische Übersetzung kurz darauf (*Immunity in infective diseases*. By Élie Metchnikoff. Translated from the French by Francis G. Binnie. Cambridge 1905). Auch diese englischsprachige Ausgabe wurde 1968 neu aufgelegt.

und Lebensverlängerung, und kam dazu auch nach Deutschland.[96] Zugleich trat er auf wissenschaftlichen Kongressen wortgewaltig für seine Phagozytosetheorie und die zelluläre Immunität ein, so am internationalen Hygienekongress 1891 in London und 1894 in Budapest. Émile ROUX verglich ihn in diesem Zusammenhang mit einem „Dämon der Wissenschaft", der „mit brennendem Gesicht, funkelnden Augen und wirren Haaren" seinen „Feinden" widersprochen habe.[97]

1903 gelang es MEČNIKOV gemeinsam mit ROUX, Syphilis auf Schimpansen zu übertragen.[98] Seine Forschungen zur Syphilis, zu denen auch eine von ihm entwickelte Syphilissalbe gehörte, fanden in der Öffentlichkeit sowie in der Fachwelt große Aufmerksamkeit.[99] Dieses Interesse verwundert nicht, wenn man bedenkt, dass im Jahr 1900 16 % der Einwohner von Paris mit Syphilis infiziert waren.[100] Vergleicht man die Erwähnungen MEČNIKOVs in der medizinischen Fachpresse, z. B. in den Jahrgängen 1896 bis 1916 der *Wiener Medizinischen Wochenschrift*, so stehen die Syphilis-Forschungen an erster Stelle,[101] in numerischem und zeitlichem Abstand gefolgt von den Arbeiten zur Dickdarmflora[102] und zum Altern.[103]

---

[96] Viele dieser Vorträge wurden später gedruckt, z. B. der 1908 in Berlin vor dem Wissenschaftlichen Verein gehaltene Vortrag, der als *Die natürlichen Heilkräfte des Organismus gegen Infektionskrankheiten* 1909 in Berlin und Leipzig erschien.

[97] Frolow 1984, 183-184.

[98] Vgl. Sherwood 1999, 374. Bemerkenswert an dieser Leistung war, dass der Syphilis-Erreger noch gar nicht sicher bekannt war. Erst 1905 wurde er als *Spirochaeta pallida* (später *Treponema pallidum*) von Fritz Schaudinn (1871-1906) und Erich Hoffmann (1868-1959) an der Charité identifiziert.

[99] Allgemein zu den Arbeiten Mečnikovs zur Syphilis vgl. Krause 1996.

[100] Vgl. Krause 1996, 308.

[101] Die namentlich nicht gekennzeichneten Berichte geben in straffer Form wichtige Erkenntnisse und Errungenschaften ausländischer Mediziner wieder. So werden Mečnikovs und Roux' erfolgreiche Versuche zur künstlichen Infizierung eines Schimpansen mit Syphilis (Nr. 34, 1904, Sp. 1588) und – nach der Entdeckung des Erregers durch Schaudinn – der Nachweis der Spirochaeten bei diesem Schimpansen (Nr. 24, 1905, Sp. 1237) erwähnt, außerdem seine und Roux' nicht ganz so erfolgreiche Quecksilbersalbe gegen Syphilis (Nr. 38, 1906, Sp. 1878).

[102] Mečnikovs Nachweis von toxinogenen Fäulnisbakterien in menschlicher Faeces (Nr. 14, 1909, Sp. 773-774) und die – gemeinsam mit Besredka – erfolgreiche Infizierung eines Schimpansen durch Verfütterung von Typhusstuhl (Nr. 30, 1910, Sp. 1776) werden angeführt.

[103] Mečnikovs Untersuchungen zu Alterungsprozessen – zu den „Erscheinungen der Seneszenz", die „zum großen Teil durch die Einwirkung der im Darm gebildeten, der aromatischen Reihe angehörigen Toxine, speziell Indol und Phenolen, hervorgerufen werden" – (Nr. 7, 1913, Sp. 469) finden Erwähnung.

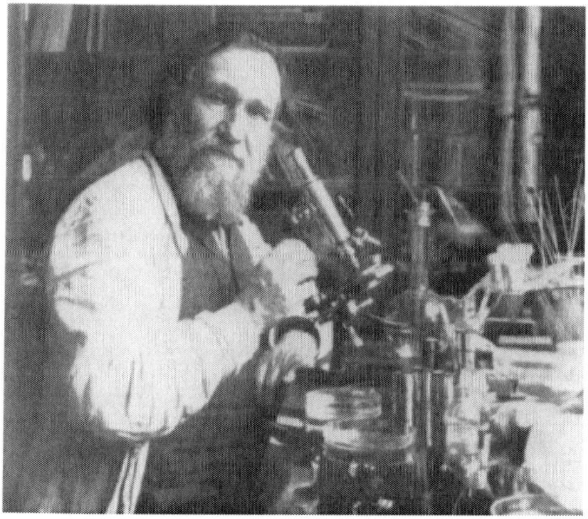

Abb. 4: Mečnikov am Institut Pasteur, um 1906

1906 wurde MEČNIKOV mit der Copley-Medaille der britischen Royal Society ausgezeichnet, 1908 erhielt er gemeinsam mit EHRLICH den Nobelpreis für Medizin, und zwar, so die Begründung des Nobelpreiskomitees, für „ihre Arbeiten zur Immunologie“.[104] Im selben Jahr wurde er Ehrenmitglied der *Société de pathologie exotique*. Im Mai 1909 traf er in Jasnaja Poljana mit TOLSTOJ zusammen.

1910 organisierte MEČNIKOV eine Expedition nach Russland zum Studium der Cholera in Moskau, sowie der Pest und Tuberkulose in der südrussischen Kalmückensteppe. Begleitet wurde er von Pariser Mitarbeitern, u. a. von Étienne BURNET (1873-1960)[105] und Alexandre SALIMBENI (1867 bis 1942).[106] In Moskau traf man mit TARASEVIČ zusammen. Die Reise war zugleich MEČNIKOVs letzter Besuch in seinem Geburtsland.

[104] Mečnikovs Rede zur Preisverleihung ist als *On the Present State of the Question of Immunity in Infectious Diseases* erschienen unter: (http://nobelprize.org/nobel_prizes/medicine/laureates/1908/mechnikov-lecture.html, 1.7.2008). Zu Ehrlichs Beitrag zur Immunologie vgl. Krause 1999 und Bäumler 1997.

[105] Burnet hatte 1904 in Medizin promoviert, verfasste u. a. *La lutte contre les microbes* (Paris 1908), *Microbes et toxines* (Paris 1911, mit einem Vorwort von Mečnikov), *La lèpre. Légende, histoire, actualité* (Paris 1932) sowie *Prophylaxie de la tuberculose* (Paris 1933) und wirkte später in Tunesien, wo er auch starb.

[106] Seit Ende 1895 am Labor Mečnikovs im Institut Pasteur beschäftigt, erforschte der Pathologe aus Siena u. a. Cholera und Gelbfieber.

Zusammenfassend lässt sich MEČNIKOVs Forscherleben in drei Phasen einteilen. Die erste, die *vergleichende embryologische Phase*, reicht von den späten 60er Jahren des 19. Jahrhunderts bis zur Entdeckung der Phagozytose. Die zweite ist die *immunologische Phase*; in ihr kam es zur Begründung der Immunologie als eigenständiger medizinischer Disziplin. Die dritte oder *bakteriologisch-diätetische Phase* begann in den 90er Jahren und endete mit seinem Tod 1916. In dieser Zeit versuchte MEČNIKOV, aufbauend auf seinen immunologischen und bakteriologischen Arbeiten, seine medizinischen und naturwissenschaftlichen Forschungen nicht nur auszubauen, sondern sie auch für die Allgemeinheit nutzbar zu machen. Dazu gehören seine gerontologischen, bakteriologischen und diätetischen Arbeiten,[107] aber auch seine populärphilosophischen Schriften, die nicht nur in Europa, sondern auch in den USA rezipiert wurden.[108]

In den letzten Jahren seines Lebens versuchte MEČNIKOV seine medizinischen Ergebnisse für seine Weltanschauung fruchtbar zu machen. Zentrale Themen waren dabei Altern und Tod. Er verstand nun sein Leben als beispielhaft für andere: „Während seiner langen und schmerzensreichen Krankheit“, so Ol’ga MEČNIKOVA,

> empfahl er mir dringend die Niederschrift des ‚letzten Kapitels’ seines Lebens, denn er hoffte, die Schrecken des Todes, dem er bereits ins Angesicht schaute, durch seine Haltung bei seinen ihm am nächsten stehenden Angehörigen zu mildern. Zudem wußte er genau, daß Menschen mit gänzlich ungetrübtem Bewußtsein auf der Erde selten sind, noch seltener aber diejenigen, bei denen es bis zum ‚Gefühl des Todes’ kommt. Und deshalb wollte er den anderen Menschen ein Beispiel geben, wie er den Tod erwartet habe.[109]

Bereits 1898 hatten sich die MEČNIKOVs in Sèvres, einem Vorort von Paris, angesiedelt, anfangs nur für den Sommer, später für immer. Ab 1913 litt MEČNIKOV an kardiovaskulären Beschwerden. Zu Beginn des Ersten Weltkrieges kam der wissenschaftliche Betrieb am Institut Pasteur zum Erliegen, die Versuchstiere, selbst die Schimpansen, wurden getötet. Der

[107] Seine bakteriologisch-diätetischen Arbeiten, manchmal auch mit Koautoren verfasst, gab es entweder als umfangreiche Bücher (z. B. *Medicaments microbiens: bactériothérapie, vaccination, sérothérapie.* Paris 1909), aber auch als populäre Broschüren zu kaufen (z. B. *Quelques remarques sur le lait aigri.* Paris 1905).

[108] Für die Breitenwirkung Mečnikovs in den USA lässt sich feststellen: „Elie Metchnikoff’s work on longevity was well publicized in the United States. He prepared a long essay on ‚old age’ fort he 1904-1905 Smithsonian Annual Report. Popularized accounts of his research appeared in *McClure’s* and *Cosmopolitain*, and an American journalist hailed Metchnikoff as one of the *Major Prophets of To-Day* (1914).“ (Achenbaum/Daniel 1995, 236).

[109] Zitiert nach Zeiss 1932, 10.

Krieg, so gab Ol'ga MEČNIKOVa zu verstehen, stellte MEČNIKOVs Optimismus auf eine harte Probe und beschleunigte seinen Hingang.[110] MEČNIKOV starb, erst 71 Jahre alt, am 2./15. Juli 1916[111] in Paris. Seine Asche kam, wie er es gewünscht hatte, in einer Urne an das Institut Pasteur.

1926 wurde MEČNIKOV zu Ehren in Moskau das Mečnikov-Museum eröffnet. 1945 wurde die Universität in Odessa in Staatliche Il'ja-Il'ič-Mečnikov-Universität umbenannt. 1945 ehrten die Sowjetunion, 1966 Frankreich und 1968 Schweden MEČNIKOV mit Briefmarken. In Sèvres ist seine Wohnstraße nach ihm benannt. Mehrere Medaillen und eine ukrainische Sondermünze tragen seinen Namen. 1995 wurde die Staatliche Medizinische Akademie (Sankt-Peterburgskaja Gosudarstvennaja Medicinskaja Akademija, SPbGMA) in St. Petersburg nach MEČNIKOV benannt. Auf der erdabgewandten Seite des Mondes heißt ein Krater nach ihm.

3. Mečnikovs philosophische Arbeiten

In zwei größeren Schriften, den *Etudes sur la nature humaine* und den *Essais optimistes*, beide auch auf Deutsch erschienen, entwickelt MEČNIKOV seine philosophischen Überlegungen. Zentrale Themen der beiden Bücher sind Alter, Tod, Ernährung, Evolution sowie die Bedeutung von Religion, Philosophie, Medizin und Naturwissenschaften. Abgeleitet aus naturwissenschaftlichen und medizinischen Erkenntnissen wird in ihnen eine lebenspraktische Philosophie entwickelt, die zuletzt auch den Tod als natürlichen Vorgang anzunehmen lehrt.

1903 erschien MEČNIKOVs erste Monographie zu einem philosophischen Thema, die *Etudes sur la nature humaine. Essai de philosophie optimiste.* Das Buch erlebte bis 1917 fünf Auflagen. Schnell wurde es in zahlreiche europäische Sprachen übersetzt. Bereits 1903 lag es auf Englisch vor als *The Nature of Man. Studies in Optimistic Philosophy.*[112] 1904 erschien das

[110] Vgl. Tauber/Chernyak 1991, 12.

[111] Zeiss 1932, 90 und BS 1958-1959. Andere Quellen geben den 16. Juli an (vgl. Tauber/Chernyak 1991, 10; Petrov/Ulyankina 1996, 204; Anonym 2007). Die Angabe „2.8.1916" in KSB 1958 ist ein Druckfehler.

[112] Die englische Ausgabe erlebte ebenfalls mehrere Auflagen (2. Aufl. 1904; 3., von C. M. Beadnell gekürzte Aufl., London 1938). Die russische Ausgabe erschien als *Ètjudy o prirode čeloveka* (Moskva 1904) und wurde wiederholt aufgelegt, u. a. 1961. Als *Estudios acerca de la naturaleza humana. Ensayo de filosofía optimista* (Buenos Aires 1945) liegt das Werk auf Spanisch vor, als *Studier over den menneskelige Natur* auf Dänisch (Kopenhagen 1914).

Buch auf Deutsch unter dem Titel *Studien über die Natur des Menschen. Eine optimistische Philosophie.*[113]

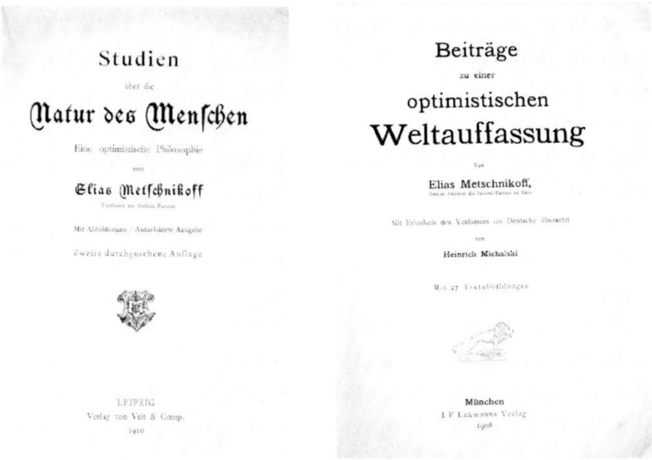
Studien
über die
Natur des Menschen
Eine optimistische Philosophie
von
Elias Metschnikoff
Mit Abbildungen / Autorisierte Ausgabe
Zweite durchgesehene Auflage
LEIPZIG
Verlag von Veit & Comp.
1910

Beiträge
zu einer
optimistischen
Weltauffassung
Von
Elias Metschnikoff,
Mit Erlaubnis des Verfassers ins Deutsche übersetzt
von
Heinrich Michalski
Mit 27 Textabbildungen
München
J. F. Lehmanns Verlag
1908

Abb. 5: Deutsche Ausgaben der *Etudes sur la nature humaine* (1910) und der *Essais optimistes* (1908)

Als Fortsetzung der *Etudes* erschienen 1907 die *Essais optimistes*, in denen MEČNIKOV auf die zahlreichen Einwände und die z. T. massive Kritik antwortete.[114] Auch dieses Buch wurde in mehrere Sprachen übersetzt[115] und erlebte eine Neuauflage.[116] 1908 erschien es auf Deutsch als *Beiträge zu*

---

[113] Der Übersetzer des Buches blieb anonym. 1910, zwei Jahre nach Verleihung des Nobelpreises, war eine zweite, fast unveränderte Auflage notwendig geworden. Einzig das Vorwort von Wilhelm Ostwald entfiel.

[114] „Meine Ansichten haben zahlreiche Einwendungen erfahren, auf die ich durch eine ausführliche Beweisführung antworten wollte, das tue ich durch dieses Buch, das eine Reihe von Studien über Probleme bietet, die mit den Grundlagen meiner Theorie aufs engste zusammenhängen." (Mečnikov 1908, 7).

[115] Englische Übersetzung: *The prolongation of life. Optimistic studies.* By Élie Metchnikoff. The English translation edited by P. Chalmers Mitchell. London, New York 1907 (Neuausgaben: New York 1977, 2004). Russische Übersetzung: *Ėtjudy optimizma.* Moskva 1907 (4. Auf. 1917, Neuausgabe 1987). Schwedische Ausgabe: *Lifvets förlängning: Essais optimistes.* Öfvers. från franska orig. af Ingrid Törngren. Stockholm 1912. Auch ins Chinesische wurde es (aus der englischen Übersetzung) als *Chang sheng lun. Maiqinikefu zhu.* (Beijing 1991) von She Xiaosong übersetzt.

[116] 2ème édition, revue et augmentée. Paris 1914.

einer optimistischen Weltauffassung.[117]

Die *Beiträge* sind ein weniger homogenes Werk als die *Studien*. In ihnen argumentiert MEČNIKOV mehr noch als in den *Studien* mit medizinischen, biologischen und bakteriologischen Fakten, aber auch – was ihm viel Kritik einbringen sollte – mit Anekdotischem, persönlichen Erinnerungen und literarischen Interpretationen. So spielen die eigenwillige entwicklungspsychologische Interpretation von GOETHEs beiden *Faust*-Dramen[118] und kaum verschleiertes autobiographisches Material[119] für seine Argumentation eine wichtige Rolle. Einzelne Kapitel der *Beiträge* waren bereits zwischen 1904 und 1906 als Artikel in französischen, deutschen oder US-amerikanischen Zeitschriften erschienen, ein Kapitel sogar als diätetische, eigenständige Broschüre. Wie die *Studien* mit ihren zahlreichen Auflagen und Übersetzungen erlangten auch die *Beiträge* weite Verbreitung.

Im Vorwort der *Studien* gibt MEČNIKOV Hinweise auf Absicht und Adressaten: Das Buch sei „eine Art Programm", das „jungen Forschern" „nützlich"[120] sein könnte; es wäre für „solche bestimmt, die eine höhere Bildung erworben haben und besonders für Biologen";[121] ausdrücklich richte es sich nicht an ein „großes Publikum", und unter anderem deswegen könne MEČNIKOV ausführlicher über Sexualität (genauer über „Disharmonien bei den Geschlechtsorganen") reden, ein zentrales Thema seiner Überlegungen. Auch die *Beiträge* wenden sich ausdrücklich mehr „an die junge Generation, als an die, die den Ursachen eines vorschnellen Alterns schon unterlegen ist."[122] Die Erfahrungen der älteren und alten Menschen –

---

[117] Der Übersetzer der *Beiträge* war der Münchner Autor Heinrich Michalski aus dem Umkreis des naturalistischen Literaturkritikers Julius Hart (1859-1930). Der als linker Schriftsteller, zugleich als Gegner des Kommunismus geltende Michalski war Autor von Romanen (*Der Sieg der Starkeren*. Berlin 1908 und *Anna Kuefer*. München, Leipzig 1909), Übersetzer aus dem Französischen und Redakteur u. a. der Zeitschriften *Europa. Wochenschrift für Kultur und Politik* (1905) und der *Europäischen Zeitung* (1918), einer Zeitschrift, die auch von Thomas Mann (1875-1955) geschätzt wurde. Michalskis Lebensdaten konnten nicht ermittelt werden.

[118] „Goethe und Faust" (Mečnikov 1908, 245-279). Als Beispiel einer positiven Rezeption gerade der *Faust*-Interpretation in einer medizinischen Zeitschrift kann die Rezension des Internisten Theodor Brugsch (1878-1963) gelten (vgl. Brugsch 1908). Mečnikov stellte dem „pessimistischen", am Leben verzweifelnden jüngeren Faust des ersten Teils, den „optimistischen" und tatkräftigen alten Faust des zweiten Teils gegenüber.

[119] Vgl. Mečnikov 1908, 233-239.

[120] Mečnikov 1910, V.

[121] Mečnikov 1910, V.

[122] Mečnikov 1908, 8.

MEČNIKOV ist zu dieser Zeit gerade 58 Jahre alt – sollen weitergegeben werden, denn, wie es im Vorwort der *Studien Faust* paraphrasierend heißt: „ars longa, vita brevis".[123]

Die *Studien* haben einen klaren formalen Aufbau, der die Argumentationsstruktur MEČNIKOVs gut widerspiegelt. Das dreiteilige Buch behandelt erstens die „Disharmonien der Natur des Menschen",[124] gibt zweitens in einem historisch-kritischen Überblick über Religions- und Philosophiegeschichte „Abhilfen" für diese Disharmonien[125] und behandelt drittens „Abhilfen" in Medizin und Naturwissenschaften.[126]

Beide Werke MEČNIKOVs erfuhren eine breite Rezeption, z. T. zustimmender, z. T. aber auch heftig ablehnender Art. Der Bakteriologe August von WASSERMANN (1866-1925), – er sollte 1906 die erste brauchbare Serodiagnostik der Syphilis entwickeln – bedankte sich brieflich nach der Lektüre der *Etudes* bei MEČNIKOV mit den Worten: „Denn wenn ich sehe, auf wie breiter philosophisch-naturwissenschaftlicher Basis Sie stehen, und was Sie in Ihrem Leben gelesen und vor allem behalten haben, so erscheine ich mir noch viel einseitiger und fauler wie bisher."[127]

Wilhelm OSTWALD lobte an den *Etudes* die „gleichzeitig weitschauende und wissenschaftlich nüchterne Art die großen Fragen zu behandeln", die „meine aufrichtige Bewunderung und meine lebhafte Sympathie" errege, und er schrieb weiter: „[ich] beglückwünsche Sie von Herzen zu Ihrem ausgezeichneten Werk."[128]

Der berühmte niederländische Botaniker Hugo DE VRIES (1848-1935) schrieb an MEČNIKOV über die *Essais optimistes*: „J'ai puisé dans vos *Essais* la confiance que ce pessimisme", unter dem auch DE VRIES gelitten hatte, „va se changer de plus en optimisme et va me rendre la satisfaction de mon travail."[129] Ablehnend fiel dagegen die Reaktion von

[123] Mečnikov 1910, V.
[124] Mečnikov 1910, 1-177.
[125] Mečnikov 1910, 181-264.
[126] Mečnikov 1910, 267-399.
[127] Brief vom 17.5.1903, zitiert nach Zeiss 1932, 172.
[128] Brief vom 10.3.1903, zitiert nach Zeiss 1932, 172.
[129] [Ich schöpfe aus Ihren *Essais* die Zuversicht, dass sich dieser Pessimismus immer mehr in Optimismus verwandeln und dass sich so aus meiner Arbeit Befriedigung ergeben wird.] Brief vom 19.4.1907, zitiert nach Zeiss 1932, 175.

TOLSTOJ aus.[130] Mitunter wurde den beiden Büchern überhaupt ein philosophischer Wert abgesprochen.[131]

MEČNIKOV hat in den letzten Jahren seines Lebens, zwischen 1907 und 1916, seine philosophischen Überlegungen weiterentwickelt und in kleineren Artikeln publiziert,[132] ohne jemals wieder so umfangreiche Publikationen wie die *Studien* und *Beiträge* zu veröffentlichen. In Stuttgart hielt er 1909 einen Vortrag mit dem Titel „Weltanschauung und Medizin", in dem er die *Etudes* und *Essais optimistes* zusammenfassend wiedergab. Bis unmittelbar vor seinem Tod im Mai 1916 arbeitete er an einem großen Werk über Sexualität, das, obwohl weit fortgeschritten, bis auf das erste Kapitel[133] nicht veröffentlicht wurde und von dem wir nur durch seine Frau Ol'ga MEČNIKOVA wissen.[134]

4. Die Disharmonien: Sexualität, Alter, Todesfurcht

Der zentrale Begriff der *Studien* und *Beiträge* ist die Disharmonie.[135] Schon MEČNIKOVs Phagozytose-Theorie war ursprünglich ein Konzept, das Harmonien und Disharmonien begründen sollte, und erst danach eine Erklärung der Immunabwehr.[136] Eine Definition oder systematische Beschreibung von „Harmonie" bzw. „Disharmonie", die Kriterien, die eine Einstufung als solche erlauben, oder auch nur eine Begründung für eine immerhin wertende Namensgebung gibt MEČNIKOV nicht.

---

130 Vgl. Kap. 9: Mečnikov und Tolstoj.

131 Eine Ansicht, die Heinz Zeiss (1888-1949), Mediziner und Mečnikov-Biograph, teilte: „Über eine Tatsache sind sich jedoch wohl alle Einsichtigen seit langem klar: es lässt sich auf der Phagocytenlehre keine Philosophie des Optimismus, überhaupt kein philosophisches Gebäude irgendwelcher Art aufführen." (Zeiss 1932, 5) Zu Zeiss vgl. die Arbeiten von Eckart 1999 und Schleiermacher 2005.

132 Vgl. Zeiss 1932, 85-86.

133 Erschienen als *Etudes sur la fonction sexuelle*. Mercure de France 1917, nach Cochrane 2003, 32 und 34.

134 Vgl. Zeiss 1932, 89 bzw. Cochrane 2003, 32-33.

135 Den Gegensatz von Harmonie und Disharmonie für Mečnikovs Denken haben Tauber und Chernyak als grundlegend beschrieben, sie haben diese Opposition aber als „Metchnikoff's Metaphysics" bezeichnet, also Mečnikov gerade das unterstellt, wogegen dieser sich so vehement ausgesprochen hatte: Metaphysik zu betreiben (Tauber/Chernyak 1991, 7 und 21). Vielleicht ist es auch bezeichnend, dass der Abstand eines Jahrhunderts, das einer nominalistischen Erosion erlegen ist, eine einstmals antimetaphysische Philosophie nun als „metaphysical" erscheinen lässt.

136 So Tauber 2003, 897.

Der Mensch, so MEČNIKOV, werde von drei Arten von Disharmonien geprägt: den Disharmonien des Sexuallebens, des Alterns und der Todesfurcht. Letztere hielt MEČNIKOV für die bedeutendste; allerdings gestand er im Laufe der Jahre den sexuellen Disharmonien immer größere Bedeutung zu.[137]

Disharmonien sind für MEČNIKOV Resultate der Evolution, die der Mensch, wie alle anderen Lebewesen auch, durchlaufen hat; in den Disharmonien findet das Unfertige und Vorläufige der Organismen, ihre zeitliche Verfasstheit, seinen organischen und psychischen Ausdruck.[138] Die „so jähe Änderung der Natur", durch die aus „irgend einem anthropoiden Affen" ein „Mensch" wurde, ist Grund einer „Reihe von Widerwärtigkeiten".[139] Auf Grundlage der Evolutionstheorie lassen sich damit zahlreiche medizinische, anthropologische und psychologische Erscheinungen erklären. Auch pathologische Phänomene werden, da mit dem Konzept ihre Entstehung verstanden werden kann, therapierbar.

Disharmonien entstehen durch einen ontogenetischen Verdrängungswettbewerb von Zelllinien. Analog zur Evolution, wo Organismen und Organismengruppen untereinander in Konkurrenz um Ressourcen stehen, versuchen sich auch Zelllinien während der Embryonalentwicklung gegen andere Zelllinien durchzusetzen.[140] MEČNIKOV hat, um das zu zeigen, sein gegen HAECKELs *Gastraea*-Theorie gerichtetes *Parenchymella*-Modell entwickelt.[141] Nach diesem Modell wird das „Innere" eines planulaähnlichen Vorfahren durch Einwanderung von Zellen „gefüllt", entsteht also durch Ausbreitung und nicht durch Einstülpung wie das *Gastraea*-Stadium bei HAECKEL.[142] Folge der Konkurrenz der Zelllinien sind

[137] Vgl. Cochrane 2003, 32-33.

[138] Mečnikov widmet den psychischen Disharmonien ein ganzes Kapitel: „Die psychischen Rudimente des Menschen" (Mečnikov 1908, 176-199).

[139] Mečnikov 1910, 376.

[140] „The crucial precept: the organism was composed of various elements, each vying for dominance. In such a world of competition, Darwin's 'struggle of species' was enacted within the organism." (Tauber 2003, 897).

[141] Später wurde es von Mečnikov in *Phagocytella*-Modell umbenannt, um die Bedeutung der Phagozytose für die Embryonalentwicklung zu betonen. Auf die Bedeutung von Haeckels *Gastraea*-Theorie für Mečnikovs Theoriebildung weisen auch Tauber und Chernyak hin (Tauber/Chernyak 1991, 16).

[142] Vgl. die entsprechende Skizze Mečnikovs abgebildet als Figure 3 in Tauber/Chernyak 1991, ohne Seitenangabe.

Unausgewogenheiten im Körperbau, unterschiedlich entwickelte Organstrukturen und rudimentäre Organe. Allein der menschliche Körper bestünde, so MEČNIKOV, aus mehr als 100 rudimentären Organen. Eine Folge dieses evolutionären Mosaiks seien die Disharmonien.

Die menschliche Sexualität weist zahlreiche Disharmonien auf, wozu u. a. Hymen,[143] Menstruation[144] und Geburtswehen[145] sowie die „zwittrigen" Embryonalanlagen der Geschlechtsorgane gehören. Nicht nur das Sozialleben der Menschen, auch die individuelle Lebensgeschichte wird von sexuellen Disharmonien bestimmt. „Die sexuelle Sinnlichkeit und der unbestimmte Drang zum weiblichen Geschlecht", führt MEČNIKOV über GOETHE bzw. Werther aus, beansprucht aber allgemeine Gültigkeit,

> äußern sich bereits in einem Lebensalter, in dem noch lange von keiner normalen Geschlechtsfunktion die Rede sein kann. Und von da rührt eine Reihe der Leiden her, die sich während einer langen Periode der Jugend bemerkbar machen. Die vorzeitige Entwicklung der Sinnlichkeit führt zu einer Art allgemeiner Hyper ästhesie, die nun wieder eine andere Quelle von Leiden wird.[146]

So gehören auch die sexuellen Aktivitäten des Kindes,[147] die Onanie,[148] die Abnahme der Zeugungsfähigkeit im Alter[149] bei bestehendem Triebleben zu den sexuellen Disharmonien, ebenso die Homosexualität.[150] Insgesamt bleibt aber der Begriff der sexuellen Disharmonie bei MEČNIKOV sehr disparat, denn er umfasst so verschiedene Phänomene wie die Tatsache einer bisexuellen Anlage der Genitalorgane als auch die Abtreibung.[151]

Die größte Disharmonie aber ist der Tod,[152] genauer das pathologische Altern und Sterben, verbunden mit körperlichem und geistigem Abbau und

---

143 Mečnikov 1910, 105-113. Das Hymen ist für Mečnikov eine „unnütze" Neuerwerbung der menschlichen Evolution. Zugleich belege es, dass das Konzept einer Vererbung erworbener Eigenschaften unrichtig sei (vgl. Mečnikov 1910, 110).

144 Für Mečnikov ist das Auftreten einer – im Vergleich zu anderen Primaten – blutreicheren Menstruation das Ergebnis veränderten Sexualverhaltens, also Produkt sich verändernder sozialer Beziehungen (vgl. Mečnikov 1910, 114-120).

145 Mečnikov 1910, 121.

146 Mečnikov 1908, 248.

147 Mečnikov 1910, 123-124.

148 Mečnikov 1910, 124-126, 129-130, 133.

149 Mečnikov 1910, 127-128.

150 Mečnikov 1910, 128, 131, 133.

151 Mečnikov 1910, 134-138.

152 „Unser großes Verlangen zu leben steht in Widerspruch mit den Schwächen des Alters und mit der Kürze des Lebens. Das ist die größte Disharmonie in der Natur des Menschen." (Mečnikov 1910, 335).

der Angst vor dem Tod.[153] „Altersdegeneration" betrachte „jedermann als eines der größten auf der Erde vorhandenen Übel".[154] Nicht nur Tod bzw. Altern sind dabei für MEČNIKOV pathologische Phänomene,[155] sondern auch die Todesfurcht im Alter. Ihre Beseitigung ist ein zentrales Anliegen seines Denkens.

Der Begriff „Gerontologie" geht auf MEČNIKOV zurück, der ihn 1903 einführte und der sich mit der Übersetzung *The Nature of Man* international verbreitete;[156] MEČNIKOV gilt auch als Schöpfer des Begriffes „Thanatologie", der Wissenschaft vom Tod.[157] Eine wissenschaftlich begründete Todesforschung zusammenfassend zu referieren hielt MEČNIKOV für verfrüht und daher nicht für möglich; die Begründung dafür ist zugleich die Stelle, an der das Wort „Thanatologie" zum ersten Mal vorkommt:

> Ich habe nicht die Absicht, dem Leser eine ausführliche Theorie über den natürlichen Tod zu bieten. Das Kapitel der Wissenschaft vom Tod – der Thanatologie – ist erst im Entstehen begriffen; aber schon jetzt sieht man, daß das Studium der Fälle des natürlichen Todes bei den Pflanzen, im Thierreich und beim Menschen uns Tatsachen von höchstem Interesse liefern wird, sowohl unter dem Gesichtspunkt der Wissenschaft wie des Wohls der Menschheit.[158]

---

[153] Mečnikov stand mit seinem starken Interesse an den medizinischen und philosophischen Aspekten des Todes nicht allein: „Toute une génération de chercheurs russes en médecine et en biologie, les néo-vitalistes, les mécanistes et les eugénistes, se penchent sur le problème du rajeunissement et de l'amélioration de l'espèce humaine à travers l'eugénisme, et même sur la possibilité de l'immortalité physique." [Eine ganze Generation russischer Forscher in Medizin und Biologie, die Neovitalisten, die Mechanisten und die Eugeniker, befassten sich mit dem Problem der Verjüngung und der Verbesserung der menschlichen Art, dadurch mit eugenischen Lehren und sogar mit der Möglichkeit der körperlichen Unsterblichkeit.] (Kozlov 2001).

[154] Mečnikov 1910, 309.

[155] Altern ist für Mečnikov nicht natürlich, sondern pathologisch; „Altersschwäche" und „Krankheit" sind „sehr nahe verwandt", „das Alter als eine physiologische Erscheinung zu betrachten, ist sicherlich unrichtig." Auch die Sklerose im Alter hielt Mečnikov für pathologisch (Mečnikov 1910, 322, 327).

[156] Wahl/Heyl 2004, 81.

[157] Wahl/Heyl 2004, 81.

[158] Mečnikov 1908, 130.

Von Carl Friedrich CANSTATT (1807-1850)[159] und Jean-Martin CHARCOT (1825-1893)[160] abgesehen, hatte MEČNIKOV einige wenige wissenschaftliche Vorläufer, die sich mit Fragen des Alters[161] bzw. der Altersmedizin beschäftigen.[162] MEČNIKOV beklagte wie viele andere den geringen Kenntnisstand in der Altersforschung.[163] Das meiste an Literatur, das zuvor sich mit dem hohen Alter beschäftigt hatte, tat dies unter dem praktisch-diätetischen Aspekt seiner Erreichbarkeit oder fungierte als bloß aufzählende Sammlung von Altersrekorden. MEČNIKOV selbst bezog sich auf die *Étude clinique* [164] des französischen Physiologen Émile DEMANGE (1846-1904)[165] und auf die Arbeit *Bemerkungen über die Gewebe beim Altern*[166] des deutschen Anatomen Friedrich Sigmund MERKEL (1845-1919).[167] Zeitgleich mit MEČNIKOV begann sich aber in den ersten Jahrzehnten des 20. Jahrhunderts eine medizinische Altersforschung zu etablieren; Ignaz

159 Der Regensburger Pathologe und Ophthalmologe Canstatt schrieb *Die Krankheiten des höheren Alters und ihre Heilung*. Erlangen 1839. Der Schlüsselbegriff Canstatts ist der des Alterns als seniler Involution im Gegensatz zur Evolution (was 1839 keine Bedeutung im Sinn der Evolutionstheorie hat, sondern embryologisch zu verstehen ist). Noch August Weismann (1834-1914) wird von „Involutionsänderungen" sprechen (vgl. Weismann 2006 [1882], 26). Zu Canstatt vgl. Lukas 1986.

160 *Leçons cliniques sur les maladies des vieillards et des maladies chroniques*. Paris 1867, 2. Aufl. 1874.

161 Der belgische Mathematiker Adolphe Quêtelet (1796-1874) untersuchte in *Sur l'homme et le développement de ses facultés* (Paris 1835) das Alter unter empirisch-statistischen Gesichtspunkten.

162 Einen Überblick über die Altersforschung geben Kotsovsky 1933 sowie Achenbaum/Daniel 1995. Zu den wichtigsten Ärzten in Deutschland, die sich medizinisch mit dem Alter beschäftigten, gehören Burkhard Wilhelm Seiler (1779-1843) mit *Anatomiae corporis humani senilis specimen* (Erlangen 1799/1800), Lorenz Geist (1807 bis 1867) mit *Klinik der Greisenkrankheiten* (Erlangen 1860) und Carl von Mettenheimer (1824-1898), u. a. mit *Sectiones longaevorum* (Frankfurt / M. 1863).

163 Franz Spitzer, der Übersetzer von Demanges Buch, beklagte 1887 den – im Gegensatz zur Pädiatrie – „fast vollkommene[n] Mangel einer monographischen Abhandlung des Greisenalters" (Demange 1887, V).

164 *Étude clinique et anatomo-pathologique sur la vieillesse. Leçons faites à l'Hospice Saint-Julien*. Paris 1886. (*Das Greisenalter. Klinische Vorlesungen*. Leipzig, Wien 1887).

165 Demange, ab 1878 Vorstand der Universitätsklinik für Greisenkrankheiten in Nancy, untersuchte Alterungsprozesse unter anatomisch-histologischen Aspekten, und sah in den Alterserscheinungen eine Folge von Gefäßdegeneration und unzureichender „Ernährung" der Gewebe (vgl. Demange 1887, 97).

166 Verhandl. des X. intern. Med. Kongr., Bd. 2. Berlin 1891, zitiert nach Mečnikov.

167 Merkel, 1872 Professor in Rostock, 1883 in Königsberg und 1885 in Göttingen, war überwiegend Histologe und topographischer Anatom.

NASCHER (1863-1944)[168] schuf die Geriatrie, die sich u. a. mit Max BÜRGER (1885-1966)[169] auch in Deutschland etablieren konnte.

Der Tod als zentrales philosophisches Problem hat für MEČNIKOV wenig Relevanz. Weder die Bedeutung, die PLATON dem Tod in *Phaidon* zuweist, wonach alles Philosophieren nichts anderes sei als sterben lernen,[170] noch die Bedeutung des Todes bei Michel de MONTAIGNE (1533-1592) spielen bei MEČNIKOV eine Rolle. Der Tod ist für ihn ein innerweltliches, genuin medizinisches Problem, eine unsterbliche Seele existiert nicht:

> Die Wissenschaft kann die Unsterblichkeit der bewußten Seele nicht akzeptieren, da das Bewußtsein eine Funktion von Elementen unseres Körpers ist, die nicht ewig leben können. Die Unsterblichkeit existiert nur für sehr niedere Wesen, die sich beständig, durch Teilung und vollständige Regeneration, erneuern und kein entwickeltes Bewußtsein haben.[171]

Im Gegensatz zu den Religionen nimmt MEČNIKOV zufolge die Skepsis gegenüber einer unsterblichen Seele in der Philosophiegeschichte immer mehr zu.[172] Religionen wurden die Residualräume, in denen sich die Unsterblichkeitsvorstellung erhalten konnte. Von hier eroberte sie sich die Philosophie zurück, um in der Neuzeit zuerst von der philosophischen

---

168 Ignaz (auch Ignatius Leo) Nascher aus Wien studierte in den USA zuerst Pharmazie, dann Medizin, schuf 1909 in einem Artikel in der Zeitschrift *The New York Medical Journal* in Anlehnung an „Pädiatrie" den Begriff „Geriatrics", der sich mit dem Erscheinen seinen Buches *Geriatrics: The Diseases of Old Age and Their Treatment* (Philadelphia 1914) weltweit durchsetzte; dieser Teil der Medizin, schrieb Nascher, „should be considered apart and distinct from maturity and a special branch of medicine. To such speciality I would apply the term ‚Geriatrics' [...] from Geras, old age, and Iatrikos, relating to the physician, is a term I would suggest as addition to our vocabulary, to cover the same field in old age than is covered by the term paediatrics in childhood." (Nascher 1909, 358-359). Übrigens hatte sich auch Nascher mit dem Zusammenhang von Autointoxikation und Altern beschäftigt.

169 Die von Bürger ab 1938 gemeinsam mit Emil Abderhalden (1877-1950) herausgegebene *Zeitschrift für Altersforschung. Organ für die Erforschung der Physiologie und Pathologie des Alterns* markierte den Beginn der Altersforschung in Deutschland.

170 Zwar behandelt Mečnikov Platon ausführlich, zitiert auch aus *Phaidon* und hält „das ganze System Platos" für darauf ausgerichtet, „das Problem des Todes zu lösen", aber Platons Relevanz ist eine historische, d. h. durch die exakten Wissenschaften überholte (vgl. Mečnikov 1910, 220-222).

171 Mečnikov 1910, 378. Als Aufzählung der Argumente gegen eine Unsterblichkeit vgl. Mečnikov 1910, 210-213.

172 Vgl. Mečnikov 1910, 222-231.

Skepsis,[173] zuletzt von den exakten Wissenschaften wieder in die Defensive gedrängt zu werden.

Tod heißt für MEČNIKOV „wirkliche Vernichtung".[174] Zurückhaltender hatte sich DEMANGE über ein Weiterleben geäußert; am Ende seines Buches über das Greisenalter betonte er den aporetischen Charakter der Frage, die erkenntnistheoretisch nicht lösbar sei:

> Und was geschieht mit dem immateriellen Principe, das den nun entseelten Leib bewohnt hat? Unsere Sinne, unsere Vernunft kann es blos in seiner materiellen Hülle erkennen. Wenn diese Hülle zerstört ist, entzieht sie sich unseren Nachforschungen, die Beobachtung hat ein Ende, die Wissenschaft macht halt.[175]

Das Bewusstsein von Tod und Sterblichkeit ist nach MEČNIKOV eine ausschließlich menschliche Eigenschaft. Tieren fehlt dieses Wissen ganz.[176] Zugleich ist beim Menschen der „Erhaltungsinstinkt" stark entwickelt, bei Kindern und alten Menschen stärker als bei Jugendlichen und jungen Menschen.[177] Das eigenartige Phänomen, dass ein Instinkt in einzelnen Lebensphasen verschieden stark ausgeprägt ist, bleibt ungeklärt. Lebensinstinkt und Todesfurcht sind bereits beim „vorwissenschaftlichen Menschen" die stärksten Antriebe zur Beseitigung der Disharmonien.[178]

Um zu verstehen, was der Tod für MEČNIKOV bedeutet, müssen sein Konzept des Alterns, seine Makrophagentheorie und seine Vorstellungen von Autointoxikation betrachtet werden. Dabei ist es von Vorteil, sich auf eine Rede des bedeutenden deutschen Evolutionstheoretikers August WEISMANN zu beziehen, die dieser 1881 in Salzburg gehalten hatte und auf die sich auch MEČNIKOV bezog. Für WEISMANN, ursprünglich Arzt, war der Tod eine „Anpassungserscheinung",[179] nach dessen Nutzen zu fragen sei, er sah „die Ursache des Todes" im Alter „nicht in der Abnutzung der einzelnen Zellen, sondern in einer Begrenzung der Vermehrungsfähigkeit der Zellen".[180] Der Tod tritt deshalb ein, „weil die verbrauchten Gewebe sich nicht ins Unendliche fort von Neuem wiederherstellen können, weil

---

[173] Mečnikov behandelt in diesem Zusammenhang ausführlich drei deutsche Philosophen, Schopenhauer, Hartmann und Mainländer, von denen noch zu sprechen sein wird (vgl. Mečnikov 1910, 235-252).

[174] Mečnikov 1910, 379.

[175] Demange 1887, 99.

[176] Mečnikov 1910, 151-152.

[177] Vgl. Mečnikov 1910, 152-159. Als Ausnahme lässt Mečnikov besondere Erfahrungen in der Jugend, z. B. schwere Krankheiten, Unfälle, Kriegserlebnisse, gelten und führt dabei als Beleg Tolstojs Erfahrungen im Krimkrieg an.

[178] Mečnikov 1910, 181-182.

[179] Weismann 2006 [1882], 32.

[180] Weismann 2006 [1882], 27.

die Fähigkeit der Körperzellen, sich durch Theilung zu vermehren, keine unendliche ist, sondern eine begrenzte."[181] Eine solche „Abnutzung" gibt es aber nicht bei einfachen, einzelligen Lebewesen, etwa Infusorien.[182]

Altern beim Menschen ist, so MEČNIKOV, keine postreproduktive Lebensphase der physischen Erschöpfung. Darin widerspricht er WEISMANN, der dies für einzelne Tiergruppen konstatiert hatte: „Viele Schmetterlinge, die Eintagsfliegen und andere Insekten sterben unmittelbar nach der Eiablage; sie sterben an Erschöpfung."[183] MEČNIKOV kombinierte seine Phagozytose-Theorie mit der Autointoxikation und übertrug sie auf den Prozess des Alterns. In seinem Modell greifen Makrophagen, modifizierte Phagozyten,[184] die Gewebe an und zerstören Nerven-, Knochenzellen usw.[185] Altern heißt im Anschluss an DEMANGE[186] „Sklerose" und „Atrophie der höheren und spezifischen Elemente" und ihre „Ersetzung", etwa durch „das hypertrophe Bindegewebe".[187] Resistentere Zellen, z. B. Makrophagen,[188] bauen durch Stoffwechselprodukte geschwächte Zellen und damit Knochen-, Nervengewebe usw. ab. Verursacht werden diese Angriffe durch eine aggressive „Überreizung der Makrophagen als eine[r]

---

181 Weismann 2006 [1882], 27-28.

182 Vgl. Weismann 2006 [1882], 35.

183 Weismann 2006 [1882], 28. Eintagsfliegen sah Mečnikov als Beleg für das Auftreten des natürlichen Todesinstinkts an (vgl. Kap. 6: Der natürliche Todesinstinkt).

184 Mečnikov unterschied zwei Typen von Phagozyten: kleine, beweglichere „Mikrophagen" oder „Leukozyten", die Infektionen abwehren, und größere „Makrophagen", die Heilung, Vernarbung und Altersdegeneration verursachen (vgl. Mečnikov 1910, 317-320).

185 Mečnikov 1908, 25-26, 30-32.

186 Demange fasste, nachdem er die Bedeutung des Bindegewebes betont hatte, seine Arbeit zusammen: „Wir sind also in letzter Hinsicht gezwungen, in der Arteriosklerose die erste Ursache der Degenerationsprocesse und Läsionen des Greisenalters zu suchen." (Demange 1887, 97).

187 Mečnikov 1910, 313, 314. Wesentlich dabei ist die Ersetzung des Höherwertigen durch das Minderwertige: „Im Gehirn sind es die Nervenzellen, d. h. jene, die zu den höchsten Funktionen, den intellektuellen, sensitiven, motorischen usw. dienen, die verschwinden, um niederen Elementen Platz zu machen, bekannt unter dem Namen Neuroglia, einer Art Bindewebe der Nervenzellen. […] Mit andern Worten: das Alter charakterisiert sich durch einen Kampf zwischen den edlen Elementen und den einfachen oder primitiven Elementen des Organismus, ein Kampf, der zugunsten der letzteren endet." (Mečnikov 1910, 315-316).

188 Dabei bedeutet „edler" empfindlicher: „Die Phagocyten sind als Zellen niederer Ordnung gegen diese Gifte weniger empfindlich, was ihren Sieg über die vergifteten Elemente erklärt." (Mečnikov 1910, 327).

vorherrschende[n] Erscheinung in der Altersdegeneration";[189] geschwächt werden die angegriffenen Zellen durch Autointoxikation.

Der Kampf ums Dasein existiert für MEČNIKOV auch innerhalb des Körpers, auch auf der Ebene der Zellen und Gewebe: „Wenn ich sage Kampf, so ist das nicht metaphorisch gemeint. Es handelt sich tatsächlich um eine wahre Schlacht in den innersten Teilen unsres Organismus."[190] Soll dieser „autoimmune" Abbauprozess gestoppt werden, muss die Herkunft der Gifte erkannt werden.

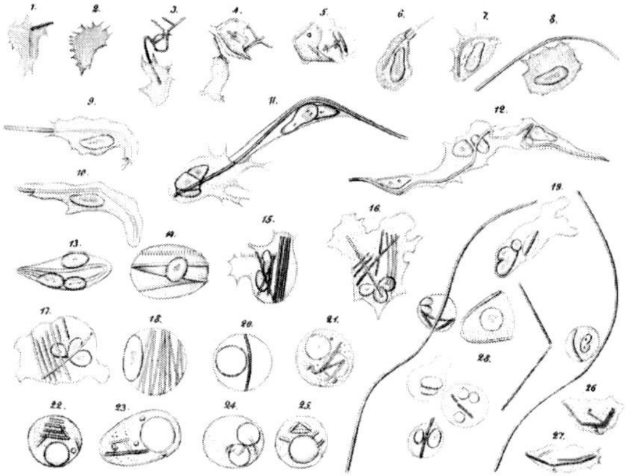

Abb. 6: Der Kampf ums Dasein findet auch auf zellulärer Ebene statt: Phagozyten gegen Bazillen, hier *Bacillus anthracis* (Mečnikov 1884)

MEČNIKOV fügt nun in dieses Modell eine weitere Komponente ein: die Verdauung. Es gäbe eine Beziehung zwischen Lebensdauer und Verdauungsapparat. Der Dickdarm sei ein rudimentäres Organ, das einst dazu gedient habe, Säugetieren ein ununterbrochenes Laufen auf der Flucht zu ermöglichen, ohne durch die Ausscheidung von Faeces behindert zu werden. Der Dickdarm habe beim Menschen keine Verdauungsfunktion mehr. Er diene der Aufbewahrung von Nahrungsresten. Diese seien ein Lebensraum für Bakterien; die ihre Stoffwechselprodukte („Gifte") im menschlichen Körper verbreiten und z. T. ins Blut übertreten könnten.[191] Je größer der Dickdarm, folgerte MEČNIKOV, desto kürzer sei die Lebensdauer der

[189] Mečnikov 1910, 320-321.
[190] Mečnikov 1910, 316.
[191] Zu diesen Stoffwechselprodukten zählte Mečnikov Phenol-, Kresol-, Indol- und Skatol-Derivate (vgl. Mečnikov 1910, 331-332).

jeweiligen Tierart.[192] Die dickdarmlosen Reptilien, die sich nicht selbst vergiften, würden sehr alt. Die „intestinale Flora“ trage „in hervorragender Weise“ „zur Senilität“ bei.[193]

Es ist nicht einfach, genau festzustellen, welche Lebensdauer MEČNIKOV dem Menschen ohne pathologisches Altern zuspricht. Wahrscheinlich liegt für ihn das Höchstalter zwischen 120 und 180 Jahren[194] bzw. um die 150 Jahre.[195]

MEČNIKOV unterscheidet zwischen natürlichem (d. h. physiologischem) und unnatürlichem Tod. Der unnatürliche Tod ist gewaltsam, krankheits- oder unfallbedingt; aber auch ein vorzeitiger Tod durch Altern ist unnatürlich. Im Gegenzug kann – als Ausnahme – der natürliche Tod regelmäßig gewaltsam sein, was MEČNIKOV bei manchen wirbellosen Tieren für gegeben hält. Nicht die Gewaltsamkeit, sondern die Vorzeitigkeit ist das Unterscheidungskriterium.

Dieser These vom natürlichen Tod folgend, dürfte dort, wo er bei Tieren vorkommt, keine Todesfurcht auftreten. Er ist allerdings so selten, dass seine Existenz fraglich erscheint.[196] Zumeist ist der Tod in der Natur gewaltsam. Auch beim Menschen ist der natürliche Tod selten, „das Alter“ ist beim Menschen „keine physiologische Erscheinung“, sondern weist „Züge eines krankhaften Zustandes“ auf.[197] In umfangreichen Arbeiten untersucht und bespricht MEČNIKOV bei zahlreichen Tierarten wie Pferden,

---

[192] Mečnikovs Modell ist genauer, als hier angegeben, da hier nur die Grundzüge skizziert werden sollen. Er differenziert zwischen einzelnen Säugetiergruppen, schreibt z. B. den Fledermäusen, die mit einem kurzen Dickdarm ausgestattet sind, ein hohes Alter zu, und untersucht auch einzelne Vogelgruppen.

[193] Mečnikov 1908, 83; es ist nicht ganz richtig, dass für Mečnikov Altern „letztlich eine Art Infektionskrankheit“ sei (Wahl/Heyl 2004, 81), auch wenn solche, so die Syphilis, beim Altern eine Rolle spielen (vgl. Mečnikov 1910, 326-327), denn der Alterungsprozess selbst ist keine Infektion, sondern ein komplexer Prozess mit vielen Elementen und noch mehr offenen Fragen. Infektionen verursachen nach Mečnikov allerdings frühzeitiges Altern.

[194] Viele Menschen werden, so Mečnikov, über 100 Jahre alt, einige erreichen sogar „das Alter von 120, 140 und sogar 185 Jahren“. Die biblischen Berichte von der Langlebigkeit der Patriarchen, die „in jener entlegenen Zeit wirklich größer gewesen sein“ müsse (schon wegen nicht vorhandener Syphilis), hält er für nicht für „übermäßig“ erstaunlich (Mečnikov 1910, 342, 344).

[195] „Man hat somit ein Recht, anzunehmen, daß der Mensch ein Alter von 150 Jahren und darüber erreichen kann.“ (Mečnikov 1908, 88-89).

[196] Vgl. Mečnikov 1910, 352.

[197] Mečnikov 1910, 366-367.

Hunden, Elefanten, Schildkröten, Hühnern usw. und beim Menschen die Erscheinungen der Altersdegeneration.[198]

Ein Beispiel sei hier genannt: Frau ROBINEAU, im Jahr 1800 geboren, lebte bei Paris und wurde von MEČNIKOV (gemeinsam mit einem Dr. AMBARD) 1905 untersucht. Die Beschreibung ihrer Person zeigt die manchmal bei MEČNIKOV konstatierte Freude am Erzählen.[199] Die hundertfünfjährige Frau unterlag zwar einem „bedeutenden physischen Verfall", auch waren, das Hören ausgenommen, ihre Sinne „bedeutend geschwächt",[200] ihre Intelligenz und ihre geistige Verfassung waren aber intakt:

> Trotz ihrer physischen Schwäche hat Frau Robineau ihre Intelligenz in hohem Maße bewahrt. Sie zeigt ein sehr feines Gemütsleben. Sie ist sehr zartfühlend und von rührender Herzensgüte. Im Gegensatz zur gebräuchlichen Meinung vom Egoismus der Greise, ist Frau Robineau voll Rücksicht für ihre Nächsten. Ihr Gespräch ist verständig und durchaus logisch.[201]

Arteriosklerose, Hauptursache des Alterns bei DEMANGE, ließ sich nicht feststellen. Besonderes Augenmerk richtete MEČNIKOV auf die Ernährung, die nicht vegetarisch und antialkoholisch, aber mäßig war. Erbliche Ursachen für diese Langlebigkeit schloss er aus, da in der Familie keine Hundertjährigen bekannt geworden waren: „Somit ist das hohe Alter bei Frau Robineau eine erworbene Eigenschaft."[202] Aber wie wurde sie erworben? Diese Frage konnte MEČNIKOV nicht beantworten, er musste sich mit einfachem Lebenswandel, frühem Zubettgehen und glücklichem familiären Umfeld zufrieden geben.[203] Im Alter von 107 Jahren setzte bei Frau ROBINEAU der geistige Verfall ein – gekennzeichnet durch „Gedächtnisverlust" und „unvernünftiges Reden" –, der „sanfte" und „liebeswürdige" Charakter blieb bis zuletzt bestehen. Einen natürlichen Todesinstinkt hat MEČNIKOV bei ihr nicht konstatiert.[204]

---

198 Mečnikov 1908, 16-17.

199 Zum Aspekt des Erzählerischen vgl. Lovell 2004.

200 Mečnikov 1908, 13.

201 Mečnikov 1908, 14-15.

202 Mečnikov 1908, 15.

203 „Sie lebte stets sehr einfach. Sie war mit einem wohlhabenden Holzhändler verheiratet und wohnte lange in der Umgebung von Paris. Ihr Charakter war sanft und liebenswürdig; sie führte ein richtiges Familienleben, liebte die Häuslichkeit und suchte nicht viel Verkehr." (Mečnikov 1908, 15). Bereits in den *Studien* (302) hatte Mečnikov bemerkt, dass die Medizin kaum etwas über die Ursachen von Altern und Langlebigkeit wisse.

204 Erst viel später in den *Beiträgen* erwähnte Mečnikov Frau Robineaus „Sehnsucht" nach dem Tod und ihrem Gefühl, „völlig unnütz auf der Welt" zu sein (vgl. Mečnikov 1908, 127).

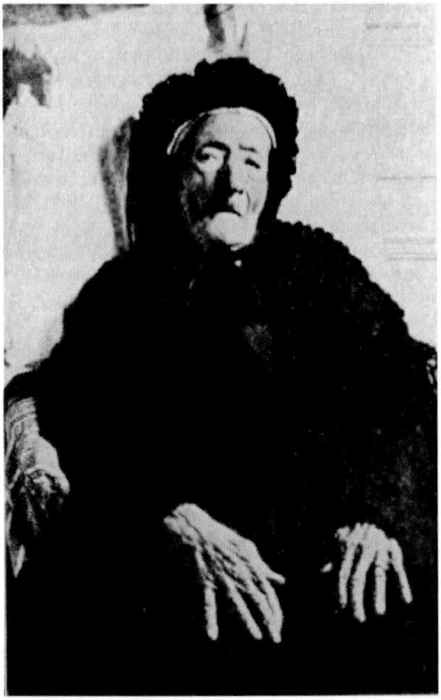

Abb. 7: „Ich traf eine sehr alte, kleine, magere Dame mit gekrümmtem Rücken, die sich beim Gehen auf einen Stock stützte.“[205]
Frau Robineau an ihrem 105. Geburtstag

Altern und Tod lassen sich für MEČNIKOV ganz allgemein beschreiben als Ergebnis eines Kampfes ums Dasein im Körper zwischen den verschiedenen Zellgruppen. „Weniger edle“, resistentere Zellen setzen sich gegenüber weniger resistenten Zellen durch und greifen sie aktiv an. Außerdem unterliegt der Körper ständigen Invasionen fremder Zellen, pathogenen Mikroben, die die empfindlicheren Zellen zusätzlich schwächen.

Das evolutionistische Modell wirft eine neue Frage auf: Wie konnten überhaupt Altern und Tod in der Evolution entstehen? Das Auftreten des natürlichen Todes in der Evolution muss eine Ursache auf zwei verschiedenen Ebenen haben. Als proximate Ursache muss sie eine physiologisch-biochemische Grundlage haben (d. h., sie muss in ihrem chemischen Ursachen-Wirkungsgefüge beschreibbar sein); als ultimate Ursache muss sie einen evolutiven Grund haben (in der Sprache der Evolutionsbiologie

[205] Mečnikov 1908, 13.

einen selektiven Vorteil haben). Der Tod auf der Ebene proximater Ursachen ist daher Gegenstand von Physiologie und Biochemie. Komplizierter wird der Tod als Forschungsobjekt auf der Ebene der ultimaten Ursachen. Er mündet in der Frage: was nützt der Tod? Welche ultimate Ursache haben der natürliche Tod und sein psychisches Pendant, der natürliche Todesinstinkt, als adaptive Merkmale?

Der Vorwurf, dass der Todesinstinkt der Evolutionstheorie widersprechen würde, da dieser Instinkt keinen selektiven Vorteil für seinen Träger haben könne, ist MEČNIKOV auch umgehend gemacht worden. Als Entgegnung verwies MEČNIKOV allgemein auf die Tatsache von Disharmonien (die ebenfalls keinen solchen Vorteil haben könnten, aber eben z. B. rudimentär seien) und im Besonderen auf eine *Zweck*ursache: nämlich auf die „Süße der Empfindung“[206] beim Sterben, die die Hinnahme des Todes erleichtern würde. Der Todesinstinkt, der – analog zum Sexualtrieb – Appetenzverhalten zeigt, d. h. in dem ein bestimmter Zustand, hier der Tod, aktiv angestrebt bzw. erwünscht wird, und auch im natürlichen Tod ein Triebobjekt besitzt, soll uns im Verlauf dieser Arbeit noch beschäftigen.

Der Tod ist für MEČNIKOV dann vorzeitig, wenn er von Todesfurcht begleitet wird. Ein vollendetes Leben, so MEČNIKOV, kennt keine Todesfurcht mehr. Vollendet ist es aber erst dann, wenn zuerst im reiferen Alter der „Lebenssinn“, dann im hohen Alter der natürliche Todesinstinkt sich entwickeln kann. Ein vollendetes Leben hängt also zuerst vom erreichten Alter ab, das wiederum die Voraussetzung für die Entwicklung der Instinkte ist:

> Was bedeuten nun alle diese Veränderungen, die zu ihrer Vollendung eine so große Anzahl von Jahren erfordert haben? Der Lebenssinn hat sich entwickelt. In der Jugend ist dieser Instinkt ungemein schwach. [...] die Empfindungen und Gefühle gehören keineswegs zu den sich gleich bleibenden Erscheinungen; sie haben ihre Entwicklung, und wenn diese mehr oder weniger normal verläuft, endet sie schließlich in einem Zustand seelischen Gleichgewichts. Auch unser Freund, der sich so hartnäckig in seinen Pessimismus einhüllte [d. i. Mečnikov selbst],[207] gelangte schließlich dazu, sich meiner optimistischen Lebenstheorie anzuschließen. [...] ‚nur', so sagt mein Freund, ‚muß man lange gelebt haben, um den Sinn des Lebens zu verstehen; bis dahin befindet man sich in der Lage eines Blindgeborenen, dem man die Schönheiten der Farben preist.'[208]

[206] Mečnikov 1908, 129.

[207] Mečnikov erzählt in diesem Abschnitt in kaum verschlüsselter Form sein eigenes Leben nach und interpretiert es im Rahmen seiner Pessimismus-Theorie. Dass es sich bei dem „nahen Freund“ um ihn selbst handelt, wird in der Sekundärliteratur als gegeben angenommen (vgl. z. B. Lovell 2004, 313).

[208] Mečnikov 1908, 238-239.

5. Physiologie der Unsterblichkeit

Als Ivan Il'ič in TOLSTOJs berühmter Erzählung *Smert' Ivana Il'iča*[209] von 1886 im Sterben liegt und der schmerzhafte Todeskampf tagelang dauert und nicht aufhören will, stellt Ivan plötzlich fest: Es gibt keinen Tod. Die Schmerzen bleiben, doch sie werden gleichgültig, der Tod existiert nicht, die Todesangst verschwindet und statt des Todes gibt es nur noch Licht:

> „А смерть? Где она?"
>
> Он искал своего прежнего привычного страха смерти и не находил его. Где она? Какая смерть? Страха никакого не было, потому что и смерти не было. Вместо смерти был свет.
>
> – Так вот что! – вдруг вслух проговорил он. – Какая радость![210]

Beides, Tod und Todesangst verschwinden. Im scheinbar absoluten Ende verschwindet aber der Tod:

> – Кончено! – сказал кто-то над ним.
>
> Он услыхал эти слова и повторил их в своей душе. „Кончена смерть, – сказал он себе. – Ее нет больше."[211]

TOLSTOJ beschreibt den Tod zwar auch als medizinisches Ereignis, mit furchtbaren Schmerzen und einem drei Tage währenden Todesschrei,[212] aber der Tod ist eben kein ausschließlich medizinisches Geschehen. Ganz im Gegenteil verwandelt vielmehr der Tod denjenigen, den er ereilt; eine ähnliche Todeserfahrung hatte Fürst Andrej in *Vojna i mir* (1868/69)[213] gemacht. Todesfurcht ist in der Erzählung *Smert' Ivana Il'iča* das Ergebnis eines falschen Lebens. Immer schon drohend anwesend im Leben, existiert

---

[209] [*Der Tod des Ivan Il'ič*].

[210] Tolstoj 1964, 115 [‚Und der Tod? Wo ist er?' / Und er suchte nach seiner früheren, so gewohnten Todesangst und konnte sie nicht finden. Wo war sie? Und was denn für ein Tod? Es war keine Angst da, weil auch kein Tod mehr da war. / An Stelle des Todes war ein Licht da. / ‚So ist das also!' sagte er plötzlich laut. ‚Welch eine Freude!'] (Tolstoj 2006, 92).

[211] Tolstoj 1964, 115 „‚Es ist zu Ende!' sagte jemand über ihm. / Er hörte diese Worte und wiederholte sie in seinem Geiste. ‚Zu Ende ist der Tod', sagte er sich. ‚Er ist nicht mehr.'" (Tolstoj 2006, 92).

[212] „С этой минуты начался тот три дня не перестававший крик, который так был ужасен, что нельзя было за двумя дверями без ужаса слышать его." (Tolstoj 1964, 113). [Und von diesem Augenblick an setzte jener drei Tage lang ohne Unterbrechung währende Schrei ein, der so grauenhaft war, dass man ihn noch hinter zwei Türen nicht ohne Entsetzen vernehmen konnte.] (Tolstoj 2006, 89).

[213] [*Krieg und Frieden*]. Fürst Andrej hat in der Schlacht von Borodino ein Todeserlebnis, das ihn, nach schwerer Genesung, in einen neuen Menschen verwandelt, seiner Familie, nicht aber seiner Frau, die im Kindbett stirbt, wiedergibt.

zuletzt – und das gehört zur paradoxen Erfahrung des Sterbens – der Tod nicht mehr.[214]

MEČNIKOVs Konzept von Tod und Unsterblichkeit steht dieser Beschreibung diametral gegenüber.[215] In den *Studien* setzte sich MEČNIKOV ausführlich mit dem Unsterblichkeitsvorstellungen der Religionen auseinander. Besonders ausführlich widmete er sich den Konzeptionen vom Leben nach dem Tod im Judentum,[216] aber auch im „Animismus"[217] und in China.[218] Behauptungen, dass es Religionen oder Völker ohne Unsterblichkeitsglauben gebe, wies er dezidiert zurück.[219] Dieser Glaube erschien ihm als ein gemeinsames Merkmal aller Religionen.[220]

MEČNIKOVs Todesbegriff ist biologisch-medizinisch und immanent gedacht. Der Tod ist in der Natur nicht notwendig. Bei bestimmten Lebewesen, nicht aber beim Menschen, gibt es physische Unsterblichkeit, d. h. keinen natürlichen Tod: „Man ist dermaßen gewohnt, den Tod als etwas so Natürliches und so Unabwendbares zu betrachten, daß man ihn schon lange als eine Eigenschaft ansieht, die jedem Organismus anhaftet."[221] Diese Ansicht, so MEČNIKOV, sei jedoch falsch; für sie gebe es keine Beweise. Der Tod ist ein Phänomen der Welt der Organismen, ganz wie Sexualität, Photosynthese und andere auch, und muss daher wie diese im Laufe der Evolution entstanden sein. Ursprünglich waren alle Lebewesen unsterblich; ihr Ende erreichten sie nur durch Unfälle, Gefressenwerden, Umweltveränderungen usw.; einen natürlichen Tod kannten sie nicht, er ist vielmehr ein Phänomen, das erst im Laufe der Evolution erworben wurde.

[214] Zum Todesbegriff bei Tolstoj vgl. Lovell 2004, 302-316.
[215] Sein ambivalentes Verhältnis zu Tolstoj wird uns noch beschäftigen (vgl. Kap. 9: Mečnikov und Tolstoj).
[216] Mečnikov 1910, 187-190. Mečnikov behandelt dabei nicht nur die sich wandelnden Vorstellungen von der scheol (dem „Totenreich") in der hebräischen Bibel, sondern auch ein so esoterisches Konzept wie die gilgul-Lehre (in etwa „Seelenwanderung") der Kabbala.
[217] Mečnikov 1910, 183-186.
[218] Mečnikov 1910, 190-196.
[219] Büchner und Haeckel hatten das für das frühe Judentum, Haeckel auch für den Buddhismus behauptet (vgl. Mečnikov 1910, 187-188, 190-191).
[220] Mečnikov 1910, 197-200. Ähnliches gilt für viele philosophische Systeme (vgl. Mečnikov 1910, 219-220).
[221] Mečnikov 1910, 348.

Diese Ansicht teilte MEČNIKOV mit WEISMANN, Otto BÜTSCHLI (1848 bis 1920)[222] und anderen Naturwissenschaftlern seiner Zeit. WEISMANN hatte sie in *Ueber die Dauer des Lebens* und in seinen *Aufsätzen über Vererbung* vertreten.[223] Auch Philosophen wie Eduard von HARTMANN (1842-1906) hatten darauf hingewiesen, dass die Tatsache, dass es überhaupt einen Tod in der Natur gibt, noch einer Erklärung bedürfe.[224] Nicht genug, dass dem Tod das Leben logisch und historisch vorausgeht: die Unsterblichkeit selbst ist der primäre Zustand, der Tod ist in der Evolution ein bloß sekundäres Phänomen, und die ersten Lebewesen waren unsterblich.

Und diese unsterblichen Lebewesen existieren noch heute. Physische Unsterblichkeit spricht MEČNIKOV den „Einzellern" und bestimmten „Schleimpilzen" und „Pflanzen" zu, wozu er auch, dem Verständnis der Zeit gemäß, Bakterien rechnet.[225] Einzellige Organismen haben das „Geschenk der prinzipiellen Unsterblichkeit"[226] erhalten: Bei ihnen gibt es keine Bildung von Leichen; diese Organismen teilen sich (bzw. konjugieren in bestimmten Fällen); ihr Leben endet nur durch äußere Einwirkungen, nicht aus endogenen Ursachen. „In Wahrheit kann man aber doch hier [sc. bei einzelligen Organismen] nicht von Tod reden!" führt WEISMANN aus:

> Wo ist denn die Leiche? Was stirbt denn ab? Nichts stirbt ab, sondern der Körper des Thieres zertheilt sich in zwei nahezu gleiche Stücke, von nahezu gleicher Beschaffenheit, von denen also jedes dem Mutterthier vollkommen ähnlich ist […].[227]

---

[222] Bütschli war seit 1878 Professor für Zoologie in Heidelberg, seine Forschungsschwerpunkte waren Entwicklungsbiologie, vergleichende Anatomie und Protozoologie; wie Mečnikov hatte auch er bei Leuckart studiert. In *Mechanismus und Vitalismus* (Leipzig 1901) hat sich Bütschli auch zu theoretischen Fragen der Biologie geäußert (zu Bütschli und der Unsterblichkeitsfrage vgl. auch Hartmann 1920).

[223] *Über die Dauer des Lebens. Ein Vortrag*. Jena 1882; *Aufsätze über Vererbung*. Jena 1892; vgl. auch Weismann: *Über Leben und Tod. Eine biologische Untersuchung*. 2. Aufl. Jena 1892.

[224] „Daß das Leben durch die Ungunst äußerer Umstände vernichtet werden kann, darin liegt nichts Wunderbares; wohl aber stellt es sich als Rätsel dar, warum alles Leben in sich erlischt, wenn es eine Zeitlang gedauert hat." (Hartmann 1925, 219).

[225] Vgl. Mečnikov 1908, 96-97. Diese „Unsterblichkeit" ist aber bei manchen Einzellern („Infusorien", z. B. Ciliaten) durch eine „praeconjugale Erschöpfung" eingeschränkt, nicht aber bei Bakterien. Durch Konjugation verschwindet diese „Erschöpfung". Vergleichbar mit der Altersdegeneration des Menschen ist diese Erscheinung nicht (vgl. Mečnikov 1910, 304-306).

[226] Mečnikov 1910, 352.

[227] Weismann 2006 [1882], 34.

Ähnlich hielt WEISMANN namentlich Amöben, einzellige Algen, und alle „einzellige[n] Thiere wie Infusorien“[228] für unsterblich; er diskutierte auch die Frage, ob diese Unsterblichkeit nur eine potenzielle oder eine reale sei, ohne zu einer abschließenden Antwort zu gelangen. „Bei den einzelligen Organismen“, stellt HARTMANN fest,

> hat man den Alterstod noch nicht beobachten können; sie sterben entweder infolge ungünstiger Umstände, oder sie gelangen vor dem Eintritt des Alters zur Fortpflanzung zur Teilung in zwei oder viele neue Zellen.[229]

Eine einzige Einschränkung, die laut MEČNIKOV hier gemacht werden könnte, sei durch die Fragwürdigkeit des Begriffes der Individualität selbst gegeben: Kann man überhaupt von einer Fortdauer des Individuums nach der Zellteilung reden? Existiert in beiden bzw. in einer der beiden Tochterzellen nach der Teilung die ursprüngliche Zelle fort? Und wenn ja – in welcher? WEISMANN hatte bestritten, dass das Individuum durch Zellteilungen verschwinden würde:

> Man kann auch nicht einwenden, wenn das Mutterthier auch nicht eigentlich sterbe, so verschwinde es doch als Individuum. Ich kann auch dies nicht zugeben, wenigstens in keinem anderen Sinn, als in welchem auch der Mann von heute nicht auch dasselbe Individuum ist, wie der Knabe von vor 20 Jahren.[230]

Abgesehen von diesen Fragen, die sich auch als solche der Definition auffassen lassen, steht für MEČNIKOV fest, dass es bei einzelligen Organismen kein natürliches Sterben, kein spontanes Aufhören der Lebensfunktionen und keine „Leichen“, kurz: keinen Tod gibt: „Auf alle Fälle ist es unbestreitbar, daß es bei den niederen Wesen keinen Tod gibt, der sich mehr oder weniger mit dem Tod der höheren Tiere oder des Menschen vergleichen läßt.“[231]

Physische Unsterblichkeit ist nicht auf einzellige Organismen beschränkt. Sie findet sich MEČNIKOV zufolge sowohl bei vielzelligen Pflanzen und als auch bei Tieren:

> Die Theorie der Unsterblichkeit der aus einer einzigen Zelle bestehenden Organismen ist also fast allgemein angenommen. Aber sogar unter den Tieren, die auf der Stufenleiter der Wesen höher stehen, kann man solche finden, die keinen natürlichen Tod aufweisen. Diese Tiere, die aus mehreren Organen zusammengesetzt sind und eine große Menge von Zellen enthalten, liefern uns Beispiele dieser Kategorie. Vielen Polypen, bestimmte Würmer, besonders die Anneliden [i. e. Ringelwürmer], fallen unter diese Regel.[232]

---

228 Weismann 2006 [1882], 33.
229 Hartmann 1925, 220.
230 Weismann 2006 [1882], 34-35.
231 Mečnikov 1910, 349.
232 Mečnikov 1910, 349.

Manche Bäume, wie den berühmten Drachenblutbaum von Orotava, dessen Alter schon Alexander von HUMBOLDT (1769-1859)[233] und später Marcellin BERTHELOT (1827-1907) überschätzt hatten, hielt MEČNIKOV für potenziell unsterblich; diese Bäume würden nur aufgrund äußerer Einwirkungen, z. B. durch Blitzschläge, Stürme usw., sterben.[234] Bereits der aus Zürich stammende deutsche Botaniker Carl von NÄGELI (1817-1891), auf den sich MEČNIKOV dabei berief, hatte behauptet, der natürliche Tod sei in der Natur überhaupt nicht vorhanden.[235]

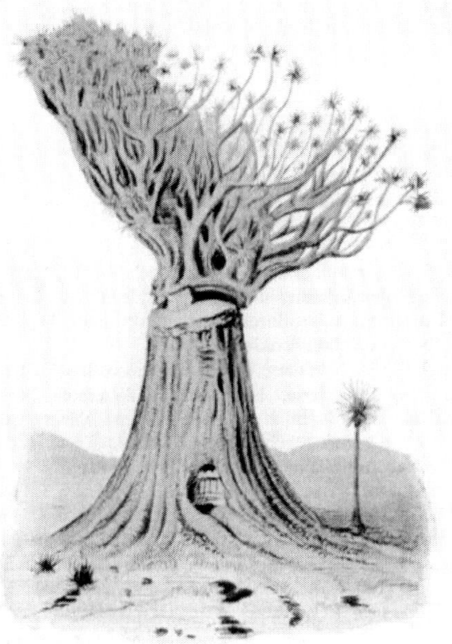

Abb. 8: Der Drachenblutbaum (*Dracaena draco*) von Orotava (Teneriffa), für Mečnikov ein potenziell unsterbliches Lebewesen

Davon abgesehen hält MEČNIKOV Unsterblichkeit aber auch unter bestimmten Bedingungen allgemein für möglich: „So kann das Leben im Prinzip eine unbegrenzte Dauer haben, unter der Bedingung, daß die inneren Teile des Organismus, die bei der Lebensfunktion verbraucht werden,

[233] Humboldt hatte dem Drachenblutbaum von Orotava ein Alter von 6000 Jahren zugeschrieben (vgl. Humboldt 1860, 15 und Humboldt 1991, 125-129).
[234] Vgl. Mečnikov 1908, 97-98.
[235] Mečnikov 1910, 351.

sich immer wieder ersetzen."[236] Es müsste also theoretisch eine Art Physiologie der Unsterblichkeit – auch für den Menschen – geben können: Ein physiologisch balanciertes Gleichgewichtssystem, in dem sich Abbau und Aufbau, Regeneration und Degeneration die Waage halten und der Körper nicht altert, weil es nicht zur Akkumulation von Stoffwechselprodukten kommen kann. MEČNIKOV wird dieses System als Aufhebung der Selbstvergiftung des Körpers beschreiben und versuchen, seine Ursachen beim Menschen zu klären. Auch bei einzelligen Organismen (z. B. Hefen und Lactobazillen) wird, so MEČNIKOV, der natürliche Tod durch Selbstvergiftung verursacht, die hier als Vergiftung des äußeren Milieus mit Stoffwechselprodukten zu verstehen ist.[237]

Ist daher physische Unsterblichkeit für den Menschen möglich? MEČNIKOV stellt diese Frage nicht explizit, aber die Voraussetzungen dafür scheinen ungünstig zu sein, denn: „Die unsterblichen Tiere finden sich nur unter den niederen Wirbellosen. Je höher man die Stufenleiter der Wesen hinaufsteigt, desto weniger Regenerationserscheinungen findet man."[238] Die abnehmende Vitalität bei zunehmender Höherentwicklung gilt nicht nur für das System der Organismen, sondern auch innerhalb des einzelnen Organismus; jeder Organismus besteht als Abbild der Evolution aus niedriger und höher entwickelten Zellen. Die am höchsten entwickelten Zellen haben die Unsterblichkeit eingebüßt: „Doch gibt es bei diesen Tieren" so MEČNIKOV über die als „höchste Tiere" bezeichneten Primaten,

> Zellen, die sich dadurch auszeichnen, daß sie regenerationsunfähig sind. Es sind dies vor allem die Nervenzellen, die edelsten und vollkommensten Elemente des Organismus. Haben sie sich einmal während des embryonalen Lebens entwickelt, so bleiben sie das ganze Dasein hindurch bestehen, ohne sich fortzupflanzen oder sich zu regenerieren. Sobald sie die höchsten Eigenschaften, die psychischen Funktionen erlangt haben, haben sie die Qualitäten, welche die unsterblichen Zellen auszeichnen, d. h. die Fähigkeit, sich zu teilen, vollständig verloren. Gibt es Elemente, die unvermeidlich dem natürlichen Tod verfallen sind, so muß man sie unter den Zellen der Nervenzentren suchen.[239]

Der große Anteil an den in der Sicht MEČNIKOVs höchst entwickelten Zellen, den Nervenzellen, stellt das größte Hindernis für die physische Unsterblichkeit des Menschen dar.

[236] Mečnikov 1908, 100; dieses Konzept ähnelt denen von Trockij, Fedorov und Bogdanov.

[237] Vgl. Mečnikov 1908,106.

[238] Mečnikov 1910, 357.

[239] Mečnikov 1910, 358.

6. Der natürliche Todesinstinkt

Die Nähe von naturwissenschaftlichem und philosophischem Denken ist keine Besonderheit MEČNIKOVs, sondern ein Spezifikum der wissenschaftlichen und philosophischen Situation Ende des 19. Jahrhunderts. So behandelt der Philosoph Fritz MAUTHNER (1849-1923), ein Schüler Ernst MACHs (1838-1916), in seinem *Wörterbuch der Philosophie*[240] den Begriff „Tod" aus überwiegend medizinisch-biologischer Perspektive. Nicht PLATON, MONTAIGNE oder SCHOPENHAUER (1788-1860), sondern WEISMANN, der als erster die Frage nach dem Grund für das Auftreten des Todes in der Evolution gestellt hatte, ist dabei die Referenzfigur in MAUTHNERs Artikel.

Wie MEČNIKOV setzt auch MAUTHNER am Begriff der Todesangst an: „Todesangst setzt den Begriff des Todes nicht voraus."[241] Todesangst ist nicht an reflektierendes Selbstbewusstsein geknüpft: „Je tiefer wir – wie der Mensch das nennt – in der Tierreihe hinabsteigen, desto unwahrscheinlicher ist die Existenz eines Todes*begriffs*, während unverkennbar Todes*angst* vorhanden ist."[242] Der Tod sperrt sich gegen eine Analyse. Die Todesangst ist ein Erbe der Evolution. Ausdrücklich ist die Todesangst bei MAUTHNER (wie bei MEČNIKOV) Erinnerung und Instinkt: „Todesangst ist begrifflos, wortlos ererbte Erinnerung, was man ja wohl Instinkt nennt. Instinktiver, zweckmäßiger Schrecken vor irgend etwas, was Menschen bei Menschen *Tod* nennen."[243] Eine ererbte Erinnerung ist eine lamarckistische Konzeption; die Vererbung erworbener Eigenschaften – eine Vorstellung, die WEISMANN, wie MAUTHNER genau wusste, ablehnte – konnte auch erklären, wie ein Verhalten ohne sichtbaren selektiven Wert dennoch weitervererbt werden konnte: Über den Umweg eines unbewussten Bedürfnisses.

Das unbewusste Bedürfnis wird für MEČNIKOV erst im hohen Alter als natürlicher Todesinstinkt bewusst. Dieser ist nichts anderes, als der Wunsch zu sterben, und bildet ein Pendant zum „Sexualtrieb" oder

---

[240] Das *Wörterbuch der Philosophie* erschien 1909-1911; hier wird aus der 2. Auflage von 1924 zitiert. Die Unkenntnis des Todes hat Mečnikov durchgehend für alle Tiergruppen festgestellt: „Selbst die Tiere der höchsten Klasse, die Säugetiere, offenbaren eine tiefe Unkenntnis vom Tode […]." Zugleich würden alle Lebewesen Todesangst und Selbsterhaltungstrieb zeigen; das Wissen um den Tod sei also eine „Erwerbung der menschlichen Gattung" (Mečnikov 1910, 151-152).

[241] Mauthner 1924, 284.

[242] Mauthner 1924, 284. Auch Mečnikov hat – wie erwähnt – den Tieren jedes Bewusstsein vom Tod abgesprochen (vgl. Mečnikov 1910, 151-152).

[243] Mauthner 1924, 284.

„Nahrungstrieb".[244] Auch diese Triebe bzw. Instinkte zeigen sich nur in bestimmten Lebensphasen, etwa der Drang, gestillt zu werden beim Säugling: Er ist ein „Beispiel" eines „vorübergehenden und wechselnden Instinkts."[245] Ähnlich tritt auch der Todesinstinkt nur in einer einzigen Lebensphase auf, der letzten. Er ist als solcher geradezu das Gegenteil jener „pessimistischen" Neigungen der Jugend, die das Leben nicht hoch achten würde, weil der Lebensinstinkt noch nicht zu Reife gelangt sei.[246] Den Gedanken, dass im hohen Alter der Tod erwünscht würde, findet man auch bei anderen, z. B. bei HARTMANN.[247] Das Besondere an MEČNIKOVs Konzept ist, dass er diese Todeswünsche als eigenständigen und genuinen Trieb auffasst.

Als physiologisches Gegenstück entspricht dem natürlichen Todesinstinkt der natürliche Tod. Dieser, so MEČNIKOV, ist beim Menschen sehr selten[248] und „eher potentiell als reell."[249] Er ist aber – was das Paradoxe an ihm ausmacht – zugleich auch schön, da er analog dem Schlaf einem körperlichen Bedürfnis entspricht; schließlich beruhen beide auf Selbstvergiftung, der Schlaf in weniger ausgeprägter Form und eventuell der Vergiftung mit Opiaten vergleichbar: „Man kann annehmen, daß wie im Schlaf sich instinktives Bedürfnis nach Ruhe äußert, geradeso der Mensch im natürlichen Tode seine Todessehnsucht erfüllt fände."[250] Analog dazu ist auch der Schlaf das Ergebnis einer, wenn auch weniger starken, Selbstvergiftung.[251]

---

[244] Zwischen Trieben und Instinkten unterscheidet Mečnikov nicht, er entwickelt auch keine systematische Trieblehre oder ein Triebmodell, das Funktionen, physiologische Grundlagen und Störungen erklären soll.

[245] Dieser Drang nach Milch beim Säugling lässt sich nicht einfach unter den Nahrungstrieb subsumieren, weil er als Triebobjekt ausschließlich die Milch hat und schließlich wieder verschwindet (vgl. Mečnikov 1910, 373).

[246] Vgl. Mečnikov 1910, 153-155.

[247] „Gegen den Alterstod ist er [sc. der Mensch] ohnmächtig, ja er ersehnt ihn zuletzt wohl gar, um den zunehmenden Beschwerden des höheren Alters zu entgehen." (Hartmann 1925, 219).

[248] „Der eigentliche natürliche Tod muss bei der Menschengattung sehr selten vorkommen." (Mečnikov 1908, 118-119). Er ist vielmehr, so Mečnikov, ein Idealzustand, der angestrebt werden müsse.

[249] Mečnikov 1910, 366.

[250] Mečnikov 1908, 125.

[251] Vgl. Mečnikov 1908, 118-119, 125. Die Verwandtschaft von Tod und Schlaf und die daraus folgende Abneigung gegen den Schlaf wurde auch bei Fedorov konstatiert (vgl. Hagemeister 1989, 41).

Wo kommt der natürliche Tod vor? „Es läßt sich an der Existenz des natürlichen Todes in der tierischen Welt nicht zweifeln, aber sicher ist er nicht häufig."[252] Ein Beispiel geben die Eintagsfliegen. Was sind bei ihnen die proximaten, d. h. physiologischen Ursachen des natürlichen Todes? Weder Makrophagen noch „Erschöpfung", „sexueller Schock" nach der Fortpflanzung, Epidemien, Schimmelpilze oder andere Krankheitserreger, sondern das Verschwinden des „Lebensinstinkts".[253] Dieser Tod ist „natürlich", weil er „abhängig von der Organisation, vom Wesen der innersten Natur dieser Insekten selbst" ist.[254] Adulte Eintagsfliegen lassen sich leicht fangen, weil in ihnen der Lebensinstinkt erloschen ist; das Gegenteil ist bei den furchtsamen Larven der Fall, wo dieser Instinkt sehr ausgeprägt ist.[255]

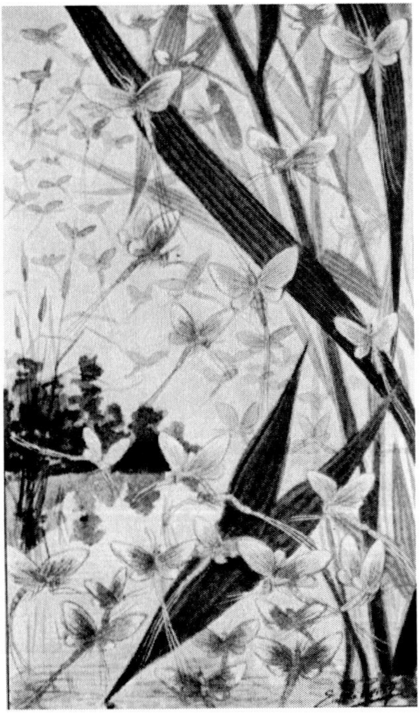

Abb. 9: Eintagsfliegen sterben, so Mečnikov, weil der Lebensinstinkt erlischt

[252] Mečnikov 1910, 358.
[253] Mečnikov 1910, 365.
[254] Mečnikov 1910, 362.
[255] Vgl. Mečnikov 1910, 364-365.

Gibt es auch beim Menschen gesicherte Beispiele für den natürlichen Todesinstinkt? MEČNIKOV bezeichnete dies als die „wichtigste Frage“, die mit dem natürlichen Tod zusammenhängt: „Besteht in dieser Hinsicht eine Analogie mit dem natürlichen Tod bei den Ephemeren [i. e. Eintagsfliegen]?“[256] Die Frage schien ihm nicht eindeutig zu beantworten zu sein; denn das Problem war ein prinzipielles: die Entwicklung des Todesinstinktes ging mit dem gleichzeitigen Abbau der geistigen Fähigkeiten und dem Verschwinden des Lebensinstinktes einher. In den *Studien* konnte er nur zwei Personen als Belege anführen[257] oder einen Fall aus den Angaben des russischen Psychiaters Ardalion Ardalionovič TOKARSKIJ (1859-1901) zitieren.[258] Auch dieser Fall, in dem eine Hundertjährige das Bedürfnis zu sterben mit dem zu schlafen verglichen hatte, galt ihm als Ausnahme. Andere Beispiele, die er selbst für problematisch hielt, entnahm er der Bibel.[259] In den *Beiträgen* konnte er eine Anekdote über eine Großtante BRILLAT-SAVARINs hinzufügen, die er in dessen *Physiologie du goût* gefunden hatte.[260] Zugleich konnte er mehrere Beispiele anführen, in denen bei alten Menschen einfach kein Wunsch zu sterben aufkommen wollte, so etwa beim französischen Neokantianer Charles RENOUVIER (1815 bis 1903).[261] Verursacht würde diese Seltenheit durch den Umstand, dass die weitaus meisten Menschen einfach nicht lange genug leben würden, um den Todesinstinkt überhaupt zu erleben.[262]

---

[256] Vgl. Mečnikov 1910, 368.

[257] Vgl. Mečnikov 1910, 369-370. Und sogar der zweite Fall war zumindest untypisch, denn er bezog sich auf eine 85-jährige Frau, ein Alter, in dem dieser Instinkt noch gar nicht auftreten sollte.

[258] Vgl. Mečnikov 1910, 369. Tokarskij (auch Tocharsky) studierte in Moskau Medizin und war als Psychiater in Moskau und im sibirischen Kjachta tätig. Er schrieb u. a. *Proischoždenie i razvitie nravstvennych čuvstv: reč'* etc. [*Ursprung und Entwicklung des moralischen Gefühls: Sprache* etc.] (Moskva 1895) und befasste sich auch mit Suggestion und Hypnose, die er auch gegen Alkoholismus einsetzte.

[259] Mečnikov verweist auf das hohe Alter der Patriarchen und auf den Umstand, dass sie „alt und lebenssatt“ starben, eine Bezeichnung, die er dem Todesinstinkt analog setzte: „Wahrscheinlich ist das durch Lebenssattheit ausgedrückte Gefühl, das in unseren Ohren so bizarr klingt, nichts weiter als der Instinkt des natürlichen Todes bei noch ziemlich rüstigen, 140-180 Jahre alten Greisen.“ (Mečnikov 1910, 371). Vielleicht sind die Patriarchenerzählungen eine Quelle für Mečnikovs Konzept des Todesinstinkts. Er hielt jedenfalls nicht alle Angaben über deren hohes Alter für unglaubwürdig.

[260] Vgl. Mečnikov 1908, 125-127. Jean Anthelme Brillat-Savarins (1755-1826) berühmtes Buch, kein wissenschaftliches Werk, war bereits 1826 erschienen.

[261] Vgl. Mečnikov 1908, 126-127.

[262] Vgl. Mečnikov 1910, 375.

Der natürliche Todesinstinkt als Ergebnis des physiologischen Alterns ist nicht nur gekennzeichnet durch Abwesenheit von Todesfurcht, sondern ist zugleich auch lustvolle Verlockung: „Es ist sogar wahrscheinlich, daß das Herannahen des natürlichen Todes von einer der süßesten Empfindungen begleitet wird, die es auf Erden geben kann.“[263] In diesem Sinn ist der Todesinstinkt ein Analogon des Sexualtriebs. Der Tod erscheint dabei als eine letzte Verheißung, als jenes terminale Lustgefühl, das eine rein immanente Welt zu bieten hat, als das moderne weltliche Pendant jenseitiger Freude: „Und wenn der Verlust des Lebensinstinktes vorhergeht und durch den Instinkt des natürlichen Todes ersetzt wird, dann muß dieser Tod, der mit den wirklichen Grundlagen der menschlichen Natur durchaus übereinstimmt, das schönste Ende darstellen.“[264]

Neben TOLSTOJ berief sich MEČNIKOV auf TOKARSKIJ und den französischen Schriftsteller und Journalisten Jean FINOT (1858-1922).[265] TOKARSKIJ hatte Berichte von Personen gesammelt, die in Lebensgefahr „todesnahe“ Erlebnisse gehabt hatten, und war zu dem Schluss gekommen, „daß der Tod nichts Schreckliches an sich hat, und daß demzufolge kein Grund vorliegt, ihn zu fürchten.“[266] FINOT war der Ansicht, dass das Sterben im Allgemeinen nicht von Schmerzen begleitet sei, die Todesfurcht vom Menschen selbst erzeugt und eine Hauptursache für das Sterben sei.[267] MEČNIKOV bestritt zwar die allgemeine Gültigkeit dieser Behauptungen, konstatierte aber die „selige[n]“ und „angenehme[n] Empfindungen“ als „Vorboten und Zeichen des nahen Todes“[268] in mehreren Berichten über todähnliche Erlebnisse.

Auf eine andere Ähnlichkeit, auf diejenige zwischen dem natürlichen Todesinstinkt MEČNIKOVs und dem Todestrieb FREUDs ist zuweilen

---

[263] Mečnikov 1908, 129.
[264] Mečnikov 1908, 130.
[265] Finot, 1858 in Warschau als Jan Fin(c)kelhaus bzw. Finkelstein geboren und nach Frankreich emigriert, verfasste zahlreiche Bücher über auch von Mečnikov untersuchte Themen, z. B. über sexuelle Harmonien zwischen Mann und Frau (*Préjugé et problème des sexes*. Paris 1912; deutsche Übersetzung: *Das Hohe Lied der Frau: eine Lebensharmonie der beiden Geschlechter*. Stuttgart 1912) und über Altern und Tod.
[266] Mečnikov 1910, 166. Mečnikov zitierte den namentlich allerdings nicht genannten Artikel *Strach smerti* [*Todesfurcht*], erschienen 1897 in der Moskauer Zeitschrift *Voprosy filosofii*.
[267] Mečnikov 1910, 166-168. Finot hatte dies in *La philosophie de la longévité* (Paris 1900) behauptet. Das Buch, das zwölf Auflagen erlebte, wurde auch ins Deutsche übersetzt: *Die Philosophie der Langlebigkeit*. (Berlin 1901).
[268] Mečnikov 1910, 167.

hingewiesen worden.[269] Allerdings findet sich weder in den *Studien* noch in den *Beiträgen* eine Erwähnung FREUDs. FREUD selbst führte 1920 den Begriff des Todestriebes in *Jenseits des Lustprinzips*[270] ein, als MEČNIKOV bereits tot war.[271] Konzeptionell sind die Unterschiede bedeutender als die Gemeinsamkeiten. Der FREUDsche Todestrieb ist als Thanatos ein konstitutioneller Antagonist des Eros, des Lustprinzips, er ist definitiv kein Phänomen einer bestimmten Lebensphase; ganz im Gegenteil ist er ein bereits anfänglich vorhandener, prinzipieller Bestandteil des psychischen Apparates. Der Todestrieb ist ursächlich destruktiv, selbstzerstörend, strebt nach Auflösung im Anorganischen, nach außen gerichtet verwandelt er sich in Aggression gegen andere.

Nichts von diesem FREUDschen Konzept gibt es bei MEČNIKOV. Sein natürlicher Todesinstinkt ist Ergebnis eines komplexen Züchtungs- bzw. Erziehungsvorganges. Als bloßes Phänomen tritt er nur in der allerspätesten Lebensphase auf, verursacht aber das Sterben nicht, das ausschließlich der selbstvergiftenden Degeneration geschuldet bleibt. Vielleicht überhaupt nur latent vorhanden (MEČNIKOV war sich diesbezüglich nicht sicher), ermöglicht der Todesinstinkt nach Ablauf eines richtigen und erfüllten Lebens ein angstloses Sterben. Archibald L. COCHRANE konnte FREUD nach dessen möglichen Beziehungen zu MEČNIKOV befragen, die FREUD jedoch in Abrede stellte: „I took the liberty of asking Professor Freud if he knew of any contacts direct or indirect that might have existed between them [sc. zwischen Mečnikov und Freud]. He answered in the negative.“[272]

---

[269] „The most interesting and most important similarity [sc. zwischen Mečnikov und Freud] lies in Metschnikoff's formulation of the idea of a 'Todestrieb'" (Cochrane 2003, 32).

[270] Es ist vielleicht nicht ganz uninteressant, dass Freud, Atheist wie Mečnikov, und, so eine Selbstbeschreibung, „im tiefsten ungläubig“, sein Werk über den Todestrieb mit dem Wort „Jenseits“ beginnen lässt und dieses Werk in seinem Briefwechsel auch unter diesem Kürzel bezeichnete. Das muss aber nicht unbedingt psychoanalytisch gedeutet werden.

[271] Bereits 1912 hatte die Psychoanalytikerin Sabina Spielrein (1885 bis 1942) in ihrem Artikel *Die Destruktion als Ursache des Werdens* das Konzept eines destruktiven Triebs vertreten, eine Überlegung, die sie bereits ein Jahr zuvor in Freuds psychoanalytischem Kreis in Wien vorgestellt hatte. Freud hatte sich dazu ablehnend verhalten, in seiner Schrift *Jenseits des Lustprinzips* (1920) ihren Beitrag jedoch anerkannt.

[272] Cochrane 2003, 34. Der britische Mediziner Archibald Leman Cochrane (1909 bis 1988) hatte sich ab 1933 in Wien auch mit Psychoanalyse beschäftigt und bei dem Freudschüler Theodor Reik (1888-1969) eine Analyse gemacht. Er beeinflusste mit seinem Werk *Effectiveness und Efficiency* (1972) die theoretische Konzeption einer evidenzbasierten Medizin.

COCHRANE sah allerdings bedeutende Übereinstimmungen zwischen dem FREUDschen Todestrieb und dem Todesinstinkt bei MEČNIKOV.[273]

Der natürliche Todesinstinkt wird von MEČNIKOV meist als wissenschaftlich gesicherte Tatsache behandelt. Ob er aber wirklich existiert, scheint selbst MEČNIKOV gelegentlich nicht ganz sicher; so gilt er ihm manchmal als „latent" oder als Ergebnis *künftiger* Evolution: „Wird man aber jemals bei der Entwicklung des natürlichen Todesinstinktes anlangen können?", fragt er sich, und: „Dieser Instinkt ist in der Tiefe der menschlichen Natur latent. Wird es ein Mittel geben, ihn hervorzurufen?"[274] Fragt man allerdings nach empirisch begründeten Argumenten, die für die Existenz eines natürlichen Todesinstinkts sprechen, muss man feststellen, dass MEČNIKOV für ihn kaum Belege – wenn man Eintagsfliegen überhaupt als „Beleg" gelten lassen will –, dafür überwiegend Anekdotisches anführen kann.[275]

Der natürliche Todesinstinkt bleibt letztlich mit einem künftigen historischen Zustand verknüpft, der erst noch zu erreichen ist. Dies muss die Aufgabe der Gesellschaft und der von ihr geförderten Naturwissenschaften sein. Ein Ziel des Fortschritts der Menschheit wird das Erlangen des natürlichen Todes sein, eine Errungenschaft, die erst in ferner Zukunft erreicht werden wird:

> Für unsere Generation besteht keine Aussicht, zu einem physiologischen Alter und zum natürlichen Tod zu gelangen; dennoch wird sie eine wahre Tröstung in der Hoffnung finden, daß die Jugend diesem Ziel ein paar Schritte entgegentun kann. Mit jeder neuen Generation wird die definitive Lösung des Problems immer näher rücken, so daß das wahre Glück eines Tages von den Menschen erreicht werden kann.[276]

Die Ansicht gehört zur dritten Gruppe der Illusionen bei HARTMANN. Dieser unterschied drei Arten von Illusionen, eine erste, die sich die Verwirklichung der Wünsche im individuellen Leben erhofft, eine zweite, die sie im Jenseits erwartet, und eine dritte, die sie in einem fortgeschritteneren Zustand der Menschheitsgeschichte erwartet. Jene „Tröstung in der Hoffnung", eine Formulierung in religiösem Tonfall, verweist auf den eminent utopischen Zug in MEČNIKOVs Denken.

---

[273] Vgl. Cochrane 2003, 33-34.

[274] Mečnikov 1910, 393.

[275] Mečnikovs diesbezüglicher Verweis auf Eintagsfliegen wurde und wird weitgehend abgelehnt: „Anthropomorphism of a lack of escape behaviour in mayflies is a slight foundation to suppose that there is an instinctual desire for death." (Aveline 2003, 35).

[276] Mečnikov 1910, 395-396.

7. Zum Pessimismus und seiner Kritik durch Mečnikov

MEČNIKOV versteht seine beiden Bücher *Beiträge* und *Studien* als genuin philosophische Werke. Das zeigt nicht nur der Untertitel der *Studien*, der „eine optimistische Philosophie" zu geben verspricht, das zeigen auch gelegentliche Bemerkungen MEČNIKOVs selbst. In den beiden Büchern wird allerdings keine Philosophie sensu stricto entwickelt; es gibt keine MEČNIKOVsche Ontologie, keine Metaphysik, auch keine eigene Naturphilosophie, Wissenschaftstheorie oder Epistemologie. Es ist vielmehr Philosophie im Sinne jener materialistischen Philosophen, die MEČNIKOV bereits in seiner Jugend auf Deutsch gelesen hatte, die aus naturwissenschaftlichen Erkenntnissen „antiidealistische" Schlussfolgerungen zogen und die von ihren Kritikern manchmal als „kleinbürgerliche" oder „Vulgärmaterialisten" bezeichnet worden sind.

Dass die *Beiträge* und die *Studien* nicht durchweg als Philosophie anerkannt wurden, darauf lassen gelegentliche Bemerkungen MEČNIKOVs schließen, in der er sich mit dem Vorwurf auseinandersetzen muss, er könne nicht logisch denken. So heißt es im Vorwort der *Beiträge*: „Noch immer gibt es Kritiker, die mich für unfähig halten, vernünftig und logisch zu denken. Je länger ich warte [sc. mit der Veröffentlichung seiner Antwort auf die Einwände gegen die *Studien*], um so mehr scheinen meine Gegner im Recht zu sein."[277] Es ist evident, dass MEČNIKOV einer Philosophie, die sich nicht auf die Naturwissenschaften berufen konnte und dem Verdacht unterlag, bloß Metaphysik zu sein, jede Daseinsberechtigung absprach. Aus dieser Sicht musste sich gerade ein Naturwissenschaftler wie MEČNIKOV berufen fühlen, der Philosophie eine neue, sozusagen solidere Grundlage zu geben. Diese Philosophie musste antimetaphysisch sein, und sie musste zugleich die Grundlage von Moral sein können.

MEČNIKOV macht den Begriff des Pessimismus zum Ausgangspunkt seiner philosophischen Argumentation.[278] Im Pessimismus, wie MEČNIKOV ihn versteht, ist der Tod der „wahre Zweck des menschlichen Daseins".[279] Vertreter eines philosophischen Pessimismus[280] sind neben BUDDHA vorwiegend deutsche Philosophen, neben SCHOPENHAUER,

277 Mečnikov 1908, 7.
278 Vgl. auch das Kapitel „Pessimismus und Optimismus" in Mečnikov 1908, 219-244.
279 Mečnikov 1910, 380.
280 Mečnikov spricht auch vom „pessimistischen Lager" (Mečnikov 1910, 380).

vor allem Eduard von HARTMANN[281] und Philipp MAINLÄNDER (1841 bis 1876),[282] aber auch Dichter wie Giacomo LEOPARDI (1798-1837), Heinrich HEINE (1797-1856), Nikolaus LENAU (1802-1850) oder Charles BAUDELAIRE (1821-1867).

Pessimismus ist die unvollkommene, da nicht erfahrungsgesättigte Philosophie der Jugend. „Ich habe schon in meinen Studien über die Natur des Menschen davon gesprochen, dass fast alle pessimistischen Theorien von jungen Leuten konzipiert worden sind. So war es mit Buddha, Leopardi, Schopenhauer, Hartmann und Mainländer."[283] MEČNIKOV beruft sich dabei auch auf den Leipziger Psychiater Paul Julius MÖBIUS (1853-1907), der in *Über Schopenhauer* 1899 festgestellt hatte, dass das Denken des späten SCHOPENHAUER durchaus optimistische Züge tragen würde.[284] Pessimismus sah MÖBIUS als „eine Krankheit des Jugendalters"[285] an. SCHOPENHAUER habe, wie MEČNIKOV resümiert, „zur genügenden Entwicklung des Lebenssinns Zeit gehabt".[286] MEČNIKOV versucht den Königsberger Philosophen Arnold KOWALEWSKI (1873-1945), der in seinen *Studien zur Psychologie des Pessimismus* (1904) keine Verbindung zwischen Jugend und Pessimismus sehen konnte, zu widerlegen. KOWALEWSKI hatte versucht, den Pessimismus zu quantifizieren, d. h. Lust- und Unlustgefühle statistisch gegeneinander abzuwägen, und war dabei, da die Lusterinnerungen die Leiderinnerungen überwiegen würden, zu einer Art „Erinnerungsoptimismus" gelangt. „Die Furcht vor dem Tode", schreibt MEČNIKOV gegen KOWALEWSKI, „wird keineswegs in allen Phasen des Lebens gleich stark

---

[281] Hartmann ist in diesem Zusammenhang besonders interessant, weil er nicht nur als einer der wichtigsten Vertreter des „philosophischen Pessimismus" im 19. Jahrhundert gilt, sondern sich auch intensiv mit den modernen Naturwissenschaften auseinandersetzte.

[282] Mainländers außergewöhnliche Persönlichkeit und seine Philosophie waren lange Zeit vergessen und erlebten erst in den letzten beiden Jahrzehnten eine Renaissance, u. a. auch durch die neu erschienene Werkausgabe. Dass Mečnikov sich mit ihm auseinandersetzt, ist daher bemerkenswert.

[283] Mečnikov 1908, 239.

[284] Möbius forderte gleich Mečnikov, dass ein Arzt (bzw. ein Psychiater) über großes geisteswissenschaftliches und philosophisches Wissen verfügen sollte. (Vgl. Steinberg 2004, 98). Möbius, der selbst auch Philosophie und Theologie studiert hatte, beschäftigte sich mit dem Seelenleben zahlreicher Philosophen und Dichter, u. a. von Goethe, Jean-Jacques Rousseau (1712-1778) und Friedrich Nietzsche (1844-1900).

[285] Zitiert nach Mečnikov 1908, 240.

[286] Mečnikov 1908, 239; gleiches gilt für Hartmann und Rousseau (vgl. Mečnikov 1910, 154-156).

gefühlt."[287] Der Schrecken, den ein jüngerer Mensch vor dem Tod empfinde, sei nicht zu vergleichen mit dem,

> wie ihn ein älterer Mann fühlt, bei dem das Lebensgefühl zu seiner vollen Entwicklung gelangt ist. [...] und dieser Unterschied ist gewiß eine der Ursachen, daß so viele junge Leute Pessimisten sind.[288]

MEČNIKOV wird aus der These vom Pessimismus als Phänomen jugendlichen Denkens den Schluss ziehen, der Jugend die aktive Teilnahme am politischen Leben vorzuenthalten.[289]

Pessimismus, weit davon entfernt, nur ein bloß philosophisches System zu sein, zeitigt tiefgreifende lebensgeschichtliche Wirkungen. Für MEČNIKOV steht der zunehmende Pessimismus in der zweiten Hälfte des 19. Jahrhunderts und das Weltgefühl des fin de siècle mit der steigenden Anzahl der Selbstmorde in Verbindung: „Der Pessimismus veranlasst den Selbstmord einer bestimmten Zahl von Individuen und er ist schuld, daß viele andere sich der Zeugung von Nachkommen enthalten."[290] Jugendliche würden dabei häufiger Selbstmord begehen als ältere Menschen, alte Menschen geradezu am Leben hängen.

Der Pessimismus müsse daher, so MEČNIKOV, widerlegt und zurückgedrängt werden – was übrigens, sollte der Pessimismus tatsächlich genuiner Ausdruck einer Lebensphase sein, eine logische Inkonsistenz ist –, und genau das versuchte MEČNIKOV mit den *Studien* und *Beiträgen*: Sie sind Kampfschriften gegen den Pessimismus. Denn der Pessimismus müsse zuallererst mit Überzeugungsarbeit bekämpft werden:

> Wenn die Menschen erst davon überzeugt sind, daß der Endzweck des Lebens der natürliche Tod ist, begleitet von einem ganz bestimmten Instinkt, ähnlich dem Schlafbedürfnis, da wird eine der großen Ursachen des gegenwärtigen Pessimismus aus der Welt verschwinden.[291]

Während er MAINLÄNDER eine gewisse Konsequenz zuerkannte – der 35-Jährige hatte sich 1876 auf einem Stapel seiner druckfrischen *Philosophie*

---

287 Mečnikov 1908, 240.

288 Mečnikov 1908, 240.

289 Diese Ansicht wurde von ihm wiederholt vertreten, z. B. Mečnikov 1908, 304.

290 Mečnikov 1908, 128, vgl. auch 223-224; die Bemerkung ähnelt einer anderen aus Mečnikovs Kryptobiographie, in der er von seiner Jugend spricht: „Nein, das Leben ist nicht wert, geschont zu werden. Und so wäre es ein wahres Verbrechen, andere Wesen zu schaffen, und sie der Ausmerzung durch die natürliche Auslese zu weihen." (Mečnikov 1908, 236).

291 Mečnikov 1908, 128.

der Erlösung erhängt –, versuchte MEČNIKOV SCHOPENHAUER und HARTMANN argumentativ entgegenzutreten.[292]

Das berühmteste Argument SCHOPENHAUERs zugunsten des Pessimismus war, dass im Vergleich derjenige, der gefressen wird, mehr Leid erfährt, als derjenige Lust verspürt, der ihn frisst. Summiert man also die Leiden und Lüste der Welt gegeneinander auf, kommt man auf einen gewaltigen Überhang des Leids, ein Überhang, der noch durch Krankheit, Alter und Tod, für die es nicht einmal einen Ausgleich durch Lust gibt, vermehrt wird.[293] Ein weiteres Argument SCHOPENHAUERs waren Krankheiten:

> In seiner Anklage gegen die Einrichtung des Weltalls bezeichnet Schopenhauer als eines der Hauptargumente zugunsten seiner These, daß diese Welt ‚die schlechteste unter allen möglichen Welten' sei, die Tatsache der Ausdehnung der epidemischen Krankheiten. ‚Eine geringe, chemisch gar nicht einmal nachweisbare Alteration der Atmosphäre verursacht Cholera, gelbes Fieber, schwarzen Tod usw., welche Millionen Menschen wegraffen: eine etwas größere würde alles Leben auslöschen.'[294]

Als Argument gegen SCHOPENHAUER führt MEČNIKOV an, dass Krankheiten, insbesondere Seuchen, „definitiv beseitigt" werden könnten, „und das dank dem Fortschritt der experimentellen Wissenschaft."[295] Schuld am Leid wären „Unwissenheit" und die Befolgung „der Vorschriften der brahmanischen Religion"[296] bzw. BUDDHAS,[297] also – allgemeiner formuliert – die Religionen bzw. die Unwissenheit. Selbst Krankheiten wie die Cholera, gegen die kein „Heilmittel" existiere, könnten besiegt werden, etwa durch Hygiene:

> Hätte die Medizin diese Kenntnis von der Natur der Cholera bereits 1831 besessen, so hätte die Philosophie einen ganz anderen Gang nehmen können. Anstatt vor der Geißel zu zittern und nach Frankfurt zu fliehen, hätte Schopenhauer ruhig

[292] Vgl. Mečnikov 1910, 239; implizit steht hier der Vorwurf im Raum, als konsequenter Pessimist müsse man Selbstmord begehen, was bekanntlich weder Schopenhauer noch Hartmann getan haben.

[293] Mečnikov referierte Schopenhauers Argumentation vereinfacht (vgl. Mečnikov 1910, 236-237).

[294] Mečnikov 1910, 271. Mečnikov zitiert dabei aus Schopenhauers Werk *Die Welt als Wille und Vorstellung.*

[295] Mečnikov 1910, 275.

[296] Mečnikov 1910, 275.

[297] Mečnikov 1910, 269.

in Berlin weiterleben können und Hegels idealistisch-philosophische Vorlesungen an der Universität dieser Stadt wären nicht jäh unterbrochen worden.[298]

HARTMANN hatte argumentiert, dass auch bei einem vollständigen (hypothetischen) Sieg über alle Krankheiten doch immer neue entstehen würden; der Kampf der Medizin gegen diese wäre also ein nicht endender Wettlauf. Es gebe aber, widerspricht MEČNIKOV HARTMANN, keine „progressive Vermehrung der Krankheiten."[299] Die Fortschritte der Medizin, insbesondere der Hygiene, wie sie u. a. von PASTEUR, LISTER[300] und CREDÉ[301] oder in der Diphterie-Behandlung von Emil Adolf von BEHRING (1854-1917) repräsentiert würden, führten im Gegenteil zu einer Reduktion und Abschwächung der Krankheitsfälle.[302] „Wenn sich die Begründer der pessimistischen Philosophie in allen Punkten ihrer Lehre so täuschen", resümiert MEČNIKOV, „wie sie sich über die Krankheiten und die Heilkunst getäuscht haben, könnte sich die Menschheit sehr glücklich schätzen."[303]

8. Wissenschaft als Zukunftsreligion

MEČNIKOV war Atheist, eine Überzeugung, die er Zeit seines Lebens vehement vertrat.[304] Eine unsterbliche Seele lehnt er ab, denn „Bewusstsein" sei nur eine „Funktion" des „Körpers".[305] Ein „jenseitiges Leben" und eine „Auferstehung des Fleisches" sei nur ein „Vorurteil",[306] das die Wissenschaften hemmen würde. Auch „Prädestination" gebe es in der Natur

---

[298] Mečnikov 1910, 273. Mečnikov spielt auf Georg Wilhelm Friedrich Hegels (1770 bis 1831) Tod an der Cholera im November 1831 in Berlin und die Gegnerschaft Schopenhauers gegenüber Hegel an.

[299] Mečnikov 1910, 275.

[300] Über Pasteur, Koch und den englischen Chirurgen Joseph Lister (1827-1912), den „Vater der antiseptischen Chirurgie", hatte Mečnikov ein Buch geschrieben: *Trois Fondateurs de la médecine moderne. Pasteur, Lister, Koch.* Derniers écrits par Elie Metchnikoff. Préface de Mr le Dr Etienne Burnet. Paris 1933.

[301] Der Leipziger Gynäkologe Karl Siegmund Franz Credé (1819-1892) behandelte die Ophthalmia gonorrhoica neonatorum prophylaktisch mit 2 %igem Silbernitrat.

[302] Ähnliches gilt nach Mečnikov für Krebs, auch wenn hier die medizinischen Erfolge noch nicht so greifbar seien.

[303] Mečnikov 1910, 272.

[304] Sein kämpferischer Atheismus ist oft bemerkt worden: „He had been an atheist from an early age and talked so much about it that he earned at college the nickname, ‚God is not'." (Cochrane 2003, 32). „Metchnikoff's atheism smacked of religious fervor in the embrace of rationalism and science." (Tauber/Chernyak 1991, 5; vgl. auch Kruif 1939, 199-200). Noch der Nachruf der *New York Times* betont den Atheismus.

[305] Mečnikov 1910, 378.

[306] Mečnikov 1910, 383.

nicht.[307] Metaphysisches oder religiöses Denken – jenes, das die menschliche Natur als „verderbt" ansieht[308] – gilt ihm als Ausdruck einer überkommenen historischen Entwicklungsstufe; den Vorwurf, er selbst würde „metaphysisch" oder „teleologisch" argumentieren, weist er energisch zurück.

Das Christentum hatte für MEČNIKOV einen negativen, da retardierenden und körperfeindlichen Einfluss auf die Menschheit.[309] Am Judentum ist immerhin das mosaische Gesetz lobenswert, weil es sich, so MEČNIKOV, als hygienische Vorschrift auffassen lässt.[310] Religionen und Philosophien allgemein könnten ihre Versprechen nicht halten, ihre Vertreter seien zudem in der Verwirklichung ihrer Philosophie inkonsequent. Irgendwann werden Religion und Metaphysik endgültig überwunden werden müssen:

> Hat man einmal gesehen, daß weder die Religion, noch die Systeme der metaphysischen Philosophie die Probleme des menschlichen Glücks und des Todes lösen können, so wird man auch die Hemmnisse wegräumen, die ihren Fortschritt verhindern.[311]

Unter Wissenschaft versteht MEČNIKOV ausschließlich „experimentelle" oder „positive"[312] Wissenschaft, d. h. die Naturwissenschaften. Die „Wissenschaft", wie sie in Anlehnung an den MEČNIKOVschen Gebrauch genannt werden soll, ist antimetaphysisch, sie lehnt Begriffe wie „Gott", „Seele", „Unsterblichkeit" usw. als nicht verifizierbar ab, sie arbeitet „langsam, aber gründlich", und sie wird, je weiter die Menschheit in die Zukunft fortschreitet, zunehmend Metaphysik und Religion ersetzen.

---

[307] Vgl. Mečnikov 1908, 103-104, 111.

[308] Mečnikov 1910, 381.

[309] Der Vorwurf der Körperfeindlichkeit des Christentums gehört zum religionskritischen Repertoire des 19. Jahrhunderts und war u. a. von Heine, Feuerbach und Nietzsche vertreten worden.

[310] Außerdem wird, so Mečnikov, in der Tora auch die Bedeutung der „sauren Milch" betont, die für das Orthobiosis-Konzept eine wichtige Rolle spielt (s. Kap. 10: Methoden der Orthobiose). Lobend merkt Mečnikov an: „In der Bibel ist mehrere Male von der ‚sauren Milch' die Rede. Als Abraham die drei Männer herankommen sah, lud er sie ein, in sein Haus zu treten und bot ihnen ‚saure Milch und süße Milch, sowie das Kalb, das er zubereitet hatte' (Genesis XVIII, 8). In seinem 5. Buch zählt Moses die Nahrungsmittel auf, die Jahve seinem Volk erlaubt hat: ‚er ließ sie saure Kuhmilch essen und Milch von den Ziegen samt dem Fett der Lämmer und Schafe, und feiste Widder und Böcke mit fetten Nieren… (Deuteronom, XXXII, 14)'" (Mečnikov 1908, 164-165). Biblische Gebote, die Ausdruck des Gottesbundes sind, werden dabei von Mečnikov ihrer theologischen Bedeutung entkleidet und als hygienisch-diätetisch gedeutet.

[311] Mečnikov 1910, 268-269, 383.

[312] Mečnikov 1910, 383.

Wissenschaft, und ausschließlich sie, wird die Religion der Zukunft[313] sein; so schließen die *Studien* mit dem Satz: „Wenn es wahr ist, wie man häufig versichert, daß es unmöglich ist ohne Glauben zu leben, so kann dieser Glaube nur der Glaube an die Macht der Wissenschaft sein.“[314]

Die Aufgabe der gegenwärtigen und vor allem der zukünftigen Wissenschaft ist die Beseitigung der Disharmonien:

> Woher kommen wir? fragte man sie [i. e. die Wissenschaft] unaufhörlich. Ist der Mensch nicht ein Wesen besonderer Art, geschaffen nach dem Bilde Gottes und beseelt mit einem göttlichen, unsterblichen Atem? Nein, erwidert die Wissenschaft. Der Mensch ist eine mit großer Intelligenz ausgestattete Art Affenmißgeburt, fähig, sehr weit zu gehen.[315]

Aufgabe der Wissenschaft ist die Verbesserung der „Affenmißgeburt“ Mensch.

Als Produkt der Evolution ist der Mensch veränderlich, er ist daher auch veränderbar, Aufgabe der Wissenschaft muss es sein, die planmäßige und sinnvolle Veränderung, die „Verbesserung der menschlichen Natur“[316] voranzutreiben: „Da aber die Natur des Menschen nicht unveränderlich ist, kann sie zum Nutzen der Menschheit modifiziert werden.“[317] Zu einem „Umformen“ der „Disharmonien“ in „Harmonien“ durch eine medizinische Verwandlung des pathologischen in ein physiologisches Alter ist nur die Wissenschaft befähigt; ja, es besteht geradezu eine gesellschaftliche Pflicht, der Wissenschaft diese Aufgabe zu ermöglichen: „Da nur die Wissenschaft zu einer solchen Aufgabe [sc. der Weiterentwicklung des Menschen] fähig ist, ist die Menschheit verpflichtet, ihr die Möglichkeit zu geben, sie zu vollführen.“[318] MEČNIKOV denkt dabei ausdrücklich nicht an künstliche „Selektion“ durch den Menschen, an „Rassenhygiene“ oder „aktive eugenische Maßnahmen“, wie sie zu seiner Zeit propagiert wurden. Seine Skepsis gegenüber der Anwendung darwinistischer Konzepte auf die soziale und politische Welt des Menschen hat er auch in einem Aufsatz

---

[313] „Science“ war für Mečnikov bereits zu Lebzeiten, wie Tauber und Chernyak betonen, „his religion, […] ordering his passions, resolving his pessimism, focusing his ambition“. (Tauber/Chernyak 1991, 8).
[314] Mečnikov 1910, 399.
[315] Mečnikov 1910, 378.
[316] Mečnikov 1910, 381.
[317] Mečnikov 1910, 381.
[318] Mečnikov 1910, 381.

Ausdruck verliehen.[319] Aktive „Auslese“, „Ausmerze“ und Eugenik lehnt MEČNIKOV ausdrücklich ab; eine „Theorie der ‚medizinischen Auslese‘ muß als dem Heil des Menschengeschlechts schädlich fallen gelassen werden.“[320] Was genau er aber unter bewusster Weiterentwicklung des Menschen auf ein Ideal hin versteht, bleibt offen.

Wissenschaftskritik weist MEČNIKOV mit dem Hinweis auf die Nichtbegründbarkeit metaphysischer Annahmen und die praktische Ineffizienz metaphysischer Systeme zurück. Wissenschaft, so der wissenschaftskritische Vorwurf, beschäftige sich bisher nur mit Detailfragen, nicht aber mit den wesentlichen Fragen des Menschen, insbesondere nicht mit dem Tod. MEČNIKOV gesteht diesen Vorwurf nur einschränkend ein:

> Während in den Religionen, den Philosophien, der Literatur wie auch in den Volksüberlieferungen das Problem des Todes einen vorherrschenden Platz einnimmt, widmet man ihm in den wissenschaftlichen Werken nur geringe Aufmerksamkeit. Diese bedauerliche Tatsache kann bis zu einem gewissen Punkt die gegen die Wissenschaft gerichteten Angriffe, daß sie ihre Zeit nur Detailfragen widme und die großen Probleme des Menschendaseins, wie das Problem des Todes, vernachlässige, wenn auch nicht rechtfertigen, so doch erklären.[321]

Die moderne Tendenz einer „Rückkehr zum Glauben“ unter „Preisgabe der Wissenschaft“[322] sieht MEČNIKOV mit Misstrauen. TOLSTOJ galt ihm dabei als verderblicher Beispielgeber.[323]

Ein wesentlicher Ansatzpunkt für Wissenschaftskritik, wobei der Fortschritt der Naturwissenschaften zugleich anerkannt bleibt und der explizit auch eine metaphysische Spitze hat, ist das Todesproblem. Selbst wenn alle Krankheiten heilbar wären, bliebe doch der Tod als eine letzte, nicht überschreitbare Grenze: „Die Krankheit ist nur eine Episode des menschlichen Lebens“, so das Argument,

> dessen große Probleme von der Wissenschaft ungelöst bleiben. Es genügt nicht, einen Menschen von der Diphtherie oder vom Wechselfieber zu heilen; man muß ihm sagen, was seine Bestimmung ist, und warum er in einem Augenblick altern und sterben muß, in dem er die größte Lebenslust hat.[324]

---

[319] Vgl. Bor’ba za suščestvovanie v obširnom smysle [Der Kampf ums Dasein in umfassendem Sinne]. Vestnik Evropy 1878, 7 und 8. Auch in den *Beiträgen* stellt er Überlegungen zur Verminderung der „brutalen Formen des Kampfes ums Dasein“ an (Mečnikov 1908, 303).

[320] Mečnikov 1908, 133.

[321] Mečnikov 1908, 95.

[322] Mečnikov 1910, 294.

[323] Vgl. Mečnikov 1910, 296-297.

[324] Mečnikov 1910, 284.

Zu den vehementesten Wissenschaftskritikern neben TOLSTOJ zählen für MEČNIKOV Jean-Jacques ROUSSEAU und der französische Literaturkritiker Ferdinand BRUNETIÈRE (1849-1906). BRUNETIÈRE war für MEČNIKOV ein „fanatischer Katholik."[325] Der Einwand, den BRUNETIÈRE gegen die Wissenschaften erhob, liest sich wie die Umkehrung von MEČNIKOVs Argumentation. Wissenschaft könne nicht, wie sie behaupte, die wesentlichen Fragen des Menschen lösen, das könne nur die Religion.

Neben Religion und metaphysischer Philosophie gibt es noch eine andere theoretische Position, die MEČNIKOV ablehnt: den „Kollektivismus" oder „Sozialismus". Unter „Kollektivismus" versteht er jede Gesellschaftsform, welche die Individualität einschränkt oder aufhebt. Sozialistische Ideen werden gelegentlich zum Objekt von MEČNIKOVs mildem Spott, etwa wenn er feststellt: „Seit mehr als einem Jahrhundert machen sich die verschiedenen sozialistischen Theorien das Recht streitig, die ganze Menschheit glücklich zu machen."[326] Besonders kritisiert MEČNIKOV dabei die Forderung nach Abschaffung des Privateigentums, eine Forderung, die die gegenwärtigen sozialistischen Theoretiker weitgehend aufgegeben hätten.[327]

MEČNIKOV meinte aus der Evolution der Organismen ableiten zu können, dass zunehmende Komplexität auch zunehmende Individualität bedeutet. Diese Individualität schließe bereits biologisch jeden „Kollektivismus" aus. Ursprünglichere Lebensformen wie die Schleimpilze würden, so MEČNIKOVs Argument, wenn sie sich zusammenschließen, ihre körperliche Individualität ganz aufgeben. Bei den bereits höher entwickelten Nesseltieren (wie den Staatsquallen) blieben immerhin anatomisch Reste der Individualität erhalten. Bei den noch höher entwickelten staatenbildenden Insekten bleiben bereits die Individuen selbst bestehen. Höhepunkt dieser Entwicklung sei aber, so MEČNIKOV, der Mensch; ein Aufgeben der Individualität wäre damit ein evolutionärer Rückschritt.

---

325 Mečnikov 1910, 288.

326 Mečnikov 1908, 215.

327 Mečnikov bezieht sich in dieser Gegenüberstellung auf den Gegensatz von Frühsozialisten, Saint-Simonisten usw. einerseits und modernen Sozialdemokraten, z. B. Karl Kautsky (1854-1938), den er namentlich erwähnt. Karl Marx (1818-1883) und der Marxismus als politische Philosophie haben für ihn keine Bedeutung. Insgesamt interpretiert er diese Entwicklung weg von der Vergesellschaftung weiter Lebensbereiche positiv als Abkehr von einem erzwungenen Kollektivismus; die Entwicklung wäre auch ein „überzeugender" Hinweis auf die „Wichtigkeit des Privateigentums" (vgl. Mečnikov 1908, 214-218, Zitat 218).

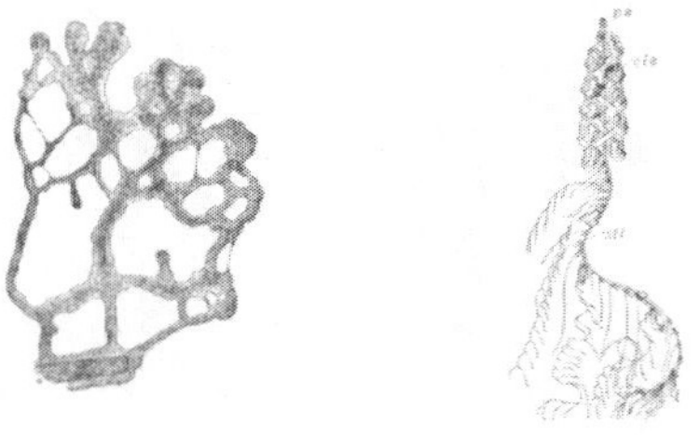

Abb. 10: Schleimpilze (links) und Staatsquallen (rechts) als Beispiele eines im Laufe der Evolution zunehmenden Individualismus in den *Beiträgen zur einer optimistischen Weltauffassung*

MEČNIKOVs Argumente gegen den Sozialismus waren aber auch – wenn wir den Erinnerungen seiner Frau Ol'ga folgen – genuin politische Argumente: Eine „Revolution, zumal der Terror", würde eine „langdauernde Gegenbewegung hervorrufen". Der „Despotismus" würde dabei nur von einer „Macht" zur „anderen" verschoben werden, vor allem bei „unkultivierten" Völkern. „Sozialistische Lehren", argumentierte MEČNIKOV klassisch liberal, würden außerdem den „persönlichen Tätigkeitsdrang" und die „Entwicklung der Individualität" hemmen.[328]

Als Zeugen gegen den „Sozialismus" ruft MEČNIKOV einen deutschen Philosophen auf – Friedrich NIETZSCHE. Es ist das einzige Mal, dass er ihn in seinen popülärphilosophischen Schriften zitiert und er tut es mit großem Vorbehalt, etwa, wenn er von der „gewöhnlichen Übertreibung" NIETZSCHEs spricht. Insgesamt steht MEČNIKOV NIETZSCHE ablehnend gegenüber.[329] Beide sehen jedoch im Sozialismus das Individuum durch eine geradezu „despotische" Machtfülle des Staates bedroht:

[328] Nach Zeiss 1932, 30-31.

[329] „Ein deutscher Kritiker hat mir Unkenntnis der Werke Nietzsches vorgeworfen. Ich habe mehrere von ihnen gelesen, aber die Mischung von Genie und Narrheiten [!] in ihnen macht sie schwer verwendbar." (Mečnikov 1908, 217). Mečnikov empfiehlt dann auch zum besseren Verständnis Nietzsches die Pathographie von Paul Möbius (*Ueber das Pathologische bei Nietzsche*. Wiesbaden 1902). Ähnlich äußert sich Mečnikov auch über Immanuel Kant (1724-1804), dem er eine „nebelhafte Sprache" (Mečnikov 1908, 290; allgemeine Kritik an Kant: 286-291) attestiert; Kant spielt für Mečnikov keine Rolle, was erstaunen mag, wenn man an die Bedeutung des Neukantianismus in der 2. Hälfte des 19. Jahrhunderts denkt.

> Es ist sehr wahrscheinlich, daß der Kollektivismus, welcher Nuance auch immer, unfähig sein wird, das Problem zu lösen, das soziale Leben mit der Aufrechterhaltung der genügenden Selbständigkeit des Individuums zu vereinen.[330]

In anderen Bereichen, z. B. was demokratische Mitbestimmung[331] oder die Begründung von Moral aus dem „Egoismus" betraf,[332] näherten sie sich wieder an.

9. Mečnikov und Tolstoj

Zu einem russischen Schriftsteller hatte MEČNIKOV eine intensive, aber ambivalente Beziehung: zu Lev Nikolaevič TOLSTOJ. MEČNIKOV nahm TOLSTOJ dabei weniger als Schriftsteller, sondern als Denker wahr; diesbezüglich war er ein Gegner seiner Weltanschauung.[333] In TOLSTOJ hatte MEČNIKOV einen der Hauptschuldigen für die Abkehr der europäischen Intelligenz von Wissenschaft und Positivismus ausgemacht, und ihn 1891 in einem Aufsatz deswegen angegriffen.[334] Er widersprach ihm auch in der Höherbewertung physischer gegenüber geistiger Arbeit, und in der Ansicht, es sei die Hauptaufgabe der Frau, Kinder zu gebären.[335]

TOLSTOJ wiederum hielt MEČNIKOV für einen großen, aber bornierten und selbstzufriedenen Wissenschaftler. MEČNIKOVs Vision einer szientokratischen Gesellschaft ohne Religion, in der Atheismus selbstverständlich und Unwissenheit unmoralisch war, bezeichnete ungefähr das Gegenteil von TOLSTOJs gesellschaftspolitischen Vorstellungen. Wissenschaft, insbesondere Zoologie, konnte für TOLSTOJ niemals als Grundlage für Moral dienen.[336] Trotz ihrer Stellung als geistige Antipoden zeigt das Denken der beiden einige Gemeinsamkeiten: dazu gehört vor allem die Bedeutung

330 Mečnikov 1908, 217.
331 Vgl. Mečnikov 1908, 305.
332 Vgl. Mečnikov 1908, 306.
333 Lovell bezeichnet Mečnikov und Tolstoj als „intellectual antagonists for years. […] Their views of life and death were in many ways irreconcilable." (Lovell 2004, 297).
334 *Zakon žizni: Po povodu nekotorych proizvedennij gr. L. Tolstogo* [*Das Gesetz des Lebens, anlässlich einiger Werke Hrn. L. Tolstojs*]. Vestnik Evropy 1891, 5 (vgl. Lovell 2004, 310).
335 Vgl. Lovell 2004, 310. Dass auch Mečnikov Äußerungen über weibliche Begabung und Bestimmung nicht unproblematisch waren und weit rezipiert wurden, zeigt der Nachruf der *New York Times* unter der Überschrift „His Views on Women" (Anonym 1916).
336 Vgl. Lovell 2004, 310.

des Alters für die geistige Entwicklung und die lebenslange Beschäftigung mit dem Tod.[337]

Begegnet war TOLSTOJ der Familie MEČNIKOV schon früh. Für eine von TOLSTOJs berühmtesten Erzählungen, für die Titelfigur von *Smert' Ivana Il'iča*, war MEČNIKOVs Bruder Ivan Il'ič das Vorbild gewesen. Bereits der früh verstorbene Ivan, der mit TOLSTOJ gut bekannt war, hatte MEČNIKOV, wenn wir seinem Bericht glauben wollen, vor TOLSTOJ und seiner angeblichen Unfähigkeit zum logischen Denken gewarnt.

MEČNIKOV hat TOLSTOJ seine philosophischen Bücher geschickt. Über die *Etudes*, die er ihm 1904 hatte zukommen lassen, schrieb TOLSTOJ:

> Ich konnte diesem Buch viel interessante Angaben entnehmen, da Metschnikow zweifellos ein großer Wissenschaftler ist. Vermutlich ist es nur eine selbstzufriedene Borniertheit, durch die er überzeugt ist, daß er alle Fragen gelöst hätte, die den Menschen bewegen.[338]

Es lohne sich nicht, die *Etudes* zu lesen, erklärte TOLSTOJ apodiktisch. Bereits die Bezeichnung „Wissenschaftler" war für TOLSTOJ zweideutig. TOLSTOJ notierte, dass schon weitaus größere Geister als MEČNIKOV sich mit Alter und Tod beschäftigt hätten, die Antwort aber nicht – wie TOLSTOJ sich drastisch ausdrückte – im „Hintern", sondern in der geistigen Existenz des Menschen gesucht hätten.[339] Auf den Erhalt der *Essais optimistes* reagierte TOLSTOJ nur mit trockenem und verhaltenem Dank.[340]

Im Mai 1909 waren MEČNIKOV und TOLSTOJ in Jasnaja Poljana, dem Familiensitz der TOLSTOJs südlich von Tula, einander begegnet, zum ersten und einzigen Mal in ihrem Leben. Über das Treffen gibt es mehrere Berichte, einen von MEČNIKOV,[341] einen von TOLSTOJ in seinem Tagebuch, Ol'ga MEČNIKOVA gibt einen geschönten und idyllischen Bericht und auch TOLSTOJs Frau Sof'ja Andreevna (1844-1919) berichtet in ihrem Tagebuch davon.[342] Auch Photographien von diesem Treffen haben sich erhalten.[343]

---

[337] So zitiert Mečnikov in den *Studien* Tolstoj dann am ausführlichsten, wenn dieser den Tod behandelt, denn „von allen modernen Schriftstellern hat sich sicherlich Graf Leo Tolstoi am meisten mit dem Problem des Todes beschäftigt." (Mečnikov 1910, 152-153, 161-165; Zitat 161).

[338] Zitiert nach Frolow 1984, 224.

[339] Vgl. Lovell 2004, 310.

[340] Vgl. Zeiss 1932, 177-178.

[341] Den' u Tolstogo v Jasnoj Poljane [Ein Tag bei Tolstoj in Jasnaja Poljana]. In: Stranicy vospominanij: Sbornik avtobiografičeskich statej. Moskva 1946.

[342] Zu den Berichten über das Treffen vgl. Lovell 2004, 311.

[343] Einige Photographien bringt Frolow (Abb. 39-40) ohne Angabe von Quellen.

Eines zeigt die beiden Männer auf einer Bank zusammensitzend: TOLSTOJ, etwa ein Jahr vor seinem Tod, in bäuerlicher Tracht, MEČNIKOV, ein westlicher Wissenschaftler im etwas zu engem Anzug.

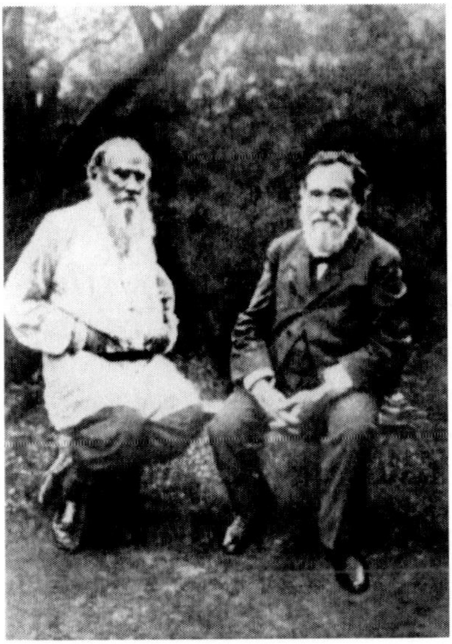

Abb. 11: Tolstoj und Mečnikov am 30. Mai 1909 in Jasnaja Poljana

Das Treffen begann mit beiderseitigen Friedensgesten. TOLSTOJ versicherte MEČNIKOV, er habe nichts gegen die Wissenschaft an sich, nur gegen die „unechte", die „Afterwissenschaft", die er als „Fliegenzählen" bezeichnete, und er erklärte dann dem Atheisten MEČNIKOV, alles käme nur auf die Beziehung zu Gott an.[344] MEČNIKOV versuchte im Gegenzug, sich als Vertreter dieser „wahren Wissenschaft" darzustellen, indem er TOLSTOJ eine Art Resümee seiner *Beiträge* vortrug. TOLSTOJ stellte befriedigt die Übereinstimmung in den Positionen der beiden Männer fest, mit dem einzigen Unterschied des materialistischen bzw. spiritualistischen Standpunktes.[345]

Bei der anschließenden Spazierfahrt bemerkte TOLSTOJ empört, dass die Leibeigenen des Nachbargutes die Reste der Speisen bekämen, die sie zuvor selbst hatten auftragen müssen. MEČNIKOV hielt die Gelegenheit gekommen, die Übereinstimmung zwischen seiner und der Weltanschauung

[344] Vgl. Zeiss 1932, 74 und 178.
[345] Vgl. Lovell 2004, 311.

TOLSTOJs zu erweisen, und erzählte im Gegenzug über Verdauung und Verdauungsprobleme bei einer ihm bekannten herrschaftlichen Familie in Frankreich, die ebenfalls in der sozialen Ungleichheit ihre Ursache hatte. Bei dieser Familie traten, sowohl bei der Herrschaft als auch bei der Dienerschaft immer wieder intestinale Entzündungen auf. Um Hilfe gebeten, habe MEČNIKOV die Ursachen aufklären können. Die Toiletten der Dienerschaft lagen unmittelbar neben den Düngervorräten, mit denen der Gemüsegarten und damit auch die Herrschaft versorgt wurden. Die Mikroben der einen fanden dadurch den Weg auf die Teller der anderen. Hier zeigte sich, folgerte MEČNIKOV, wie Wissenschaft und allgemeiner Nutzen zusammenfielen. TOLSTOJ sollte später Spott und Hohn über dieses Beispiel ausschütten.[346] Von der Ernährung ging das Gespräch zum Vegetarismus über, und MEČNIKOV versuchte TOLSTOJ zu zeigen, dass es für fleischlose Ernährung kaum Argumente gäbe. Dieser hielt entgegen, dass mit rationalen Beweisführungen alles zu beweisen wäre, sogar Kannibalismus.

Letztendlich redeten die beiden alten Männer, die sich getroffen hatten, um einander zu überzeugen, aneinander vorbei. Hatte zuvor MEČNIKOV TOLSTOJ abgesprochen, ein Philosoph zu sein, verhöhnte TOLSTOJ danach MEČNIKOVs Philosophie.

10. Methoden der Orthobiose

Was heißt „Verbesserung der menschlichen Natur“, was sind ihre Voraussetzungen und wie soll sie nach MEČNIKOV durchgeführt werden? Verbesserung bedeutet Ausgleich der Disharmonien, ein physiologisches Altern und ein im hohen Alter ersehnter Tod ohne Todesfurcht. Alle wissenschaftlich begründeten Versuche, dies zu erreichen, fasst MEČNIKOV unter dem Begriff „Orthobiose“ zusammen. MEČNIKOV selbst definierte Orthobiose als „Entwicklung des Menschen zum Ziel eines langen, tätigen und rüstigen Greisenalters, dessen Ende begleitet wird von dem Gefühl der Lebenssättigung und der Todessehnsucht.“[347]

Die Voraussetzungen zur Erreichung der Orthobiose sind sowohl politischer als auch wissenschaftlicher Natur. Die Politik muss dabei die Rahmenbedingungen für die wissenschaftliche Forschung schaffen. Zusammenleben und Moral müssen Vernunft und Wissenschaften bzw. Medizin untergeordnet werden. MEČNIKOV verficht den Primat der Wissenschaft über die Moral, ein Leitmotiv seines Denkens:

---

[346] Vgl. Lovell 2004, 311-312.
[347] Mečnikov 1908, 302-303.

> [...] so muß bei dem moralischen Handeln im allgemeinen immer die Vernunft leiten, aus welcher Quelle auch dieses moralische Handeln selbst entspringt, ob aus der Sympathie oder dem Pflichtgefühl, und deshalb muß die Moral auf wissenschaftlich festgestellten Tatsachen begründet sein.[348]

Zugleich wird eine Einschränkung der menschlichen Fortpflanzung notwendig aufgrund der medizinischen Erfolge der Neuzeit, u. a. der Lebensverlängerung und des Rückganges der Kriege.[349] Diese Einschränkung werde „die brutalen Formen des Kampfes ums Dasein" vermindern und eine „moralische Lebensführung" unterstützen.[350]

Zu den Methoden der Orthobiose hatte MEČNIKOV verschiedene Überlegungen angestellt. Allgemein führte er aus, dass es in Zukunft zu einer Trennung der Lebensphasen kommen werde. Das „physiologische Alter der Zukunft" werde – analog zu Insektenstaaten – in der lebensgeschichtlichen Aufteilung von fruchtbarer und unfruchtbarer Phase jedes Einzelnen bestehen, bei der das Alter den unfruchtbaren, aber erfahrungsreichen Teil bilden werde. In Zukunft würden ältere, weil erfahrenere Menschen Politik machen. Die unerfahrene und pessimistische Jugend solle dagegen von der Politik ausgeschlossen werden. Gesellschaftliche und politische Entscheidungen müssten wissenschaftlich begründet getroffen werden.

Eine weitere Reform MEČNIKOVs betrifft die Ernährung: Luxus erscheint ihm generell als Übel, vor allem der Luxus beim Essen: „Wahrer Fortschritt" liegt in der „Rückkehr zu den einfachen Gerichten unserer Vorfahren".[351]

Ausführlicher wird MEČNIKOV, wenn es um spezielle Schlussfolgerungen aus medizinischem Wissen geht. Wir haben gesehen, dass MEČNIKOV Alter und Tod als Ergebnis von chronischer Autointoxikation ansah, ein Konzept, das er zwar favorisierte, mit dem er aber nicht allein stand. Theorien der Autointoxikation als wesentliche Verursacher von Krankheiten waren um 1900 weit verbreitet.[352] Eine Reform der Ernährung musste auf die Beeinflussung der bakteriellen Flora des Dickdarms abzielen: „Die Darmmikroben sind am zahlreichsten im Dickdarm vorhanden. Nun ist dieses Organ [...] beim Menschen zweifellos ein nutzloses Organ."[353]

[348] Mečnikov 1908, 292.
[349] Vgl. Mečnikov 1908, 303.
[350] Mečnikov 1908, 303.
[351] Mečnikov 1910, 386.
[352] Vgl. Sullivan-Fowler 1995.
[353] Mečnikov 1908, 147.

Für MEČNIKOV galt der Dickdarm als das „bedeutendste Argument für die Theorie der Disharmonien in der menschlichen Natur".[354] Der Dickdarm diene nicht der Verdauung, nur der Aufbewahrung von unverdauten Nahrungsresten; dass er überhaupt existiere, verdankte er einem ehemaligen evolutiven Vorteil und damit seiner Natur als rudimentäres Organ. MEČNIKOV konnte darauf verweisen, dass Menschen auch ohne Dickdarm längere Zeit und kaum beeinträchtigt leben konnten. Die „Mikrobenflora" des Dickdarms ist zwecklos „für Leben und Gesundheit des Menschen".[355] Das im Vergleich zu den Säugetieren höhere Alter der Vögel führte MEČNIKOV darauf zurück, dass Vögel keinen Dickdarm haben.[356] Es lag für MEČNIKOV nahe, nun selbst planvoll die Humanevolution zu steuern und die Ursachen der Autointoxikation an ihrem Ausgangspunkt zu beheben.[357]

Zur Beseitigung der Mikroben, die mit ihren Stoffwechselprodukten den menschlichen Körper vergiften, gab es für MEČNIKOV drei mögliche Wege:
1. die operative Inaktivierung oder Entfernung des Dickdarms,
2. die Beseitigung der Mikroben mit chemischen Mitteln oder durch Seren,
3. die gezielte Beeinflussung der Darmflora durch Ernährung, d. h. die Zurückdrängung schädlicher und die Förderung nützlicher Bakterien.

Alle drei Methoden wurden erprobt; alle drei hatten unterschiedliche Wirkungsgrade und damit Vor- und Nachteile. Der operativen Entfernung des Dickdarms stand MEČNIKOV skeptisch ablehnend gegenüber.[358] Die „fast völlige Ausschaltung des Dickdarms", z. B. durch Anlegen eines künstlichen Darmausgangs und Umleiten des Nahrungsstroms, „genügt [nicht], um in einigen Jahren die Darmflora zu verringern."[359] „Ich vermute,

[354] Mečnikov 1908, 147.
[355] Mečnikov 1910, 328-329.
[356] „Nun, die Vögel haben keinen Dickdarm und ernähren eine unvergleichlich weniger reiche Mikrobenflora als die Säugetiere." (Mečnikov 1910, 333-334). Eine Ausnahme bilden dabei lediglich die Laufvögel, deren entwickelter Dickdarm für Mečnikov mit der vergleichsweise kürzeren Lebensdauer korreliere.
[357] „Die Widerstandskraft der edlen Zellen zu stärken und die wilde intestinale Flora des Menschen in eine kultivierte umzuwandeln, das sind die Mittel, die angewendet werden können, um das Alter physiologischer zu gestalten, als es gegenwärtig ist, und wahrscheinlich auch, um die Dauer des menschlichen Lebens zu verlängern." (Mečnikov 1910, 339).
[358] „Trotz der großen von der Chirurgie realisierten Fortschritte kann man in unserer Zeit nicht daran denken, den Dickdarm mit Hilfe des Messers zu entfernen. Vielleicht wird man diesen Weg in einer fernen Zukunft betreten." (Mečnikov 1910, 335).
[359] Mečnikov 1908, 151.

daß […] niemand den Einfall gehabt hat, den Dickdarm einfach auf operativem Wege zu entfernen, um die schädliche Wirkung der Darmmikroben, die in diesem nutzlosen Organ leben, zu verringern."[360] Aber auch die Totalresektion des Dickdarms zeitigte nicht den Erfolg, den sich MEČNIKOV erhofft hatte. Immerhin wurden Dickdarmresektionen aus Gründen der Lebensverlängerung empfohlen[361] und an zumindest einer medizinischen Institution aus angeblich therapeutischen Gründen auch durchgeführt.[362]

Eine andere Möglichkeit bestand in der Beseitigung der Mikroben durch spezifische Seren[363] oder chemische Mittel:

> Vielleicht könnte man, ohne den Dickdarm selbst anzugreifen, eine direkte Wirkung gegen die Mikroben, die darin enthalten sind, hervorrufen, indem man versucht, sie durch antiseptische Mittel zu vernichten? Dieser Gedanke ist schon ziemlich alt.[364]

MEČNIKOV konnte auf zahlreiche Versuche verweisen, die Darmflora chemisch zu beseitigen, u. a. auf jene des französischen Pathologen und Bakteriologen Charles-Jacques BOUCHARD (1837-1915). BOUCHARD hatte auch über Autointoxikation und Ernährung gearbeitet und zwei

---

[360] Mečnikov 1908, 151.

[361] Auf großes Echo in der Öffentlichkeit, zugleich aber auf heftige ärztliche Kritik traf der Vorschlag von Mečnikovs Schüler A[rcangelo ?] Distaso (*1876?), bei Kindern, und zwar bereits bei Dreijährigen, vorsorglich den Dickdarm zu entfernen (vgl. New York Times, 18.7.1909: „Large Intestine Cause of Old Age: Should Be Removed from All Children at 3 Years Old, Says French Doctor. – Metchnikoff Theory True."). Begründet wurde die Operation mit einer Berufung auf die *Etudes sur la nature humaine*. US-amerikanische Ärzte sahen solche Operationen als lebensgefährlich, verantwortungslos und unnötig an.

[362] Der US-amerikanische Psychiater Henry A. Cotton (1876-1933), der in Deutschland bei Emil Kraepelin (1856-1926) und Alois Alzheimer (1864-1915) studiert hatte, sah Infektionen als Ursachen für Geisteskrankheiten an, die u. a. durch Beseitigung der infizierten Organe geheilt werden konnten. Vorzugsweise zog er deshalb Zähne (nach einem psychischen Zusammenbruch auch bei sich selbst), weshalb bei einer Untersuchung des von ihm geleiteten Trenton Psychiatric Hospital (New Jersey) kaum Patienten mit voll funktionsfähigem Gebiss gefunden werden konnten. Besonderen Erfolg versprach er sich aber von – teilweisen, später auch ganzen – Dickdarmresektionen, um die Patienten von „ihrem ‚autointoxikativen Irrsein'" zu befreien (Shorter 2003, 172); aber auch Hoden, Eierstöcke, Gallenblasen usw. wurden von ihm entfernt. Die Mortalitätsrate dieser Operationen soll etwa 45 % betragen haben. Die Bestätigung, dass er tatsächlich „verrückt" gewesen sei, wie Shorter angibt, ließ sich der Sekundärliteratur nicht entnehmen; Cotton leitete jedenfalls bis zu seinem Tod ein Spital (vgl. Scull 2005).

[363] Vgl. Mečnikov 1910, 339-340.

[364] Mečnikov 1908, 151.

Monographien[365] dazu veröffentlicht, denen beiden „une originalité réelle“[366] zugesprochen wurde. Leider waren die Bakterien des Dickdarms widerstandsfähiger als der Dickdarm selbst: „Aber man fand, daß dieses antiseptische Mittel [i. e. β-Naphthol], wie so viele andere, die Darmmikroben nicht genügend angreift, und sogar dem Organismus des Menschen schädlich werden kann.“[367] Neben β-Naphthol[368] wurde dazu mit zahlreichen anderen Substanzen, die auch als Insektizide und Spermizide zum Einsatz kamen, wie Kalomel,[369] Naphthalin, Campher[370] usw. experimentiert. Konzentrationen, die dem Menschen nicht schaden, können „den Verdauungskanal auch nicht im geringsten desinfizieren“,[371] musste MEČNIKOV resigniert feststellen:

> Die zahlreichen Untersuchungen, die man seit mehr als 10 Jahren über die Verwendung antiseptischer Mittel gegen die Darmmikroben angestellt hat, haben im allgemeinen ein wenig ermutigendes Resultat geliefert. Es steht heute fest, daß man mit diesem Mittel nicht sehr rechnen darf.[372]

So blieben, sollten weitere Forschungen nicht ganz neue Möglichkeiten eröffnen, auf diesem Weg nur sehr allgemeine Mittel wie Purgative, gelegentliches Fasten und häufige Darmentleerung übrig.

Einzig der dritte Weg, die Verdrängung von schädlichen durch nützliche Bakterien bzw. Hefen in der Darmflora, schien MEČNIKOV erfolgversprechend. Schädlich waren Fäulnis erregende Mikroben, nützlich die sie verdrängenden Milchmikroben.[373] Nach Versuchen mit sterilisierter Nahrung stieß er auf die positive Wirkung der Milchsäuregärung und die Schädlichkeit der Buttersäuregärung, die er als eine Art von Verwesung interpretierte. Milchsäuregärung dagegen verhindere die Verwesung von Milchprodukten. Es kam nun darauf an, die Mikroorganismen, die zur

---

[365] *Les Maladies par ralentissement de la nutrition* (Paris 1882) und *Leçons sur les auto-intoxications dans les maladies* (Paris 1887).
[366] La grande encyclopédie. Bd. 7. Paris o. J. [ca. 1888], 523.
[367] Mečnikov 1908, 151.
[368] Naphthol, ein Derivat des Naphthalin. Naphthalin war 1819 isoliert worden, und wird u. a. für die Herstellung von Insektiziden verwendet.
[369] Kalomel, Quecksilber(I)-chlorid, wird wegen seiner geringen Wasserlöslichkeit vom Körper kaum resorbiert und wurde auch gegen Syphilis und als Spermizid eingesetzt.
[370] Auch Kampfer, ein auch heute noch in der indischen Küche verwendetes „Gewürz“. In höheren Dosen kann es zu psychischen Störungen führen.
[371] Mečnikov 1908, 151.
[372] Mečnikov 1908, 152.
[373] Vgl. Mečnikov 1910, 336-339.

Milchsäuregärung fähig waren, über die Nahrung in den Dickdarm zu bringen.

Dazu eigneten sich in geringerem Maße Kefir[374] und ungekochte saure Milch,[375] noch besser aber Joghurt („Yahourt"). Als den effizientesten Produzenten von Milchsäure ohne alkoholischen Anteil machten MEČNIKOV und seine Mitarbeiter am Institut Pasteur den *Bacillus bulgarus* (bzw. *B. bulgaricus*) aus.[376] Die angeblich hohe Lebenserwartung bulgarischer Bauern und Schafhirten sah er als einen Beleg für seine These an:

> [Die Versuche am Institut Pasteur] beweisen zur Genüge, daß man, um die intestinalen Verwesungsvorgänge zu bekämpfen, anstatt Milchsäure selbst anzuwenden, in den Organismus Kulturen von Milchsäuremikroben einführen muß. Da diese Bakterien sich dem Verdauungskanal des Menschen akklimatisieren und in ihm zuckerhaltige Stoffe für ihren Unterhalt finden, können sie ihre desinfizierenden Stoffe hervorbringen und so zum Wohl des Organismus wirken, der sie unterhält.[377]

Damit konnte MEČNIKOV genaue diätetische Anweisungen geben: *Bacillus bulgar(ic)us* muss täglich mit der Nahrung zu sich genommen werden, vorzugsweise als Joghurt mit entsahnter Milch; zur Geschmacksverbesserung empfiehlt sich die Zugabe von *Bacillus paralacticus*. Pro Tag sollen davon in der Milch bzw. in Milchprodukten etwa 500 bis 700 Kubikzentimeter gegessen werden.[378]

> Seit mehr als acht Jahren habe ich in meiner Diät saure, vorher gekochte, mit Milchsäurebakterien angesetzte Milch eingeführt. Ich bin mit dem Resultat zufrieden und ich denke, daß eine so lange Erfahrung genügt, meine Ansicht zu rechtfertigen. Mehrere meiner Freunde, die an Darm- oder Nierenbeschwerden

---

[374] Gegen Kefir spricht, so Mečnikov, der Alkoholgehalt: „Der Kefir ist das Resultat von aufeinanderfolgenden Milch- und Alkoholgärungen. Er enthält bis zu einem Prozent Alkohol, dessen täglicher Genuß während langer Jahre nicht sehr wünschenswert ist." (Mečnikov 1908, 166). Andere Nachteile des Kefirs sind nach Mečnikov die bislang unbekannte Zusammensetzung seiner mikrobiellen Flora und der möglicherweise positive Einfluss der Kefir-Hefe auf Typhus- und Cholera-Erreger.

[375] Vgl. Mečnikov 1908, 169-170.

[376] Vgl. Mečnikov 1908, 163-164; heute heißt die Art *Lactobacillus bulgaricus* bzw. *delbrueckii* ssp. *bulgaricus*. 1920 wurde am Bacteriological Laboratory der Yale University nachgewiesen, dass das Bakterium bei oraler Einnahme die Magenpassage nicht überlebt und deshalb im Darm keine Wirkung entfalten kann: „Attempts to implant *Bacillus bulgaricus* in the intestine of man failed in every instance." (Vgl. Cheplin/Rettger 1920 und Reis 1922, 1566). Heute werden als probiotisch wirksame Mikroorganismen meist andere Lactobazillenarten sowie Bifidobakterien (Gattung *Bifidobacterium*; früher ebenfalls der Gattung *Bacillus* bzw. *Lactobacillus* zugerechnet) angesehen.

[377] Mečnikov 1908, 164.

[378] Mečnikov 1908, 171-172.

litten, sind meinem Beispiel gefolgt und haben mir ihre Befriedigung über das Resultat ausgedrückt. Meine Ansicht ist also, daß in dem Kampf gegen die intestinalen Verwesungsvorgänge die Milchsäurebakterien unleugbare Dienste leisten können.[379]

Diese Diät, fasst MEČNIKOV zusammen, diene nicht nur der Gesundheit, sondern ausdrücklich der Verlängerung des Lebens und dazu, das „Greisenalter hinauszuschieben und zu erleichtern."[380]

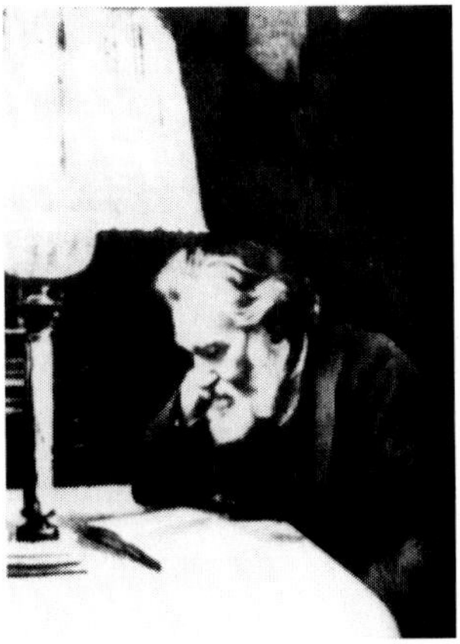

Abb.12: Die letzte Aufnahme von Mečnikov

MEČNIKOVs bakteriologische Untersuchungen und die daraus resultierenden Vorschläge zu einer mikrobiellen Diätetik blieben nicht auf den medizinischen und privaten Bereich beschränkt. Im Frankreich um 1900 wurden „probiotische" Milchprodukte, die sich auf „Professor Metchnikoff" beriefen und mit seinem Namen warben, in großem Stil verkauft.[381] Damit wurde MEČNIKOV zum frühesten und exponierten Vertreter der heutigen Gesundheits- und Wellnesskultur auf probiotischer Grundlage.[382]

---

379 Mečnikov 1908, 174.

380 Mečnikov 1908, 174.

381 Der Begriff „probiotisch" wurde erst in den 60er Jahren des 20. Jahrhunderts geprägt. Heute wird bei Nahrungsmitteln bzw. *functional food* zwischen „pro-", „prä-", und „synbiotisch" unterschieden.

382 Parallel zu Mečnikov begann der deutsche Arzt Alfred Nißle (1874-1965) mit der Erforschung der Darmflora und 1916 mit der Entwicklung seines *Mutaflor*-Präparats. Der *Mutaflor*-Methode lag *Escherichia coli,* Stamm Nissle 1917, zugrunde (Nißle 1916).

Von BOGDANOV, dem „Rivalen Lenins“,[383] wurde die „Nahrungsdiät“, die gegen die „chronische Intoxikation des Organismus durch Gifte aus dem Darm“ als „partiell“ kritisiert[384] und eine „ganzheitliche“, „tektologische“ Sichtweise gegenübergestellt.[385] Aber BOGDANOVs Kritik war eine prinzipielle, denn er stellte überhaupt die „Normalität“ und „Notwendigkeit“ des Alters in Frage.

11. Ausblick

Die Bedeutung MEČNIKOVs ist sehr unterschiedlich beurteilt worden: Wurde sie ihm von TOLSTOJ mehr oder weniger gänzlich abgesprochen, stellte ihn der englische Schriftsteller H. G. WELLS neben DARWIN und PASTEUR.[386] Diese stark divergierende Einschätzung ist kennzeichnend für die MEČNIKOV-Rezeption und hat in der polarisierenden weltanschaulichen Positionierung von MEČNIKOV selbst ihre Ursache.

MEČNIKOVs Bedeutung für die Geschichte der Medizin und Naturwissenschaften lässt sich in vier verschiedene Bereiche gliedern:
1. MEČNIKOVs medizinische Bedeutung ist bereits zu Lebzeiten anerkannt worden: Sie liegt in den vergleichenden embryologischen Arbeiten, der Entdeckung der Phagozytose und der darauf beruhenden Begründung der Immunologie als Wissenschaft (wofür er 1908 den Medizin-Nobelpreis bekam), in den anschließenden bakteriologischen Forschungen und in seinen die Gerontologie und Thanatologie mitbegründenden Arbeiten.
2. MEČNIKOVs philosophisch-weltanschauliche Relevanz, d. h. der Versuch, auf ausschließlich medizinisch-naturwissenschaftlichen Erkenntnissen eine sowohl forschungs- als auch lebenspraktisch relevante Philosophie zu begründen, blieb zu Lebzeiten umstritten und wurde nach seinem Tod 1916 kaum noch weitergeführt.

---

383 Vgl. Grille 1966.

384 *Tektologija bor'by so starost'ju.* [*Die Tektologie des Kampfes gegen das Alter*]. Zitiert nach Groys/Hagemeister 2005, 510-511.

385 Bogdanov sah in der Konjugation mancher Einzeller – analog der Verschmelzung von Geschlechtszellen höherer Organismen – die Voraussetzung für deren „Unsterblichkeit“. Als neue, künstliche, aber eben „partielle“ Form – eine „direkte physiologische Konjugation“ – sah er die Organtransplantation an; Blutaustausch galt ihm als Austausch von „liquiden“ Geweben.

386 „He was a man almost of the rank and quality of Pasteur or Charles Darwin.“ (Wells 1917, Kap. 4). Wells kritisierte in dem Mečnikov gewidmeten Kapitel „The Religion of Atheists“ dessen ablehnende Haltung gegenüber der Religion, die er im Gegenzug selbst als „religious“ bezeichnete.

3. MEČNIKOVs diätetische Überlegungen zu einer mit Mikroorganismen angereicherten Nahrung erleben heute als probiotische Ernahrungs- und Lebensweise eine Renaissance, allerdings meist ohne Nennung seines Namens und wahrscheinlich ohne Kenntnis seiner Arbeiten.
4. MEČNIKOVs populärphilosophische Schriften, die ihren Wert – nach Überzeugung ihrer Interpreten – den Naturwissenschaften verdankten, dienten als Ansatzpunkt für utopisches Denken, besonders in Russland, aber nicht nur dort. MEČNIKOV wurde dabei zum Typus eines atheistischen Wissenschaftlers, der, aufgrund seiner naturwissenschaftlichen Autorität über philosophische, insbesondere metaphysische Aussagen sein Urteil sprechen konnte. Seine Vision einer von den Naturwissenschaften beherrschten Gesellschaft und einer künftigen Beseitigung der Disharmonien des Menschen fand vielfach Interesse, oft auch Kritik. Dieser Einfluss soll, da er bereits der Kultur- und Geistesgeschichte des frühen 20. Jahrhunderts angehört, im Folgenden nur kursorisch behandelt werden.

Zuvor muss aber noch das Verhältnis MEČNIKOVs zur Philosophie resümiert werden. Sollen MEČNIKOVs Überlegungen als Philosophie angesehen werden, wie er selbst das getan hat, müssen sie auch einer philosophischen Kritik unterliegen dürfen. Tod ist für MEČNIKOV kein genuin philosophisches Problem, er ist weder der „Lehrmeister des Ernstes“, der alles entwertet, noch wird der Tod verbunden mit dem Problemen des Vergessens bzw. des Verschwindens oder der Wertfrage. Auch eine Dimension des Anderen beim Tod gibt es bei MEČNIKOV nicht. MEČNIKOVs Denken kennt nur reine Immanenz; die „Schrecken der Immanenz“ aber kennt es nicht, es sei denn, man interpretiert den natürlichen Todesinstinkt – als Surrogat der Angst vor dem Nichts – als Antwort darauf. Dieses Nichts ist als Hintergrund präsent, denn nicht nur das Individuum, auch das Kollektiv ist ihr verfallen. Die Menschheit, d. h. die Gattung Mensch, ist für MEČNIKOV (im Gegensatz zu FEUERBACH) nicht unsterblich. Wie so viele andere Tier- und Pflanzenarten vor ihr kann und wird auch sie verschwinden.

MEČNIKOVs philosophische Überlegungen zu kritisieren fällt leicht. Sie ließen sich problemlos als ein Beispiel biologistischen Denkens, das vermeintliche naturwissenschaftliche Erkenntnisse bedenkenlos auf den Menschen anwendet, und auf der Grundlage gerichtet interpretierter naturwissenschaftlich-medizinischer Fakten auch vor radikalen Konsequenzen nicht zurückschreckt, beschreiben. Seine antimetaphysische Kritik, die Religion überwiegend als Fortschrittshemmnis begreift, ließe sich ebenso leicht als Vorwegnahme totalitärer Tendenzen bezeichnen. Außerdem ließe sich monieren, dass bei MEČNIKOV – und das scheint ein wichtiger Kritikpunkt zu sein – ein reflektierter Umgang mit den erkenntnistheoretischen Voraussetzungen von Wissenschaft fehlt. Die Frage, die gerade das späte 19. Jahrhundert so bewegt hat, ob nämlich wissenschaftliche Erkenntnis überhaupt möglich sei, und wenn ja, unter welchen Bedingungen und mit welchem Grad von Evidenz, gibt es für ihn nicht. Wissenschaft ist für ihn ausschließlich „exakte", d. h. Naturwissenschaft. Es existierten für ihn in dieser Hinsicht weder Begriffs- oder Erkenntniskritik (oder Sprachkritik, wie MAUTHNER formulierte), noch gibt es überhaupt eine – epistemologische oder moralische – Krise der Naturwissenschaften. Alle diese Einwürfe, denen man noch einen Umgang mit philosophischen Begriffen ohne historisch-kritisches Problembewusstsein hinzufügen könnte, haben etwas für sich. Aber wird solche Kritik MEČNIKOV und seinen Intentionen gerecht?

Schon die Wirkung und Rezeption seines Werks spricht dagegen. Viele Theoretiker des frühen 20. Jahrhunderts haben sich auf ihn berufen. So hat Lev TROCKIJ, ohne den Namen des Verfassers zu nennen, MEČNIKOVs Konzeptionen für einen eigenen Zukunftsentwurf verwendet, wenn er schreibt:

> Der befreite Mensch wird in der Funktion seiner Organe mehr Gleichgewicht und eine gleichmäßigere Entwicklung und Abnutzung seines Gewebes bewirken wollen, um allein dadurch schon die Todesangst in den Grenzen einer zweckmäßigen Reaktion des Organismus auf Gefahr zu verweisen, denn es kann nicht bezweifelt werden, daß gerade die extreme – anatomische wie physiologische – Disharmonie des Menschen sowie die außerordentlich ungleichmäßige Entwicklung und Abnutzung der Organe und des Gewebes den Lebensinstinkt schmälern und ihm eine krankhafte, hysterische Form von Todesfurcht geben, die den Verstand trübt und törichte und erniedrigende Phantasien von einem Leben nach dem Tod ernährt.[387]

Disharmonie, Lebensinstinkt, Todesfurcht – wesentliche Begriffe MEČNIKOVs sind hier, mit wertenden Adjektiven verstärkt, versammelt.

MEČNIKOV erscheint durchgängig als Vertreter eines radikalen Anthropozentrismus. Mit medizinisch-naturwissenschaftlichen Methoden, und nur mit ihnen, sind die Unvollkommenheiten des Menschen behebbar oder werden es voraussichtlich in Zukunft sein. Im natürlichen Todesinstinkt, der einmal für alle erreichbar sein wird, – u. a. auch deswegen, weil Menschen in einer künftigen Gesellschaft dank der Medizin immer länger leben werden – kommt ein erfülltes Leben zu einem nun ersehnten Ende.

[387] Zitiert nach Groys/Hagemeister 2005, 420.

Doch vielleicht kennt die Logik der Beseitigung der Disharmonien noch einen weiteren Schritt, den der Beseitigung der letzten und scheinbar so endgültigen Disharmonie: Endziel des naturwissenschaftlichen Erkenntnisprozesses könnte nach dieser Logik – was bei MEČNIKOV aber nicht Thema wird – die Überwindung des Todes selbst und die Erringung der individuellen, körperlichen Unsterblichkeit sein,[388] ein Weg, der vor 1917, verstärkt aber danach, von einigen, gerade auch russischen Wissenschaftlern beschritten wurde. Zu ihnen gehören die „Biokosmisten",[389] aber auch Nikolaj F. FEDOROV[390] oder der Arzt und Philosoph BOGDANOV.[391] Hier sollte nicht nur der Tod überhaupt abgeschafft werden. Durch die Wissenschaft der „Söhne" – d. h. der forschenden Generation der Gegenwart – sollten die toten „Väter" zu neuer und nunmehr endgültiger physischer Unsterblichkeit auferweckt werden. Dabei griffen sie auch auf MEČNIKOV zurück. So sind Lebensverlängerung und Kampf gegen das Alter auch Themen in BOGDANOVs Roman *Krasnaja zvezda*, einem utopischen Entwurf einer idealen, weil wissenschaftlich durchgeplanten und sozialistischen Gesellschaftsform am Mars. Die „Unsterblichkeit des Protoplasmas" erreichen die Marsianer durch Blutaustausch.[392] Nikolaj Aleksandrovič ROŽKOV (1868-1927) wiederum fordert in einem Werk, dessen Titel schon an MEČNIKOV erinnert, in *Osnovy naučnoj filosofii*,[393] die reale diesseitige Unsterblichkeit durch eine zukünftige Wissenschaft. Auch dies ist ein Teil der Wirkungsgeschichte MEČNIKOVs.

388 In der Öffentlichkeit wurde diese Konsequenz von der Lebensverlängerung hinaus zur Unsterblichkeit dennoch gezogen (vgl. Van Buren 1922).

389 1924 verlangten die „Biokosmisten" (auch im Zusammenhang mit Lenins Tod, den das Proletariat „nie hinnehmen würde") in der *Izvestija* die „Verwirklichung fundamentaler Menschenrechte", wie das „Recht auf Sein", d. h. auf Unsterblichkeit, und die „Bewegungsfreiheit im Weltall", letzteres auch für die Verstorbenen. Dazu mussten die Verstorbenen zuvor auferweckt werden (vgl. Groys/Hagemeister 27, 35).

390 Vgl. Hagemeister 1989.

391 Vgl. Groys/Hagemeister 550; Bogdanov war nicht nur Arzt und marxistischer Philosoph, er verfasste auch sozialökonomische, systemtheoretische Schriften und Romane (*Krasnaja zvezda*. St. Peterburg 1908). Der Roman wurde 1923 als *Der rote Stern* auch ins Deutsche übersetzt. Bogdanov starb bei einem Selbstversuch zur Bluttransfusion in Moskau.

392 Vgl. Grille 1966, 162.

393 [*Grundlagen einer wissenschaftlichen Philosophie*] St. Petersburg 1911; der Historiker und Soziologe Rožkov lehnte Jenseitsglauben und Nachruhm als „armselige Surrogate" ab. Die physische Unsterblichkeit sollte das Ergebnis zielgerichteter Forschung sein, die ihm nur in einer klassenlosen Gesellschaft möglich schien.

Abbildungsnachweis

Abb. 1: Frolow 1984, Abb. 35.

Abb. 2: Tauber/Chernyak 1991, Figure 4.

Abb. 3: Tauber/Chernyak 1991, Figure 5.

Abb. 4: Tauber/Chernyak 1991, Figure 7.

Abb. 5: Titelblätter von Mečnikov 1910 und Mečnikov 1908.

Abb. 6: Mečnikov 1884, Tafel 16.

Abb. 7: Mečnikov 1908, 14.

Abb. 8: Mečnikov 1908, 98.

Abb. 9: Mečnikov 1910, 360.

Abb. 10: Mečnikov 1908, 204.

Abb. 11: Tauber/Chernyak 1991, Figure 8.

Abb. 12: Frolow 1984, Abb. 47.

Literatur

Achenbaum/Daniel 1995 – Andrew W. Achenbaum, Albert M. Daniel: Profiles in Gerontology. A Biographical Dictionary. Westport, CT, London 1995.

Aveline 2003 – Mark Aveline: Commentary on Cochrane AL (1934). Elie Metschnikoff and his theory of an ‚instinct de la vie'. International Journal of Epidemiology 32 (2003), 34-35.

Anonym 1909 – Large Intestine Cause of Old Age. – Should Be Removed from All Children at 3 Years Old, Says French Doctor. – Metchnikoff Theory True. The New York Times, 18.7.1909.

Anonym 1916 – Prof. Metchnikoff, Scientist, Is Dead. The New York Times 16.7.1916.

Anonym 2007 – Mort de Mechnikov (Elie Metchnikoff), grand savant ukrainien, le 16 juillet 1916. http://www.france-ukraine.com/Mort-de-Mechnikov-Elie-Metchnikoff. 782.html mercredi 11 juillet 2007 (1.4.2008).

Aterman 1998 – Kurt Aterman: Medals, Memoirs – and Metchnikoff. Journal of Leukocyte Biology 63 (1998), 515-517.

Balan 2006 – Viktor Balan: Pervyj russkij pisatel'-evrej. http://berkovich-zametki.com /2006/Zametki/Nomer2/Balan1.htm (1.7.2008).

Bäumler 1997 – Ernst Bäumler: Paul Ehrlich. Ein Forscher für das Leben. Frankfurt/M. 1997.

BĖ 2006 – Mečnikov, Il'ja Il'ič. In: Bol'šaja ėnciklopedija. Bd. 29. Moskva 2006, 305 bis 306.

Beneke 1998 – Klaus Beneke: Ilja Ilitsch Metschnikow (03./15.05.1845 bei Charkow – 02./15.07.1916 Paris) – Begründer der Theorie der zellulären Immunität. http://www.uni-kiel.de/anorg/lagaly/group/klausSchiver/metschnikow.pdf (15.7.2008).

Bibel 1982 – Debra Jan Bibel: Centennial of the Rise of Cellular Immunology: Metchnikoff's Discovery at Messina. ASM News 48 (1982) 12, 558-560.

Brieger 1974 – Gert H. Brieger: Metchnikoff, Elie. In: Dictionary of Scientific Biography. Bd. 9. New York 1974, 331-335.

Brokgauz/Efron 1915-1916 –Mečnikov, Il'ja Il'ič. In: F. A. Brokgauz/I. A. Efron: Novyj ėnciklopedičeskij slovar'. Bde. 25-29. Petrograd 1915-1916.

Brugsch 1908 – Theodor Brugsch: [Bücherbesprechungen:] Metchnikoff, Elias. Beiträge zu einer optimistischen Weltauffassung. Zentralblatt für die gesamte Physiologie und Pathologie des Stoffwechsels, N. F. 3 (1908) 2, 719-720.

BS 1958-1959 – Mečnikov, Il'ja Il'ič. In: Biografičeskij slovar' dejatelej estestvoznanija i techniki. Moskva 1958-1959.

Cheplin/Rettger 1920 – Harry A. Cheplin, Leo F. Rettger: Studies on the transformation of the intestinal flora, with special reference to the implantation of *Bacillus acidophilus*, II. Feeding experiments of man. Proceedings of the National Academy of Sciences of the USA 6 (1920) 12, 704-705.

Chernyak/Tauber 1988 – Leon Chernyak, Alfred I. Tauber: The Birth of Immunology: Metchnikoff, the Embryologist. Cellular Immunology 117 (1988), 218-233.

Cochrane 2003 – Archibald L. Cochrane: Elie Metschnikoff and his theory of an 'instinct de la mort'. International Journal of Epidemiology 32 (2003), 32-34 [Erstveröffentlichung: International Journal of Psychoanalysis 15 (1934), 265-270].

Demange 1887 – Émile Demange: Das Greisenalter. Klinische Vorlesungen. Leipzig, Wien 1887.

Eckart 1999 – Wolfgang Eckart: Nach bestem Vermögen tatkräftige Hilfe leisten. Ruperto Carola, Ausgabe 3/1999. http://www.uni-heidelberg.de/presse/ruca/ruca99_3/eckart.html (1.5.2008).

Frolow 1984 – Wiktor Aleksejewitsch Frolow: Ilja Iljitsch Metschnikow. Leipzig 1984.

Glaser/Henze 2005 – H. S. Robert Glaser, Manfred Henze: Metschnikow, Phagozyten und Gießen. Giessener Universitätsblätter, Aufsätze, 38 (2005), 69-74.

Grille 1966 – Dietrich Grille: Lenins Rivale. Bogdanov und seine Philosophie. Köln 1966 (Abhandlungen des Bundesinstituts für Ostwissenschaftliche und Internationale Studien 12).

Groys/Hagemeister 2005 – Boris Groys, Michael Hagemeister (Hgg.): Die Neue Menschheit. Biopolitische Utopien in Russland zu Beginn des 20. Jahrhunderts. Frankfurt/M. 2005.

Hagelgans 1985 – Udo Hagelgans: Jacob Moleschott als Physiologe. Frankfurt/M., Bern, New York 1985 (Marburger Schriften zur Medizingeschichte 14).

Hagemeister 1989 – Michael Hagemeister: Nikolaj Fedorov. Studien zu Leben, Werk und Wirkung. München 1989.

Hartmann 1920 – Max Hartmann: Otto Bütschli und das Befruchtungs- und Todesproblem. Die Naturwissenschaften 28 (1920), 555-558.

Hartmann 1925 – Eduard von Hartmann: Das Problem des Lebens. Biologische Studien. 2. Aufl. Berlin [1925].

Hausmann 1998 – Guido Hausmann: Universität und städtische Gesellschaft in Odessa, 1865-1917. Stuttgart 1998.

Henle 1910 – Jakob Henle: Von den Miasmen und Kontagien und von den miasmatisch-kontagiösen Krankheiten (1840). Leipzig 1910 (Klassiker der Medizin 3).

Heynick 2002 – Frank Heynick: Jews and Medicine. An Epic Saga, Hoboken, NJ 2002.

Hügli 1998 – Anton Hügli: „Sterben lernen", „Tod", „Todestrieb". In: Joachim Ritter, Karlfried Gründer (Hgg.): Historisches Wörterbuch der Philosophie. Bd. 10. Basel 1998, 129-134, 1227-1242, 1249-1251.

Humboldt 1860 – Alexander von Humboldt: Ansichten der Natur. Bd. 2. Stuttgart, Augsburg 1860.

Humboldt 1991 – Alexander von Humboldt: Reise in die Äquinoktialgegenden des Neuen Kontinents. Bd. 1. Frankfurt/M., Leipzig 1991.

Hutchinson 1985 – John F. Hutchinson: Tsarist Russia and the Bacteriological Revolution. Journal of the History of Medicine and Allied Sciences 40 (1985), 420-439.

Kaufmann 2008 – Stefan E. H. Kaufmann: Immunology's foundation: the 100-year anniversary of the Nobel Prize to Paul Ehrlich and Elie Metchnikoff. Nature Immunology 9 (2008) 7, 705-712.

KSB 1958 – Kleine Slavische Biographie. Bearbeitet von Helene Auzinger u. a. Wiesbaden 1958.

Kotsovsky 1933 – Dimu A. Kotsovsky: Das Alter in der Geschichte der Wissenschaft. Isis 20 (1933) 1, 220-245.

Kozlov 2001 – Anton Kozlov: La perception de la mort dans la culture russe au tournant du XXe siècle. http://www.recherches-slaves.paris4.sorbonne.fr/Cahier3/Koslov.htm#_ftn20 und http://www.recherches-slaves.paris4.sorbonne.fr/Cahier3/Table.htm (23.4.2008).

Krause 1996 – Richard M. Krause: Metchnikoff and Syphilis Research during a Decade of Discovery, 1900-1910. ASM News 62 (1996) 6, 307-310.

Krause 1999 – Richard M. Krause: Paul Ehrlich and O. T. Avery: pathfinders in the search for immunity. Vaccine 17 (1999), 64-67.

Kruif 1939 – Paul de Kruif: Microbe Hunters. Leipzig, Paris, Bologna [1939].

Lovell 2004 – Stephen Lovell: Finitude at the Fin de Siècle: Il'ia Mechnikov and Lev Tolstoy on Death and Life. The Russian Review 63 (2004), 296-316.

Lukas 1986 – Aloysius Lukas: Carl Friedrich Canstatt (1807-1850), Leben und Werk eines Klinikers der Naturhistorischen Schule. Diss. Berlin 1986.

Mauthner 1924 – Fritz Mauthner: Wörterbuch der Philosophie. Neue Beiträge zu einer Kritik der Sprache. Bd. 3. 2. Aufl. Leipzig 1924.

Mečnikov 1866 – Elias Metschnikow: Embryologische Studien an Insecten. Leipzig 1866. Abdruck aus: Zeitschrift für wissenschaftliche Zoologie (16) 1866.

Mečnikov 1884 – Elias Metschnikoff: Ueber die Beziehung der Phagocyten zu Milzbrandbacillen. Virchows Archiv 97 (1884) 3, 502-526.

Mečnikov 1908 – Elias Metschnikoff: Beiträge zu einer optimistischen Weltauffassung. München 1908.

Mečnikov 1910 – Elias Metschnikoff: Studien über die Natur des Menschen. Eine optimistische Philosophie. 2. Aufl. Leipzig 1910.

Nascher 1909 – Ignaz Leo Nascher: Geriatrics. New York Medical Journal 90 (1909), 358-359.

Nathan 2008 – Carl Nathan: Metchnikoff's Legacy in 2008. Nature Immunology 9 (2008) 7, 695-698.

Nißle 1916 – Über die Grundlagen einer neuen ursächlichen Bekämpfung der pathologischen Darmflora. Deutsche Medizinische Wochenschrift 42 (1916), 1181–1184.

Petrov/Ulyankina 1996 – Rem V. Petrov, Tatyana I. Ulyankina: The Genius of E. E. Metchnikoff – Discoveries Over the Centuries. Bioscience Reports 16 (1996) 2, 189-205.

Podolsky 1998 – Scott H. Podolsky: Cultural Divergence: Elie Metchnikoff's *Bacillus bulgaricus* Therapy and His Underlying Concept of Health. Bulletin of the History of Medicine 72 (1998) 1, 1-27.

Poljanskij 1955 – Jurij Ivanovič Poljanskij (Red.): Pis'ma A. O. Kovalevskogo k I. I. Mečnikovu. 1866-1900. Moskva 1955.

Proust 1978 – Marcel Proust: Briefe zum Leben. Bd. 2. Frankfurt/M. 1978.

Raikov 1968 – Boris Evgen'evič Raikov: Karl Ernst von Baer 1792-1876. Sein Leben und sein Werk. Leipzig 1968 (Acta historica Leopoldina 5).

Reis 1922 – V. van der Reis: Die Bakterienflora des menschlichen Darmkanals. Klinische Wochenschrift 31 (1922) 1, 1565-1567.

Rietschel/Cavaillon 2003 – Ernst Th. Rietschel, Jean-Marc Cavaillon: Richard Pfeiffer and Alexandre Besredka: creators of the concept of endotoxin and anti-endotoxin. Microbes and Infection 5 (2003), 1407-1414.

Schleiermacher 2005 – Sabine Schleiermacher: Der Hygieniker Heinz Zeiss und sein Konzept der ‚Geomedizin des Ostraums'. In: Rüdiger vom Bruch, Rebecca Schaarschmidt (Hgg.): Die Berliner Universität in der NS-Zeit. Bd. 2: Fachbereiche und Fakultäten. Frankfurt/O. 2005, 17-34.

Scull 2005 – Andrew Scull: Desperate Remedies – Embrace of a deadly cure. http://www.princeton.edu/~paw/archive_new/PAW04-05/14-0511/features1.html (31.7.2008).

Sherwood 1999 – Joan Sherwood: Syphilization: Human Experimentation in the Search for a Syphilis Vaccine in the Nineteenth Century. Journal of the History of Medicine and Allied Sciences 54 (1999), 364-386.

Shorter 2003 – Edward Shorter: Geschichte der Psychiatrie. Reinbek bei Hamburg 2003.

Silverstein 2003 – Arthur M. Silverstein: Darwinism and Immunology: from Metchnikoff to Burnet. Nature Immunology 4 (2003), 3-6.

Slosson 1914 – Edwin Emery Slosson: Major Prophets of Today – M. Maeterlinck, H. Bergson, H. Poincaré, E. Metchinkoff, W. Ostwald, E. Haeckel. Boston, MA 1914.

Söderqvist/Stillwell 1999 – Thomas Söderqvist, Craig Stillwell: Essay Review – The Historiography of Immunology is Still in Its Infancy. Journal of the History of Biology 32 (1999), 205-215.

Steinberg 2004 – Holger Steinberg: Zum 150. Geburtstag von Paul Julius Möbius (1853-1907). Der Nervenarzt 75 (2004) 1, 97-100.

Stoff 2004 – Heiko Stoff: Ewige Jugend. Konzepte der Verjüngung vom späten 19. Jahrhundert bis ins Dritte Reich. Köln, Weimar, Wien 2004.

Sullivan-Fowler 1995 – Micaela Sullivan-Fowler: Doubtful Theories, Drastic Therapies: Autointoxication and Faddism in the Late Nineteenth and Early Twentieth Centuries. Journal of the History of Medicine and Allied Sciences 50 (1995), 364-390.

Šandurenko 2000 – G. V. Šandurenko: Il'ja Il'ič Mečnikov (1845-1916). http://bio.1september.ru/article.php?ID=200002308 (31.7.2008).

Tauber 1994 – Alfred I. Tauber: The immune self: theory or metaphor? Immunology Today 15 (1994) 3, 134-136.

Tauber 2003 – Alfred I. Tauber: Metchnikoff and the phagocytosis theory. Nature Reviews (Molecular Cell Biology) 4 (2003), 897-901.

Tauber/Chernyak 1989 – Alfred I. Tauber, Leon Chernyak: Metchnikoff and a theory of medicine. Journal of the Royal Society of Medicine 82 (1989), 699-701.

Tauber/Chernyak 1991 – Alfred I. Tauber, Leon Chernyak: Metchnikoff and the Origins of Immunology. From Metaphor to Theory. New York, Oxford 1991.

Tolstoj 1964 – Lev Nikolajevič Tolstoj: Smert' Ivana Il'iča. Sobranie sočinenij. Bd. 12. Moskva 1964, 57-115.

Tolstoj 2006 – Leo Tolstoi: Der Tod des Iwan Iljitsch. Erzählung. Stuttgart 2006.

Van Buren 1922 – Thorne van Buren: Metchnikoff's Triumphs and Defeats. A Review. The New York Times 30.4.1922.

Vaughan 1965 – R. B. Vaughan: The Romantic Rationalist – A Study of Elie Metchnikoff. Medical History 9 (1965) 3, 201-215.

Wahl/Heyl 2004 – Hans-Werner Wahl, Vera Heyl: Gerontologie – Einführung und Geschichte. Stuttgart 2004.

Weismann 2006 [1882] – August Weismann: Ueber die Dauer des Lebens. Ein Vortrag. Saarbrücken 2006 [Nachdruck].

Wells 1917 – Herbert George Wells: God, the Invisible King. London 1917 (Digitalisierte Ausgabe: http://www.gutenberg.org/files/1046/1046.txt, 1.7.2008).

West 2003 – David L. West: Fritz Müller, A Naturalist in Brazil. Blacksburg, VA 2003.

Zalkind 1959 – Semyon Zalkind: Ilya Mechnikov. His Life and Work. Moscow 1959.

Zeiss 1932 – Heinz Zeiss: Elias Metschnikow – Leben und Werk. Übersetzt und bearbeitet nach der von Frau Olga Metschnikowa geschriebenen Biographie, dem Quellenmaterial des Moskauer Metschnikow-Museums und eigenen Nachforschungen. Jena 1932.

Zissler 2005 – Dieter Zissler: Carl Theodor Ernst von Siebold (1804-1885). Biologie in unserer Zeit 15 (2005) 6, 186-190.

Personenregister

A

B

C

D

Z

Ž

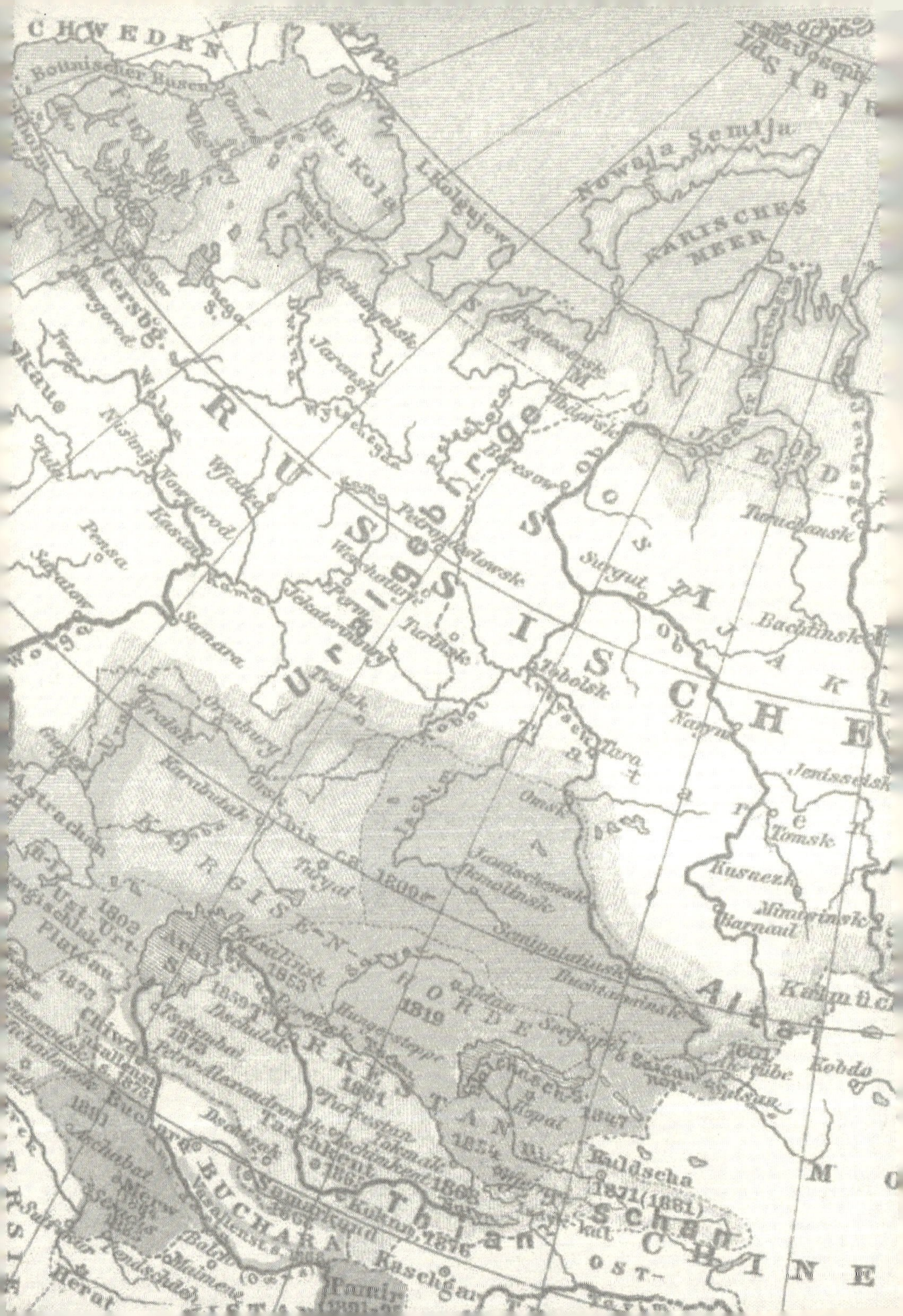

Nowaja Semlja
KARISCHES MEER
I. Kolgujew
Archangelsk
Onega S.
Nowgorod
Wjatka
Kasan
Pensa
Saratow
Samara
Perm
Orenburg
Uralsk
Astrachan
Tobolsk
Surgut
Turuchansk
Jenisseisk
Omsk
Tomsk
Kusnezk
Barnaul
Akmolinsk
Semipalatinsk
Kobdo
Kuldscha
Chiwa
Buchara
Taschkent
Samarkand
Kaschgar
Herat
Pamir
Thian Schan